Melinda Gallagher / Emily Kramer

SEX

Buch

Männer denken nur an das Eine. Frauen sind da kreativer. »Frauen haben doppelt so häufig sexuelle Fantasien, berichtet das Männermagazin ›BEST LIFE‹. Allerdings sind ihre Gedankenspiele von ganz anderer Art als seine.« *(Men's Health)*
Es wird in der Tat Zeit, mit dem schnarchalten Klischee zu brechen, Frauen dächten seltener als Männer an Sex. Als läge das Denkvermögen auf dem Y-Chromosom!
Frauen sind auf dem Gebiet der Lust längst genauso aktiv und erfolgreich wie in allen anderen Bereichen ihres Lebens. Kein Wunder, dass der CAKE-Club (nach einem amerikanischen Slangausdruck für Vagina), den die beiden Autorinnen Melinda Gallagher und Emily Kramer 2000 in New York ins Leben riefen, ein voller Erfolg wurde. Zahlreiche Frauen erschienen und tauschten sich aus – über ihre Fantasien, ihre Lieblingsspielzeuge, aber auch über ihre Probleme. Sie gaben Tipps und Anregungen. Ein Forum für Gleichgesinnte im Internet zu schaffen, war da nur noch ein kleiner Schritt. Und auch über die Website www.cakenyc.com kam eine grandiose Anzahl positiver Reaktionen. Die »*Cosmopolitan*-Generation« – junge, selbstbewusste Frauen, die wissen, was sie wollen – war begeistert. Nicht nur in den USA, sondern bald auch in ganz Europa.

Die Themen, die den Forumsmitgliedern am meisten auf der Seele brannten, haben Emily Kramer und Melinda Gallagher mit Hunderten von Frauen diskutiert. Das Ergebnis liegt jetzt vor: »SEX. So machen's Frauen« – das ultimative heiße Handbuch!

Melinda Gallagher
Emily Kramer

SEX

So machen's Frauen

Deutsch von Claudia Müller

blanvalet

Die Originalausgabe erschien 2005 unter dem Titel »A Piece of Cake«
bei Atria Books, a trademark of Simon & Schuster, Inc., New York.

FSC
Mix
Produktgruppe aus vorbildlich
bewirtschafteten Wäldern und
anderen kontrollierten Herkünften

Zert.-Nr. SGS-COC-001940
www.fsc.org
© 1996 Forest Stewardship Council

Verlagsgruppe Random House FSC-DEU-0100
Das FSC-zertifizierte Papier *Holmen Book Cream*
für dieses Buch liefert Holmen Paper, Hallstavik, Schweden

1. Auflage
Taschenbuchausgabe November 2010 im Blanvalet Verlag, München,
einem Unternehmen der Verlagsgruppe Random House GmbH

Umschlaggestaltung: HildenDesign, München, nach einer Vorlage von
bürosüd°, München
lf · Herstellung: sam
Satz: Buch-Werkstatt GmbH, Bad Aibling
Druck und Bindung: GGP Media GmbH, Pößneck
Printed in Germany
ISBN: 978-3-442-37625-4

www.blanvalet.de

I want to be the girl with the most cake.
Courtney Love

Inhalt

Die CAKE-*Philosophie:* *So sehen wir die Welt*

Heutzutage haben Frauen ein lebendiges, abwechslungsreiches Sexualleben. Wir entfalten uns in unseren Beziehungen und Karrieren, haben unendlich viele Fantasien und erleben lustvolle Abenteuer. Eine eigene, starke weibliche Sexualkultur ist entstanden, und Frauen sind befriedigter als jemals zuvor.

Trotz dieses Fortschritts gibt es immer noch uralte Mythen und nicht auszurottende Missverständnisse über Frauen und Sex. Über die weibliche Lust wird in antiquierten Ausdrücken debattiert, wenn überhaupt darüber gesprochen wird. Es heißt, wir seien weniger sexuell als Männer, gelten entweder als »böses Mädchen« oder »braves Mädchen«, als sexy Babe oder asexuelle Mutter, als Heilige oder Hure. Von uns wird erwartet, dass wir eher gut aussehen als uns gut fühlen, wir werden aufgefordert, »es« vorzutäuschen, wenn wir es »nicht schaffen«, und im Allgemeinen werden wir zur Lust nicht gerade ermutigt.

Wie Frauen dargestellt werden und wie sie tatsächlich leben, fantasieren, denken und agieren, hat wenig miteinander zu tun. Deshalb haben wir im Jahr 2000 CAKE gegründet, um Klarheit zu schaffen. Die ersten Veranstaltungen fanden in New York statt, und später entstand eine Filiale in London. Wir schufen die CAKE-Website – www.cakenyc.com – und forderten Frauen auf der ganzen Welt auf, uns ihre sexuellen Erfahrun-

Die CAKE-Philosophie

- Frauen lieben es, Sex zu initiieren
- Wir können an jedem Tag der Woche erregt sein
- Wir sind Augenmenschen
- Wir haben Fantasien
- Wir wissen, wie wir uns selber zum Höhepunkt bringen
- Wir mögen Sex (mehr als Einkaufen!)
- Wir wissen, wie unser Körper funktioniert
- Nach einem Orgasmus ist der Sex noch lange nicht vorbei

gen mitzuteilen. Unser Ziel war es, ein Forum zu schaffen und mit Frauen in einen Dialog zu treten, damit sie ihre Sexualität in alle Aspekte ihres Lebens integrieren konnten. Vom ersten CAKE-Event, bei dem wir Auszüge aus 100 der besten Erotikfilme auf riesigen Leinwänden gezeigt hatten, wussten wir, dass wir Erfolg haben würden! Die Schleusen öffneten sich und die Frauen begannen ... schmutzig zu reden!

In den letzten fünf Jahren haben wir mit Tausenden von Frauen persönlich und online geredet und gearbeitet. Der CAKE-Report ist entstanden, eine Online-Sexumfrage, in der demographische Daten, persönliche sexuelle Geschichten, Körperbild, Masturbationsgewohnheiten, Orgasmustechniken, Fantasien, Partnererkundungen, Verhütungspräferenzen und Praktiken zur sexuellen Gesundheit abgefragt werden. Langsam, aber sicher entstand eine neue, frische Sicht auf die weibliche Sexualität.

Viele der Frauen, die wir interviewt haben, leben in New York City. Andere sind über die Vereinigten Staaten verstreut, einige kommen aus Großbritannien oder sonstigen Ländern. Manche sind verheiratet und manche alleinstehend. Sie haben unterschiedliche Religionen. Die meisten haben einen Collegeabschluss oder eine akademische Ausbildung, manche haben Kinder, und die meisten bezeichnen sich als heterosexuell, obwohl sie auf solche Etiketten nicht immer Wert legen.

In diesem Buch zeigen wir das Profil einer neuen Generation von Frauen. Es ist die Geburt der CAKE-Philosophie weiblicher Sexualität.

Rezepte für die sexuelle Lust der Frau

Wir wollen hervorheben, auf welche positiven Arten Frauen sexuelle Lust suchen und finden. Dabei behaupten wir nicht, dass alle Frauen Sexualität so erleben oder erforschen müssen, wie wir es beschreiben. Wir wollen den Frauen lediglich mehr Optionen an die Hand geben und ihnen zeigen, auf welch vielfältige Weise Frauen erregt werden oder zum Orgasmus kommen können.

Hier sind also die Rezepte, mit denen Sie Ihr Repertoire erweitern können. Wir holen die weibliche Sexualität aus ihrem Versteck.

Aus so einfachem Anfange sich eine endlose Reihe der schönsten und wundervollsten Formen entwickelt hat und noch immer entwickelt.

Charles Darwin, Über den Ursprung der Arten

Teil 1

Auf sich gestellt

1

Von der Geburt zum Babe

Im Sommer zwischen der 6. und 7. Klasse las ich *Bist du da, Gott? Ich bin's, Margaret* von Judy Blume. Margaret redete immer davon, wie sie ihren »speziellen Punkt« fand, und ich las das Buch mindestens zweimal, bis mir klar war, wo er war. Schließlich begann ich einfach, meinen eigenen Körper zu erforschen, und fand meine Klitoris sofort. Seitdem sind wir die besten Freunde!

ELIZABETH, 22

Wir beginnen unsere Reise bei dem Ursprung des weiblichen Sexuallebens – unserer Kindheit. Hier geht es nur um Selbstentdeckung; als Kinder träumen, fühlen, berühren und erforschen wir die Welt. Lange vor Ihrem »ersten Mal« hatten Sie eine erste Fantasie, und unter Umständen hat Ihr erster Kuss *nach* Ihrem ersten Orgasmus stattgefunden. Es gab Filme, die Sie erregten (können Sie sich noch an *Grease* erinnern?), lange bevor Ihnen überhaupt klar war, was es mit der Erregung auf sich hatte. In diesen Augenblicken sind wir zum ersten Mal mit sexueller *Lust* in Berührung gekommen. Und es ward Licht …

Aber nicht alles war gut. Wir erfuhren, dass es unsere Rolle sein sollte, sexuell passiv, letztendlich monogam und eher emotional als sexuell zu sein. Das machte doch gar keinen Spaß!

Trotz dieser Botschaften forschten wir insgeheim weiter und suchten uns Informationen über unseren Körper zusammen. Mit Entschlossenheit und ein wenig Glück fanden wir unseren eigenen Weg zur Lust, und unsere sexuelle Entwicklung begann.

Rückblickend liegt es unserer Meinung nach auf der Hand, dass wir als Erwachsene nicht einfach zu sexuellen Wesen wurden. Wir waren es die ganze Zeit schon. Lassen Sie uns einmal einen Blick hinter die Kulissen werfen, damit wir uns anschauen können, wie unsere ersten Erfahrungen mit Sexualität uns heute beeinflussen. Machen Sie mit uns einen Ausflug über die Straße der Erinnerung – von der Geburt bis zum Babe.

»Girls will be Girls«

Sie sind etwa elf Jahre alt und liegen umgeben von Ihren Kuscheltieren im Bett. Die Decke steckt zwischen Ihren Beinen, und sie beginnen neugierig, sie hin und her zu reiben. Zuerst ist es ein Gefühl wie Jucken, es wird besser, je fester Sie reiben; immer fester und schneller biegen Sie sich der weichen Bettdecke entgegen, bis Sie explodieren. Sie sind schockiert und erstaunt, erzählen aber niemandem von Ihrer neuen Lieblingsbeschäftigung im Bett. Kurz darauf beschließen Sie, sich auch einmal mit den Fingern zu berühren, und Sie finden Ihre empfindliche Klitoris. Ihr nächtliches Ritual entwickelt sich, nach und nach erfahren Sie, dass Sie Ihren Geruch mögen, dass Ihre Brustwarzen gerne gedrückt werden und dass sich die Luft vom Deckenventilator gut auf Ihrem Körper anfühlt – alles Dinge, die Sie heute noch mögen.

Oh, was wir alles erst ausprobieren müssen! Renee (27) wünscht, man hätte ihr gesagt, dass ihre ersten sexuellen Gefühle (und sie hatte eine ganze Menge) ganz natürlich waren. Woher sollte sie als Siebenjährige auch wissen, dass sie nicht das einzige Mädchen war, das im Sportunterricht gerne am Seil hinaufkletterte! Niemand, noch nicht einmal ihre Freundinnen hatten mit ihr jemals über Sex, geschweige denn über Masturbation geredet, deshalb versuchte sie krampfhaft, ihre Hände bei sich zu behalten. Auf der Junior High hörte sie, dass Jungen »sich einen runterholen«, aber da das als »schlimm und schmutzig« galt und das, was sie tat, sich so gut anfühlte, musste es wohl etwas ganz anderes sein.

Der weibliche Körper kann nicht so kompliziert sein, wenn eine Sechsjährige ihn ohne weitere Anweisungen bedienen kann. Roberta (23) stieß auf ihre Klitoris, als sie sich nach dem Pinkeln abwischte. Sie merkte, dass irgendetwas anders war als sonst, wiederholte die Bewegung und entdeckte ihre Klitoris. Wenige Augenblicke später hatte sie ihren ersten Orgasmus. All dies geschah, ohne dass sie überhaupt wusste, was da mit ihr passierte; für sie spielte nur eine Rolle, dass es sich toll anfühlte! Wenn wir erst einmal Erregung empfinden, sind die natürlichen nächsten Schritte Masturbation und hoffentlich Orgasmus – genau diesen Weg nehmen die meisten Mädchen, wie Entenküken, die zum Wasser streben.

Klar, es ist nicht immer so einfach. Maggie (35) versuchte schon frühzeitig, sich selber zu berühren. Es fühlte sich ganz nett an, aber der magische Augenblick stellte sich nie ein. Als sie 14 war, überredete ihr Freund sie, es noch einmal zu versuchen. Eines Tages rieb sie also immer weiter, um herauszufinden, was er so aufregend daran fand. Während des Mittagsschlafs in der Schule benutzte sie abwechselnd Zeigefinger und Mittelfinger, weil die Finger irgendwann müde wurden, und nach über einer Stunde gelang dem rechten Mittelfinger schließlich der Durchbruch. Sie weiß noch, dass sie gedacht hat: »Mein Kopf explodiert, ich werde hier sterben, so werden sie mich finden, mit der Hand in meinem Höschen!«

Wenn Frauen früh lernen zu masturbieren und es häufig tun, ist dies ein Grund zum Feiern. Nach unserem ersten Orgasmus gibt es kein Zurück mehr. In einem einzigen Moment beginnen wir wahrhaftig, die Beziehung zwischen sexuellen Gedanken, dem Gefühl »da unten«, der Fähigkeit unseres Körpers, Lust zu erleben und der ganzen positiven Macht, die dahintersteht, zu verstehen. Wir wissen vielleicht nicht, was das alles bedeutet, aber wir sind sicher, dass wir es immer wieder tun wollen ...

Lust-Tipp: Denken Sie an eine Technik, die sie ganz alleine entdeckt haben (vielleicht das Springen auf dem Hüpfball als Kind ...), und versuchen Sie es jetzt noch einmal.

Familienzeit

Sie nehmen sich gerade Zeit für sich in der Badewanne, da kommt Ihre Mutter herein und schreit: »Hör auf, dich anzufassen! Komm aus der Wanne, und lass die schmutzigen Gedanken!« Sie wussten es doch! Für Ihr böses Verhalten kommen Sie direkt in die Hölle. Aber statt Ihre Sünden zu bereuen, lernen Sie, heimlicher vorzugehen.

Wenn man Masturbation zu Hause verstecken muss, kann man sich leicht seiner sexuellen Entwicklung schämen. Selbst wenn wir nicht explizit entmutigt werden, ahnen wir trotzdem, dass unsere Gewohnheiten als »böse« gelten. Werden wir ein bisschen von außen entmutigt, gehen wir auf unsere einsamen Reisen, um herauszufinden, wie wir aktiv Lust empfinden können. Bekommen wir jedoch einen kleinen Schubs in die richtige Richtung, dann geht die Post ab. Yippie!

Als Melissa dreizehn war, hat ihre Mutter ihr in weiser Voraussicht ihren ersten Vibrator geschenkt! Sie erklärte ihr, wie wichtig es sei, erst einmal herauszufinden, was einem selber Spaß macht, bevor man es mit einer anderen Person versucht. Diese mütterliche Tat gab Melissa (heute 31) das Gefühl, ihr

Körper und ihre Lust gehörten ihr ganz allein und es sei ihre Sache, wann sie sie mit jemand anderem teilen wollte. Viele Jahre und Tausende von Orgasmen später hat sich der Rat von Melissas Mom als äußerst klug erwiesen.

Melissa, du kannst dich glücklich schätzen! Nicht viele von uns bekommen so positive Richtlinien von ihrer Familie, sondern schlagen aus Unwissenheit einen Weg ohne sexuelle Erfüllung ein oder müssen sich alles selber beibringen. Wir alle haben von den Vögeln und den Bienen gehört, aber wer von uns wollte denn schon wissen, wie der sexuelle Akt im Tierreich vor sich geht? Wir wollten wissen, wie der *menschliche* Orgasmus vor sich geht und warum wir die Hände nicht aus der Unterwäsche halten können.

Lula (35) erinnert sich daran, dass ihre Mutter zwar einen Vorstoß gemacht hat, um sie aufzuklären, aber dann verlegen aufgehört hat. Eines Tages brachte sie ein Buch mit nach Hause, aus dem sie ihr und ihrer Schwester vorlesen wollte, aber schon auf der ersten Seite begannen alle zu lachen, und das war es dann. Lulas Mom schlug das Buch zu und sagte: »Na gut, dann müsst Ihr es Euch eben selber beibringen!« Genau das tat Lula auch.

Mädchen wie Jungen erfahren schon sehr früh Erregung; es ist eine rein körperliche Reaktion. Wir brauchen uns der frühen Erforschung weder zu schämen noch zu fürchten, dass sie sofort zu Beziehungen und Geschlechtsverkehr führt. Wenn wir klein sind, ist sexuelle Lust noch kein Tabu – sie ist einfach da.

Lust-Tipp: Erzählen Sie Ihrem Partner oder einer Freundin etwas Lustiges über Ihre sexuelle Entwicklung, das er oder sie Ihnen nie zugetraut hätte – zum Beispiel, dass Sie jeden Nachmittag nach der Schule masturbiert haben.

Für Eltern:

Kinder sind sexuell neugierig, das ist natürlich, normal und gesund. Sie waren es, und Ihre Kinder werden es ebenfalls sein. Sie können sie nicht davon abhalten – warum sollten Sie auch? Wenn Sie mehr Informationen über die Phasen der kindlichen Sexualentwicklung suchen, lesen Sie Debra W. Haffner, *From Diapers to Dating: A Parent's Guide to Raising Sexually Healthy Children.*

Sexualität in der Schule

Erinnern Sie sich noch an den lustigen Sexualkunde-Unterricht, den wir alle besuchen mussten – die Mädchen in dem einen Klassenzimmer, die Jungen im anderen? Wir wussten zwar nicht so genau, was bei den Jungen passierte, aber für uns Mädchen hing die gesamte Welt der weiblichen Sexualität mit der Menstruation zusammen. Musstet Ihr uns unbedingt erzählen, dass wir bald anfangen würden zu bluten und dann einen merkwürdigen Baumwollstopfen in uns hineinschieben müssten und beten würden, nicht am toxischen Schock zu sterben? Die Pubertät ist eine gemeine Zeit!

Zweidimensionale Bilder des Uterus sehen aus wie ein Kuhschädel mit Eierstöcken statt der Ohren und Hörner. Langweilig im besten Fall, angsteinflößend im schlimmsten. Später erfahren wir, dass wir uns auch vor dem Umgang mit den Jungen fürchten müssen.

Sexualkunde-Unterricht erteilte unsere Sportlehrerin, was irgendwie seltsam war. In ihrem violetten Trainingsanzug aus Frottee erzählte sie uns alles von den Schrecken einer Teenager-Schwangerschaft und zeigte uns furchtbare Bilder von jeder denkbaren sexuellen Erkrankung unter der Sonne. Das passiert

Mädchen, die sich zu früh darauf einlassen. Du böses, böses Mädchen, du! Von Masturbation war natürlich nicht die Rede, auch nicht davon, wie viel Spaß Sex oder der Orgasmus machen können. Auf Lust wurde überhaupt nicht hingewiesen.

Input → Output

In deinem Zimmer hängst du Boygroup-Pinups an die Wände und drückst deine Lippen auf das kühle, glänzende Papier. *Mmmm … hmm.* Dann schließt du die Augen, rollst den Kopf vor und zurück und schlingst die Arme um deinen Körper, als ob Simon Le Bon bei dir im Zimmer wäre. Was … machst du … da eigentlich? Wir mögen ja kreativ sein, aber diese Bewegungen erfinden wir doch nicht selber. Als Kinder haben wir eifrig alles an Informationen um uns herum aufgenommen und ausprobiert. Noch bevor wir eine Ahnung haben, was wir sehen oder lesen, reagieren wir auf sexuelle Bilder oder Ideen.

Bemerkenswert viele Frauen erleben ihre ersten sexuellen Gedanken, wenn sie die *Playboy*- oder *Penthouse*-Magazine ihres Vaters finden, versteckt in Wäscheschubladen, ganz hinten im Schrank oder unten im Keller. Genauso häufig kommt es vor, dass wir nachts zufällig auf einen privaten Fernsehsender oder die Pornovideos unseres Bruders stoßen. Wenn wir über diese »Unterhaltung für Erwachsene« stolpern, empfinden wir Staunen, Neugier und ein gewisses Prickeln. Wir erfahren unmittelbar, dass Sex eine visuell erregende Erfahrung ist.

Rose (34) hat einen Tennisball von den Dachbalken in der Garage ihrer Eltern heruntergeholt, wobei die gesamte *Penthouse*-Sammlung ihres Vaters auf sie herunterkrachte. An jenem Nachmittag hat sie mindestens sechs Zeitschriften verschlungen und auf dem kalten Zementboden sitzend fasziniert die Bilder nackter Frauen betrachtet. Sie kamen ihr mächtig und selbstbewusst vor, wie Superheldinnen oder Göttinnen, glücklich, zufrieden und sogar dominant. Aus den Zeitschriften erfuhr sie, dass man auch im Kostüm Sex haben kann, und der Zwölfjährigen gefiel der Gedanke, sich verkleiden zu können, besonders gut. Anscheinend waren die Möglichkeiten endlos: Man konnte es auf einem Zahnarztstuhl treiben, während der Zahnarzt zuschaute, auf der Motorhaube eines Autos mit dem Mechaniker oder im Heu bei Reitstunden – sie fand, das sah alles toll aus.

Als Kinder können wir die Politik der Pornoindustrie noch nicht beurteilen. Diese Bilder zeigen uns einfach nur einen Teil unserer Sexualität, der sonst im Verborgenen bliebe. Man könnte annehmen, dass die gestellten Posen und fototechnisch bearbeiteten »Schönheiten« uns abgestoßen hätten, aber unsere erste Reaktion auf diese Bilder war Faszination.

In diesen Hochglanzmagazinen eröffnete sich uns eine völlig neue Welt. Die Erfahrung, eine Zeitschrift aufzuschlagen und zum ersten Mal Frauen oder Paare in sexuellen Situationen zu sehen, ruft sofort eine körperliche Reaktion hervor. Judi (39) spürte dieses Prickeln zwischen den Beinen zum ersten Mal im Haus ihrer Schwester und ihres Schwagers. Sie ging in den Hobbyraum, der wie eine Bar eingerichtet war, mit Herren- und Damentoilette. Als sie neugierig die Tür zur Herrentoilette öffnete, stellte sie fest, dass schmutzige Poster an den Wänden hingen und überall Zeitschriften herumlagen, bei deren Anblick ihr ganz schwindlig wurde. Natürlich wanderte ihre Hand in ihr Höschen, und sie kam rasch zum Höhepunkt. Sie können wetten, dass sie noch häufig in dieser Toilette verschwand.

Nachdem Violet (26) ihre erste *Penthouse*-Ausgabe entdeckt hatte, malte sie selber Penisse und Brüste in allen Regenbogenfarben und wurde dabei erwischt. »Ich kann mich nicht erinnern, warum ich es eigentlich getan habe, aber ich weiß noch, wie verlegen ich war, als die Schwester meiner Freundin die Zeichnungen vom Tisch nahm. ›Ich sage es Mom!‹, rief sie und rannte den Flur entlang. Ihre Mutter fuhr mich sofort nach Hause und nahm mir das Versprechen ab, dass ich meiner Mutter erzählte, was ich getan hatte. Ich erzählte es ihr natürlich nicht, und ich weiß noch, wie dankbar ich war, dass meine ›Missetat‹ unbestraft durchging; ich würde nie wieder einen nackten Menschen zeichnen, beschloss ich! Es war eine verdrehte Lektion. Ich hatte Angst, von meinen Eltern dafür bestraft zu werden, dass ich die Bilder imitierte, die mein Vater insgeheim so gerne anschaute.«

»Video killed the radio star« ist ein Motto der 1980er Jahre, und die Kurve unserer sexuellen Erfahrung verändert sich. Wir alle wollen MTV, der Typ vom Kabelfernsehen kommt zu uns nach Hause und installiert die magische Box. Auf einmal brauchen wir keine Antennen mehr, und die Möglichkeiten sind endlos. Du lieber Himmel, es gibt fast sechzig Kanäle!

Warte mal, was ist das denn hier? Man sieht fast nur Wellenlinien, Farben und … ineinander verschlungene nackte Körper. Da ist so etwas Ähnliches wie Aufzugmusik, aber cooler, und man hört vages Stöhnen und Kreischen. »O Gott. Oh, ja, Baby. Besorg es mir!« Was ist da los? Warte, ist das echt? Was machen die da? Warum kriege ich so ein komisches Gefühl zwischen den Beinen?

Bianca (21) schaute sich immer Sexszenen im Late-Night-TV an, wenn ihre Eltern schliefen, und sie hatte ihren ersten Orgasmus mit fünfzehn, als sie einem Mädchen zusah, das auf dem Playboy Channel masturbierte. Staunend beobachtete sie, wie die Darstellerin stöhnte und seufzte, und griff sich selbst zwischen die Beine, um die Bewegungen nachzuahmen.

So erregend diese neuen Entdeckungen sind, Sie wissen ganz genau, dass Sie sie geheim halten müssen. Sie entwickeln Techniken, um rasch umzuschalten, und für den Fall, dass die Eltern früher als erwartet nach Hause kommen, achten Sie auf die Lautstärke. Das macht den Spaß doch nur noch größer! Suzie (32) erregte die Vorstellung, beim Masturbieren zu verbotenen Bildern erwischt zu werden – eine Fantasie, die sie heute noch heißmacht.

Die Suche nach mehr Material beginnt. Sie bekommen Schundromane in die Finger, deren Heldinnen von bösen, gefährlichen Männern genommen werden, und Sie stellen sich vor, wie Ihr Held Sie auf den Pferderücken reißt. Inspiriert von *Indiana Jones* waren Rebeccas (20) erste sexuelle Gedanken, gefesselt und hilflos auf ein Rad gebunden zu sein. Vivianna (32) stellte sich alle möglichen Szenarien aus Action-Filmen vor. Alexandra (28) las viel von Anne Rice und träumte davon, im Schlaf von einem Vampir verführt zu werden.

Als Jennifer (32) acht oder neun war, war sie von Chip fasziniert, der – wie wir vielleicht hinzufügen sollten – ein Cartoon-Eichhörnchen ist. Sie stellte sich vor, dass er verletzt wäre und sie ihn pflegen würde. Sie würde ihm seine kleine Bomberjacke ausziehen und ihn in ihr Bett legen. Rachel (24) und eine Freundin fanden die Fächertänzerinnen in einer Dokumentation über japanische Kultur so erotisch, dass sie sich schnurstracks in ihr Baumhaus begaben, um nachzuspielen, was sie gesehen hatten. Also selbst bei öffentlich-rechtlichen Programmen kann man Spaß haben!

Die Bilder, auf die Betsy (28) stieß, als sie heimlich die Videosammlung ihrer Eltern anschaute, führten bei ihr zu ungezogenen Gedanken: Spanking, gerötete Hinterbacken und Unterwerfung bescherten ihr schon im Kindesalter Orgasmen. Als Erwachsene hat sie es dann ausprobiert und sich Partner gesucht, die ähnliche Fantasien hatten.

> *Lust-Tipp:* Suchen Sie den Film, das Buch oder die Zeitschrift heraus, die zum ersten Mal sexuelle Gefühle in Ihnen hervorgerufen haben, und erleben Sie das Gefühl noch einmal aufs Neue. Lassen Sie sich von den zeitlosen Lieblingsszenen in *Kinderspiele* inspirieren.

Wir sind Kinder

»Ich will nicht erwachsen werden, ich bin ein Toys-R-Us-Kid … Noch mehr Fahrräder, noch mehr Züge, noch mehr Videospiele!« Warum auch nicht? In der Kindheit kommt uns die ganze Welt wie ein Abenteuerspielplatz vor. Die Liste der Erfahrungen, die uns offenstehen, ist endlos, aber man findet wohl kaum eine Frau, die Barbie und Ken nicht irgendwann einmal ausgezogen und unter eine gemeinsame Bettdecke gesteckt hat. Die meisten von uns haben Doktorspiele hinter sich, und es gibt wohl kaum jemanden, der nicht irgendwann einmal auf Partys Flaschendrehen gespielt hat.

Einige der »Tatsachen des Lebens« werden uns durch jugendliche Witze vermittelt, die sehr enthüllend sein können. Im Mathe-Unterricht in der siebten Klasse erfuhr Terri (34) durch einen schmutzigen Witz, was Jungs »da unten« haben – sie wissen schon, der Witz, bei dem Daddy seinen »Wagen« in Mommys »Garage« fährt. Plötzlich wurde ihr klar, dass alle Jungen im Klassenzimmer einen Penis hatten – und dass dadurch jeder Einzelne von ihnen ein potentieller Sexpartner war. Sie war fassungslos! All diese Penisse hinter all diesen Reißverschlüssen!

In diesem Alter regt eine solche Erfahrung natürlich die Fantasie an. Terri begann sich zu überlegen, was sie mit den Jungs alles anstellen konnte, wobei sie mit der Reisehülle für eine Zahnbürste masturbierte. In der Highschool verliebte sie sich in Andre. Er hatte einen wunderschönen Penis und war der Erste, dem sie einen blies. Später entjungferte er sie auf einer Couch im Haus seines Vaters. Noch Jahre später ist er ihr absoluter Lieblingspenis! Was als Witz begann, wurde Late-Night-Erforschung, seitdem ist das männliche Glied fester Bestandteil ihres Lebens.

Kinderspiele

- Soaps am Nachmittag
- Sharon Stones heiße Nummer in *Basic Instinct*
- Die verbotene Lust in *West Side Story*
- Der junge Richard Gere in *American Gigolo*
- Jane Fonda in der Orgasmus-Maschine in *Barbarella*
- Das moderne Märchen *Pretty Woman*
- Ralph Macchio in *Karate Kid*
- Der Goldjunge Shaun Cassidy
- John Taylor, der Bassist von Duran Duran
- Jabba der Hutt, der Prinzessin Leia quält
- Ronald McDonald's Dauergrinsen
- Starsky und Hutch, die in ihrer frisierten Karre in den 1970er Jahren Kriminelle jagen
- Batmans eng anliegender Anzug
- James Bond mit Pussy Galore
- Princes Song über die sexbesessene Nikki: »masturbating with a magazine«
- Kermit der Frosch … nackt unter seinem Trenchcoat
- Steven Tylers dicke Lippen
- »Ich Jane, du Tarzan«
- Unter »Sex« im Lexikon nachschlagen
- Anne Rices blutrünstige, homoerotische Vampire
- Die verbotene Geschwisterliebe in *Die blaue Lagune*
- Das Paarungsverhalten der Neandertaler in *Ayla und der Clan des Bären*
- Madonna nackt als Tramperin in ihrem Buch *Sex*
- Die Sexrubrik in der *Bravo*
- Die lange Umarmung in *Stolz und Vorurteil*
- *Emmanuelles* sexuelle Erfahrungen in Thailand
- Lady Chatterley, die von ihrem Liebhaber gequält wird
- Der Dessous-Teil im Versandkatalog

Zu unschuldigen Spielen gehören unschuldige Witze, und schon das Aussprechen von erwachsenen Wörtern ruft Lachanfälle hervor. Wer braucht Candyland, wenn man Sexland hat, ein Spiel, das Jesse (22) und ihre Kindergartenfreundinnen erfunden haben – dazu schlich man sich aufs Klo und küsste sich kichernd. Sie hatten wohl eine vage Vorstellung von Sex, brachten ihn aber nicht mit ihren körperlichen Gefühlen in Verbindung.

Der Spielplatz eignet sich gut dazu, Jungs gleichzeitig zu hassen und zu lieben. Du rennst vor deinem Schwarm weg, wobei dich der Gedanke erregt, dass er dich einholt. Julie (33) hatte ihre ersten sexuellen Gedanken, als sie mit den anderen Kindern aus der Nachbarschaft Cowboy und Indianer oder Räuber und Gendarm gespielt hat. Als Erwachsene kann sie sich noch gut daran erinnern, dass sie immer diejenige war, die Spaß daran hatte, sich an einen Baum fesseln oder in Handschellen ins Gefängnis schleppen zu lassen. Noch heute liebt sie es, gefesselt zu werden – wenn auch nicht mehr an einen Baum.

Auch wenn Sie sich als Erwachsene nur für Männer interessieren, beginnen Sie die Erforschung vielleicht mit Mädchen. Obwohl Pam (21) immer nur mit Männern zusammen war, hatte sie die ersten sexuellen Gedanken über ihre Freundinnen, so etwa in der fünften Klasse. Jungen waren gemein, eklig und hässlich, deshalb kam es ihr nur natürlich vor, körperlich mit den hübschen, liebevollen Mädchen zusammen zu sein, mit denen sie sowieso jede freie Minute verbrachte.

Man tauscht neu entdecktes sexuelles Wissen mit Freunden aus, so wie man Baseballkarten oder Kaugummi austauscht. Man legt das, was man hat, auf den Tisch und wartet ab, was die anderen an Neuem zu bieten haben. Als Neunjährige diskutierte Margaret (28) mit ihren Freundinnen über Sex, und manchmal probierten sie es miteinander aus. Sie spielten abwechselnd die Rolle des Mannes oder der Frau und umarmten oder streichelten einander.

Tief in Ihrer sexuellen Vergangenheit mag die Erinnerung daran vergraben sein, dass Sie schon Sex hatten, bevor Sie überhaupt wussten, um was es geht. Karena (19) hatte eine Freundin namens Jodi, ein halber Junge mit zwei älteren Brüdern. Sie schien eine Menge über Sex zu wissen, und eines Abends, als sie miteinander spielten, drückte Jodi Karena sanft auf den Boden hinter ihrem Bett, legte sich auf sie und fasste sie an, wie Karena es sich nie hätte vorstellen können. Sie sind auch heute noch befreundet, haben aber nie darüber geredet, was sie als Kinder gespielt haben.

Mädchen wie auch Jungen interessieren sich schon frühzeitig für das andere Geschlecht. Der Sportunterricht findet vielleicht getrennt statt, aber das hindert Sie natürlich nicht daran, zu den Jungen auf dem Platz gegenüber zu schauen. Jeden Samstag beobachtete Missi (24) von ihrem Schlafzimmerfenster aus, wie der Nachbarsjunge den Rasen mähte, es überlief sie abwechselnd heiß und kalt, weil er dabei immer so schwitzte. Sie hatte nie zuvor versucht zu masturbieren, aber an dem Tag, als sie beobachtete, wie er sich Wasser ins Gesicht und über den Oberkörper spritzte, musste sie sich einfach selber berühren.

Was Sie in der Jugend anzieht, hat eine klare Verbindung zu dem Prickeln zwischen Ihren Beinen. Dann beginnen intensivere sexuelle Beziehungen, und Sie entdecken Küssen und Petting; Sie denken nicht mehr nur daran, reden nicht nur darüber, sondern das prickelnde Gefühl bekommt eine soziale Bedeutung und Erwartung. Es ist alles sehr verwirrend, eine Zeit voller guter, ordentlicher Teenagerängste. Niemand versteht Sie, und auf einmal ist – zum Entsetzen Ihrer Eltern – das Telefon Ihr bester Freund. Stundenlang drehen Sie die Schnur um den Finger und reden mit Ihren Freundinnen über Ihren neuesten Schwarm. Ein Junge unterschreibt auf Seite sechzehn in Ihrem Jahrbuch, Sie beginnen, Lippenstift zu benutzen, und ein Rebell ist geboren.

Da niemand um uns herum uns etwas Vernünftiges beibringt,

greifen wir auf die einzige zuverlässige Quelle zurück, die uns Antworten geben kann – 1-900-HOT-SEXX. Julie (25) und ihre Freundin riefen als Vierzehnjährige heimlich die Hotline an, weil sie endlich etwas über Dirty Talk erfahren wollten. Allerdings wusste sie nicht, dass auf der anderen Seite ihrer Zimmertür ihr Vater stand und zuhörte, wie sein süßes kleines Mädchen der Fremden am anderen Ende der Leitung eine Litanei sexueller Anzüglichkeiten ins Ohr flüsterte. Er kam ins Zimmer, nahm ihr den Hörer aus der Hand, legte auf und sagte: »Julie, ich muss mit dir reden, und zwar *jetzt sofort!*«

Sobald es körperlich wird, fangen die Fragen an, mit wem, wann, wo und wie Sie Ihre Jungfräulichkeit verlieren. Es gibt ein paar größere, widersprüchliche soziale Botschaften: Sexuelle Unschuld, Unerfahrenheit und Unwissenheit sind kulturell wertvolle Eigenschaften für Mädchen. Wir werden angewiesen, unsere Jungfräulichkeit so eisern zu bewahren wie Geld in einem Sparschwein, und wir stellen fest, dass unsere »Unschuld« der größte Wert ist. Wenn der richtige Mann (der Ehemann) kommt und uns finanzielle Stabilität, Liebe und Glück verspricht, dann erst dürfen wir die Beine öffnen.

Zugleich jedoch ist man mit Gruppendruck konfrontiert, positivem wie negativem. Um Sie herum wird es entweder getan oder nicht. Sie wollen Ihre Jungfräulichkeit behalten, weil es doch Ihre ist, weil Sie warten sollen, weil Ihnen das alles Angst macht, aber eigentlich wollen Sie sie auch verlieren, um cool zu sein, um die Sache zu genießen und um es endlich hinter sich zu haben.

Wenn Jungen ihre Jungfräulichkeit verlieren, werden sie bejubelt und bewundert. Bei Frauen heißt es eher Augen zu und durch. Hör zu, Mädel, es tut bestimmt weh, also wappne dich schon mal. Für Jungen gilt, je früher desto besser; das erste Mädchen, das keine Jungfrau mehr ist, wird als Schlampe bezeichnet. Im Durchschnitt fangen Männer wie Frauen »so gegen siebzehn«, um mit »Fleetwood Mac«-Sängerin Stevie

Nicks zu sprechen, mit sexuellen Beziehungen und Geschlechtsverkehr an. Aber so gut wie keine Frau hat beim ersten Mal einen Orgasmus.

»Okay … aua … Hör auf … gut, noch ein bisschen mehr. *Aua!* Okay, mach weiter … *Langsam!*«

Kommt Ihnen das bekannt vor? Susan (26) beschreibt, dass ihr erstes Mal mit den Worten endete: »Tut mir leid, ich bin gekommen. Du bist aber auch verdammt eng!« Nun, auf diese Fantasie waren wir wohl kaum vorbereitet! Für manche Typen sind drei Minuten echt ein Langstreckenlauf, und wir wissen alle, was dabei an Lust für die Frauen übrig bleibt. Was für ein enttäuschender, zweckloser Vorgang!

Wir wollen fair bleiben – das erste Mal kann für beide Seiten schwierig sein: Man ist nervös, technisch nicht besonders versiert, er rutscht genauso leicht wieder heraus, wie er eindringt – wie funktioniert dieses Ding überhaupt? Und es gibt natürlich auch körperliche Herausforderungen. Es kann wehtun. Sie können bluten. Das Hymen ist eine Realität, und wenn Sie nicht viel Fahrrad gefahren oder geritten sind, war es wahrscheinlich auch noch intakt. Aber es gibt sie trotzdem, die schönen, lustvollen, positiven ersten Male, und sie werden möglich, wenn man über die richtige Einstellung und genügend Wissen verfügt.

Als Monique (23) siebzehn war, erlebte sie mit ihrem langjährigen Freund ein märchenhaftes erstes Mal. Sie mochte ihren Körper und hatte Orgasmen, seit sie mit elf angefangen hatte zu onanieren. Als sie acht war, hatte ihre Mutter mit ihr über Sex gesprochen, indem sie ihr ein Buch über das Thema vorlas. Statt Monique damit allein zu lassen, beantwortete sie ihr Fragen wie »Mom, was ist ein Penis?«, riet ihrer Tochter jedoch auch, mit dem Sex zu warten, bis sie wusste, dass sie den Jungen liebte und er der Richtige für sie war. Obwohl auch Monique die Geschichten zu hören bekam, dass es beim ersten Mal für jedes Mädchen schrecklich wäre, hatte sie interessanterweise bei ihrem ersten Mal einen Orgasmus und fand sogar den Mut, andere Positionen als die gute alte Missionarsstellung auszuprobieren. Da sie ihren Körper gut kannte, war ihre erste sexuelle Erfahrung positiv und erfreulich – und das alles nur wegen ihrer Mutter! Das ist mehr als Anfängerglück!

Lust-Tipp: Laden Sie sich ein paar Leute ein, um einen Abend lang Flaschendrehen zu spielen und Ihre wilden jungen Jahre noch einmal zu durchleben.

2

Rock Your Body – und hol dir deine Belohnung

Ich habe Brüste und einen Arsch, und ich stehe darauf. Ich laufe gerne nackt durch mein Zimmer und schaue mich an. Dieses Ritual hält mir ständig vor Augen, wie mein Körper sich verändert. Nur so kann ich eine positive Einstellung zu meiner Sexualität bewahren. Ich weiß um die Gefahren des Körperbildes und des »weiblichen Ideals«. Ich habe zugesehen, wie meine Mutter, meine Schwester und meine Freundinnen um unnatürliche Ideale kämpfen und habe selber schon einmal eine Essstörung gehabt. Mittlerweile bin ich entschlossen, nie wieder darauf hereinzufallen.

Julie, 21

Sie haben Tage mit einem guten Körperbild und Tage mit einem schlechten Körperbild. An einem guten Tag ist das Wasser in der Dusche schön heiß, und Sie erfreuen sich daran, wie es aussieht, wenn das Wasser über Ihren Körper läuft. Sie treten auf die Badematte, wickeln sich in ein flauschiges Handtuch und entspannen sich mit einer Flasche Ihrer Lieblingskörperlotion. Sie lieben es, wie sich Ihre Haut und Ihre Rundungen anfühlen. Sie blicken in den Spiegel, Ihre Brüste hängen nicht, Ihr Bauch ist flach, Ihr Hinterteil hübsch gerundet, und Sie denken: »Oh, ja, genau, *das ist es!*« Sie schalten fetzige Musik ein, schlüpfen in Ihre hochhackigen Schuhe und tanzen mit sich alleine, ohne dass jemand zuschaut.

Und dann gibt es die schlechten Körperbild-Tage. Wenn Sie aus der Dusche treten, schauen Sie gar nicht erst in den Spiegel, und jeder Blick auf Ihre Figur erinnert Sie an die Dinge, die Sie hassen. Warum, ach warum nur ist eine Brust größer als die andere? Ist das da Orangenhaut an Ihren Oberschenkeln? Bei dem Gedanken daran, diese Makel irgendjemandem enthüllen zu müssen, möchten Sie am liebsten schnurstracks wieder unter der Bettdecke verschwinden.

Die Psychologie hinter diesen Tagen kann Ihr Sexleben völlig im Griff haben. Unsicherheit nimmt uns den Appetit auf Sex, wohingegen Selbstbewusstsein uns hungrig auf all die Lust macht, die unser heißer Körper verdient hat. Es ist ganz einfach: Wenn wir unsere Titten, Ärsche, Mösen und alles dazwischen lieben, kommen wir häufiger. Wenn wir uns jedoch für unser Aussehen schämen, können wir auch unsere sexuellen Bedürfnisse und Wünsche nicht ausdrücken. Während des Orgasmus den Bauch einzuziehen, funktioniert einfach nicht!

Die Guten, die Bösen und die Hässlichen

Holen Sie sich Ihr Körperbild wieder

Manche von uns finden ihren Körper toll, aber für die meisten ist es ein langer, harter innerer Kampf, den wir jeden Tag kämpfen.

Die gesamte Schönheits- und Modeindustrie beruht auf dem Versprechen eines neuen, sexy Körpers. Ständig werden wir ermuntert, »unsere persönliche Bestform« zu finden, »in 6 Wochen eine neue Figur zu bekommen« oder unsere Haarfarbe zu verändern, »um unser Leben zu verwandeln«. Mit all diesen Vorschlägen wird uns unvermeidlich eine ordentliche Dosis

Unsicherheit und Unzulänglichkeit verabreicht. Warum müssen wir uns denn erst einmal schlecht mit uns fühlen, damit wir uns rückblickend besser fühlen können? Hmm. Also, irgendwas an diesem Konzept scheint doch ziemlich rückständig zu sein. Wir werden gerupft, gezupft, gestutzt und verändert. Aber steht dann am Ende dieser oft schmerzhaften, komplizierten, zeitaufwändigen Erfahrung mehr sexuelle Lust? Eigentlich nicht.

Unsere Kultur ist vom weiblichen Körper besessen. Das Maß für Normalität wird auf den Seiten von *InStyle, Vogue* und *Elle* geprägt. Alle sollen wir wie Prominente und Models aussehen. Wir müssen perfekt sein. Frei von Zellulitis. Frei von Falten. Frei von allem Unansehnlichen. Einfach göttlich.

Jetzt lasst uns doch mal wieder auf den Boden zurückkommen!

Dieses Modell des weiblichen Körpers ist reine Fantasie. Unsere Körper verändern sich mit jedem Tag und mit jedem Jahr, während wir zur Frau werden. Manche dieser Veränderungen haben etwas mit unserem Zyklus zu tun, andere sind unvorhersehbar. Wir haben PMS, wir haben einen Eisprung, wir werden schwanger, werden fit, werden krank, lassen uns tätowieren, werden operiert – und in all diesen Transformationen steckt auch noch unsere Libido. Unsere Fähigkeit, Kinder zu bekommen, bedingt, dass unser Gewicht und unsere Körperproportionen sich von der Pubertät bis zur Menopause verändern, und zwar aus gutem Grund. Leider jedoch verbringen die meisten Frauen ihr gesamtes Erwachsenenleben damit, gegen die Natur anzukämpfen.

Lust-Tipp: Es liegt an uns, neu zu definieren, wie eine sexy Frau aussieht. Sagen Sie den Frauenzeitschriften, wie leid Sie es sind, diese unrealistischen Fotos auf ihren Hochglanzseiten zu sehen! Unterzeichnen Sie einen offenen Brief an die Redakteurinnen Ihres Lieblingsmagazins, und schneiden Sie die letzten Fesseln ihrer Abhängigkeit vom schlechten Körperbild durch!

Offener Brief

An: Alle Redakteurinnen von Frauenzeitschriften
Von: CAKE-Frauen
Betreff: Werdet endlich normal!

Wenn wir uns Ihre Zeitschrift anschauen, stehen wir unter dem Druck, »perfekt« zu sein, unseren Männern in »10 einfachen Schritten« zu gefallen und die neue, beste Hautcreme zu kaufen, um diese hässlichen Falten wegzumachen. Auf einmal betrachten wir uns im Spiegel und denken, »irgendwas passt doch hier nicht«. Ein bisschen Farbe und Lippenstift lassen wir uns ja gefallen – aber Körperteile zu verzerren, um das perfekte Bild zu erzielen? Nein, das geht nicht. Indem sie manipulierte, unrealistische Maßstäbe präsentiert, hat Ihre Branche das gängige Frauenbild völlig ausgehöhlt.
Das hat nichts mehr mit gutem Geschmack zu tun; Sie »airbrushen« uns zu Tode, nur um Ihren Leserinnen die Unvollkommenheiten des weiblichen Körpers zu ersparen. Dank Ihrer Fotos wird die Manipulation der weiblichen Figur hoch geachtet. Sie ignorieren die negativen Auswirkungen, die diese Bilderwelt auf die weibliche Wahrnehmung des Körpers, auf unser Selbstvertrauen und letztendlich auf unsere Sexualität hat. Der weibliche Körper wird so hypersurreal dargestellt, dass unsere Augen darauf trainiert sind, natürliche, echte Körper *abzulehnen,* sollten wir sie überhaupt einmal erblicken.

Kate Winslet (Star von *Titanic* und anderen Hollywood-Blockbustern) hat sich zu diesem Phänomen geäußert. Sie war erschrocken, welche Bilder von ihr nach einem Fototermin veröffentlicht wurden. Vor allem schockierte sie, in welchem Ausmaß ihr Körper verändert und schlanker gemacht worden war, so dass er der aktuellen Mode entsprach.
Warum machen Sie diesem Trauerspiel nicht ein Ende, anstatt die Meister des Airbrushing zu preisen?
Fast alle Redakteure und Autoren Ihrer Magazine sind *Frauen,* die die Macht besitzen, unsere kulturelle Definition dessen, was als »schön«, »sexy« und »feminin« angesehen wird, zu verändern. Vor über einer Generation hat Betty Friedan geschrieben, der höchste Wert und die einzige Verpflichtung für Frauen sei die Erfüllung ihrer eigenen Weiblichkeit. Sie fördern eine neue, ungesunde Version der weiblichen Aura, dabei könnten Sie die Standards verändern und das Bild der weiblichen Schönheit in der Popkultur revolutionieren, indem Sie einfach Bilder von echten Frauen abdrucken.
Bis das jedoch der Fall ist, möchte ich mein Abonnement kündigen.
Mit freundlichen Grüßen

(Ihr Name)

Machen Sie sich zum Objekt

Finden Sie Gefallen an Ihrem Bild

Lassen Sie uns einmal einen Moment lang unsere Arme, den Bauch, Oberschenkel und Waden vergessen und uns auf den angenehmsten Teil unseres Körpers konzentrieren: Muschi, Bär, Vagina, Möse, Yoni, Vulva, Labien, Klitoris, Schamlippen, Blume, Frucht, Knospe, Rose, Muffin, Kätzchen, Bubu, Mimi, Liebeskanal, Loch, Busch, Puderdose, Honigtopf. Haben wir Ihren Lieblingseuphemismus vergessen? Wie wäre es mit »Brötchen«? Es gibt auf jeden Fall keine Entschuldigungen mehr dafür, es als »da unten« zu bezeichnen – haben Sie sich etwa in Australien verirrt?

> Liebe CAKE,
> ich betrachte meine Vagina jeden Tag. Sie fasziniert mich wirklich. Sie zieht mich magisch an und fordert mich auf, sie zu untersuchen. Mit der Zeit habe ich sie absolut lieben gelernt. Früher habe ich mich immer darüber aufgeregt, weil ich fand, sie hat eine komische Farbe. Aber meine Vagina war immer gut zu mir. Für mich ist sie wie ein Weltwunder. Ich glaube, weil ich sie (buchstäblich) so oft berühre, behandelt sie mich echt gut. Ist das normal?
>
> KATHERINE, 19

Ja, Katherine, das ist sehr normal, und Sie sind nicht allein. Wir sollten immer Zeit finden, um uns hinzusetzen und unseren Liebesmuffin anzuschauen – um unsere Vulva so gut zu kennen wie unsere Finger und Zehen – und sie mit all der Liebe zu behandeln, die sie verdient.

Warum sollen wir ständig immer nur unsere Titten oder Ärsche im Spiegel bewundern, aber nie unsere Vagina? Sie schenkt uns nicht nur große Lust, sondern ist auch der Kanal, durch den neues Leben kommt. Die Vagina verdient unseren Respekt, und wenn man sie gut behandelt, wird sie einen tausendfach belohnen.

Der gute alte Handspiegel zwischen den Beinen ist eine einfache Methode, um sich über visuelle und körperliche Stimulation kundig zu machen. Sie setzen sich mit dem Rücken an die Badezimmerwand auf die Badematte und halten sich den Spiegel im richtigen Winkel zwischen die geöffneten Beine, so dass Sie alles gut sehen können. Das ist auch der richtige Zeitpunkt für einen »Vagina-Dialog«, für ein vertrautes Gespräch zwischen Ihnen und Ihrer Möse. Sie sagen: »Tut mir leid, Baby, ich weiß, ich habe dich ignoriert, aber ich hatte schrecklich viel zu tun und hatte kaum Zeit, den Müll runterzubringen. Aber mir ist klar, dass unsere Beziehung Priorität hat, ich werde von jetzt an viel Zeit mit dir verbringen.« Sie wird als Reaktion darauf feucht schimmern und erröten.

Da wir das Innere der Vagina nur selten zu Gesicht bekommen, sind diese Begegnungen von Bewunderung und Entzücken erfüllt. Roberta (23) pflegte das, was sie sah, immer mit Pornoheften zu vergleichen, da sie keine Ahnung hatte, ob sie »richtig« aussah. Glücklicherweise hat jede Vagina ihre eigene Persönlichkeit, und man findet kaum zwei, die gleich aussehen.

In ihrer Jugend liebte Nancy (24) es, im Bett zu liegen und ihre Vagina mit einem Handspiegel zu betrachten, und das macht sie auch noch als Erwachsene. Sie bewundert ihre Farben, ihren Geruch, und sie betrachtet gerne eingehend ihre Klitoris. Sie hat sich die Klitorishaube sogar piercen lassen, um das Positive an ihrer Lust zu betonen.

Lust-Tipp: Rasch – nehmen Sie eine Digitalkamera oder eine Polaroid, und machen Sie aus ihrer Möse das Starlet des Jahres, auch wenn sie nicht auf irgendwelche Titelseiten kommt. Denken Sie nur daran, was Sie anmacht, wenn Sie die Fotos betrachten, und machen Sie sich keine Gedanken darüber, was jemand anderer bei den Fotos empfinden würde. Wenn Sie fertig sind, lassen Sie die Kleider aus und gehen nackt ins Bett. Packen Sie sich mit der Hand an den Schritt – es gehört alles Ihnen!

Natürliche Höhepunkte

Verstehen Sie Ihre sexuellen Funktionen

An manchen Tagen ist man schon beim Aufwachen geil. Die Lust überwältigt einen, und man könnte den Nächstbesten anspringen. Es fällt schwer, sich auf ein Leben außerhalb von Sex zu konzentrieren. Sie werden zum Raubtier, heulen den Mond an und sind gereizt, wenn Sie keinen Sex haben können. Kämpfen Sie nicht dagegen an, arbeiten Sie damit! Wenn Sie erregt sind, lassen Sie es zu! Wenn nicht, *c'est la vie!*

Manche Frauen, die Probleme mit Verlangen und Erregung haben, werden als dysfunktional bezeichnet. Jetzt warten Sie aber mal – bevor wir akzeptieren, dass wir beschädigt sind, wollen wir doch erst einmal definieren, was weibliche sexuelle Funktion überhaupt ist. Sie wissen sicher, dass man von Männern sagt, sie dächten alle sechs Sekunden an Sex? Nun, auch wenn wir nie etwas von der Qualität oder der Quantität der täglichen Sexgedanken von Frauen gehört haben, so ist ihr aktiver Verstand Teil eines gesunden Sexuallebens.

Mit ein wenig Ermunterung, Erforschung und Selbstbewusstsein können wir unsere Libido feinabstimmen und jeden Tag Sex im Kopf haben. Lernen Sie die Erregungssignale Ihres Körpers kennen; überlegen Sie sich, was Sie heiß macht und was Sie langweilig finden. Unsere Libido braucht nur einen kleinen Schubs!

Weibliche Erregung hat nicht immer etwas mit Romantik oder einer Beziehung zu tun, auch wenn der Ritter auf dem weißen

Hat Schönheit ihren Preis?

Lassen Sie uns mal mit den Brüsten beginnen. Der Körper von Barbie, den es in der Natur nicht gibt, ist das gängige Ideal geworden, und viele Frauen lassen sich Brustimplantate einsetzen. Laut der American Society of Plastic Surgeons haben alleine 2004 mehr als 260 000 Frauen Brustimplantate bekommen, 20 Prozent mehr als im Jahr davor. Ständig werden wir mit »vorher-nachher« Bildern bombardiert. Da plastische Chirurgie mittlerweile am Bildschirm stattfindet – *Nip/Tuck – Schönheit hat ihren Preis* ist nur ein Beispiel von vielen – kommt es einem fast so vor, als würde sich die gesamte Nation unters Messer legen.

Angepriesen wird der Eingriff in etwa so: »Gefallen Ihnen Form und Größe Ihrer Brüste nicht? Wie wäre es mit einem kleinen Polster? Alle machen es.«

Schauspielerinnen, Starlets, Models und Hunderttausende ganz normaler Frauen haben gelernt, dass es so etwas wie eine Titten-Gleichung gibt – je größer die Brüste, je ausgeprägter die Nippel, desto größer sind die Chancen, auf der Titelseite eines Magazins zu landen, desto mehr Geld wirst du verdienen und so weiter. Mehr Brust bedeutet mehr Aufmerksamkeit und mehr Knete.

Die Körperperfektion bewegt sich immer weiter nach Süden, und mittlerweile gibt es einen brandneuen, boomenden Markt für Operationen an den Labien. Wenn die inneren Schamlippen aus den äußeren herausragen, kann man das ganz leicht wegschneiden, so dass Sie die neue, »ideale« Muschi haben. In direktem Gegensatz zur Penisvergrößerung gibt es einen neuen, seltsamen und sicher lustfeindlichen Standard für Frauen, wonach die Genitalien reizvoller wirken, wenn sie kleiner sind. Hä?

In einer idealen Welt würden wir für unsere Körper, so wie sie sind, reich belohnt. Sie haben die Wahl – aber bevor Sie sich unters Messer legen, fragen Sie sich einmal: Warum gibt es nur einen einzigen Standard, wie ein Körper aussehen sollte, wo doch im wirklichen Leben jede Frau von Natur aus einen anderen Körper hat? Wie auch immer Sie sich entscheiden, wir mögen Sie so, wie Sie sind.

Brazilian Waxing

Es gibt nur ein einziges Wort, um den Streifen Haar zu beschreiben, der übrig bleibt, wenn man sich mit brasilianischem Wachs enthaart – *aua!* Wenn brasilianisches Wachs dazu führt, dass wir nach unseren Müttern schreien, warum sind wir dann so wild darauf, es anzuwenden?

Die Antwort stellt sich ungefähr vierundzwanzig Stunden nach der Prozedur ein, wenn wir die unerwartete Zartheit frisch enthaarter Haut entdecken – wir reden hier von weich wie ein Babypopo. Wenn wir die Schamhaare auf den Labien entfernen, dann steigert das die Sensibilität für Zunge, Hand und Vibrator so sehr, dass wir die schmerzhafte, 30-minütige Prozedur vergessen. Das Endresultat ist eine blanke Unterseite, ohne ein einziges Haar.

Und die Bilanz? Ein bisschen ist es so wie bei unserer ersten Erfahrung mit Rauschgift. Während man dabei ist, fragt man sich die ganze Zeit: »Warum mache ich das bloß? Warum mache ich das bloß?« Aber danach fühlt man sich wie ein Weltmeister, weil man es überstanden hat, und man entdeckt einen Teil von sich, von dem man nicht gewusst hat, dass er existiert. Aber ebenso wie Rauschgift braucht man die Erfahrung nicht jeden Tag, und wir können uns stolz zu unseren Wurzeln bekennen, indem wir au naturel bleiben.

Pferd uns ein nasses Höschen beschert. Sie ist manchmal noch nicht einmal von einem Mann – oder einer Frau – abhängig. Wenn wir offen sind, kann uns die Erregung ganz überraschend treffen, während wir im Büro sitzen, trainieren oder zu Hause auf der Couch liegen. Jessica (32) lässt sich von allem Möglichen antörnen. Manches ist eindeutig sexy, wie erotische Lektüre vor dem Schlafengehen und Selbstliebe-Sitzungen vor ihrem Badezimmerspiegel, bevor sie morgens zur Arbeit geht, während andere Dinge ganz zahm sind, wie zum Beispiel ihr Baderitual nach der Arbeit. Erregung ist für sie so normal wie ihr Morgenkaffee.

Wenn wir erregt sind, werden unsere Brüste und Genitalien besser durchblutet. Muskelspannung baut sich im gesamten Körper auf, bis wir einen Orgasmus haben und die Spannung sich löst. Wir werden feucht, der Herzschlag beschleunigt sich, und der Körper fühlt sich auf einmal leicht an. All das kann uns überraschend treffen. Die Klitoris und unser anderes erektiles Gewebe erwachen und richten sich auf. Ja, auch Frauen werden hart, genau wie die Männer!

In einigen Studien zeigten Frauen, die erotische Videos anschauten, physische Zeichen von Erregung, ohne dass es ihnen bewusst war. Psychologen glauben, das liegt daran, dass bei Frauen Kopf und Bauch nicht übereinstimmen. Jetzt reicht es aber – lasst uns mal loslegen!

Lust-Tipp: Achten Sie genau darauf, was Sie nass und heiß macht. Respektieren Sie Ihre Erektion – Sie brauchen sie nicht zu leugnen, warum sollten Sie auch? Sie hat einen bestimmten Grund: Sie will kommen. Klar, wir haben keinen langen Schaft, der deutlich sichtbar aufragt und sagt: »Hey, ich bin hier, schenk mir deine Aufmerksamkeit!«, aber wenn Sie glauben, dass es bei Frauen keine sichtbaren Zeichen der Erregung gibt, dann nur, weil Sie nicht hinsehen. Die körperlichen Anzeichen sind eigentlich schwer zu ignorieren.

Bleiben Sie am Ball

Lernen Sie Ihren Zyklus kennen

Manche Dinge hat man einfach nicht unter Kontrolle. Wenn das Verlangen Sie so überwältigt, dass Sie sich im Haus einschließen müssen, um dem Drang zu widerstehen, den Pizzaboten zu vernaschen, hat Ihr Körper die Macht. Wir haben zwar nicht alle einen regelmäßigen Zyklus, aber der Erregungszyklus ist häufig deckungsgleich mit dem Eisprung und der Menstruation.

Etwa eine Woche vor dem ersten Tag ihrer Periode wird aus Paris (35) eine läufige Katze. Ihr Körper wird üppiger, sie braucht nur noch vier Stunden Schlaf und kann häufig Sex haben. Zu anderen Zeiten hingegen denkt sie nicht so viel an Sex. Nachdem sie gelesen hatte, dass Eierstöcke sich jeden Monat mit dem Eisprung abwechseln, witzelte Heather (22), dass ihr rechter Eierstock sie geil und ihr linker Eierstock sie gereizt machte, weil sie von Monat zu Monat abwechselnd diese intensiven Gefühle hat. Seitdem sie verhütet, hat ihr Erregungszyklus mehr mit dem Stresslevel in ihrem Leben zu tun.

Etwa zehn Tage vor dem Eisprung hatte Mirta (48) verstärkt Appetit. Während des Eisprungs hätte sie »ein Pferd essen können, das ich wahrscheinlich vorher noch gefickt hätte«. Dann, nach drei oder vier Tagen, ließ der Appetit nach und ihr altes Ich erschien wieder. Mittlerweile steht Mirta vor der Menopause. Ihr Zyklus hat sich total verändert, und sie versucht immer noch herauszufinden, was ihr neues Körpersignal bedeutet.

Im Durchschnitt (aber alle Frauen sind unterschiedlich) sind Frauen vor und während des Eisprungs besonders geil, und viele Frauen berichten auch, dass sie während der Periode richtig nass werden. Als Daumenregel für die weibliche Libido gilt, dass wir der Lust nachgeben, wann immer es möglich ist, solange wir Gelegenheit haben, sieben Tage die Woche sexuelle Geschöpfe zu sein.

Eierstichsuppe

»Aber ich weiß doch gar nicht, wann ich einen Eisprung habe«, sagen Sie, »geschweige denn, was dabei passiert. Ich weiß nur, wann ich meine Periode kriege.«

Was ist der Eisprung? Ovulation ist das Freisetzen eines einzelnen, reifen Eis, das sich in jedem Zyklus im Eierstock entwickelt. Der Prozess des Eisprungs wird durch die Hormone FSH und LH ausgelöst. Ungefähr ein oder zwei Tage vor dem Eisprung steigen die Hormonlevel signifikant an, so dass das Ei aus dem Eierstock ausgestoßen wird. Das Ei wandert dann durch den Eileiter zur Gebärmutter. Wenn es nicht innerhalb von 24 bis 48 Stunden nach der Ovulation befruchtet wird, wird es zusammen mit der Gebärmutterschleimhaut bei der nächsten Periode, etwa 12 bis 16 Tage später, ausgeschieden. Wird es jedoch befruchtet, dann nistet sich das Ei in der Gebärmutterschleimhaut ein und beginnt zu wachsen, woraus eine Schwangerschaft entsteht.

Wann erfolgt der Eisprung? Der Zeitpunkt der Ovulation mitten im Menstruationszyklus wird von der lutealen Phase bestimmt, die für gewöhnlich 12 bis 16 Tage lang ist, im Durchschnitt 14 Tage. Daher kriegen Sie Ihre Periode etwa 14 Tage nach dem Eisprung. Um herauszufinden, wann Sie im letzten Zyklus Ihren Eisprung hatten, ziehen Sie einfach 14 Tage vom ersten Tag Ihrer Periode ab. Wenn zum Beispiel Ihre Periode am 14. Oktober begann, dann hatten Sie den Eisprung wahrscheinlich am 1. Oktober. Um ganz sicherzugehen, rechnen Sie für die Lutealphase noch zwei Tage vorher oder nachher dazu. Mit ziemlicher Sicherheit hat Ihr Eisprung zwischen dem 29. September und dem 3. Oktober stattgefunden.

Jetzt wollen Sie ja bestimmt auch herausfinden, wann Ihr nächster Eisprung stattfindet. Zählen Sie zunächst einmal, wie lang ein typischer Zyklus bei Ihnen ist – 28, 30 oder 35

Tage. Wenn wir von einem 30-tägigen Zyklus ausgehen und der Beginn der Periode am 14. Oktober liegt, heißt das, dass sie um den 12. November herum das nächste Mal Ihre Periode bekommen. Ihr nächster Eisprung wird also zwischen dem 28. Oktober und dem 1. November stattfinden.

Was passiert während des Eisprungs in Ihrem Körper? Etwa eine Woche vor dem Eisprung ist der zervikale Schleim, den Sie mit den Fingern überprüfen können, trüb und zähflüssig. Direkt vor der Ovulation wird er klar und zieht sich wie Eiweiß. Direkt nach dem Eisprung kann die Körpertemperatur leicht, um 0,4 bis 1 °C erhöht sein. Manche Frauen spüren ein Ziehen im Unterbauch, wenn das Ei den Eierstock verlässt. Dieses Gefühl nennt man »Mittelschmerz«, und es kann von wenigen Minuten bis zu einigen Stunden andauern.

Wie lange lebt das Ei nach dem Eisprung? Das Ei kann 12 bis 48 Stunden nach dem Eisprung befruchtet werden, bevor es beginnt sich aufzulösen. Dies ist die fruchtbarste Phase Ihres Zyklus. Wenn Sie Ihre fruchtbaren Tage kennen, können Sie Ihre Chancen verbessern, schwanger zu werden, oder eine unerwünschte Schwangerschaft verhindern.

Wie lange lebt Sperma im Körper? Es gibt unterschiedliche Schätzungen, aber man hat sich darauf geeinigt, dass Sperma nach interner Ejakulation etwa 4 Tage lang im weiblichen Körper überleben kann.

Wie lange sind Sie während Ihres Zyklus fruchtbar? Ihre fruchtbare Periode beginnt etwa 4 bis 5 Tage vor der Ovulation – aufgrund der Lebensdauer von Sperma – und endet etwa 24 bis 48 Stunden danach, aufgrund der Lebensdauer des Eis. Rechnen Sie selber: Es gibt ungefähr 7 fruchtbare Tage im Zyklus einer Frau.[1]

[1] Wenn Sie die Pille oder eine andere hormonelle Verhütung nehmen, haben Sie keinen Eisprung, weil die Hormone es verhindern, dass Ihr Körper überhaupt ein Ei freisetzt.

Ihr Gynäkologe, Ihr Freund

Achten Sie auf Ihre sexuelle Gesundheit

Sie gehen zu Ihrer jährlichen, nicht so angenehmen, aber notwendigen gynäkologischen Vorsorgeuntersuchung und erwarten eigentlich das Gleiche wie immer – kurz die Brust abgetastet, rasch den Finger in den Hintern geschoben, das seltsame Gefühl, wenn das kalte Metall-Spekulum eingeführt wird und Ihr Arzt den Abstrich macht, und *voilà, c'est fini, n'est-ce pas?* Und dann ruft auf einmal eine Woche später Ihr Arzt an: Ihr Abstrich weist abnormes Zellwachstum auf, oder der Ausfluss lag doch nicht an einer simplen Pilzinfektion. Sie haben sich eine sexuell übertragbare Krankheit eingefangen! Was macht man da als sexuell aktives Mädchen?

Wenn Ihr Abstrich nicht normal ist, besteht die Möglichkeit, dass Sie sich mit HPV angesteckt haben, und Sie befürchten schon das Schlimmste: Sie bekommen Warzen, die nie mehr weggehen, und Sie werden *nie wieder Sex haben können,* und bekommen wahrscheinlich auch noch Gebärmutterhalskrebs.

Jetzt mal langsam, so schnell geht es nun auch wieder nicht.

Lust-Tipp: Wenn Sie an einer sexuell übertragbaren Krankheit leiden, rasten Sie nicht aus: Sie sind nicht allein. Das Schlimmste an solchen Krankheiten ist, dass man nicht öffentlich darüber reden kann. Viele von uns fühlen sich stigmatisiert. Sie ignorieren das Problem, versäumen es, sich Hilfe zu suchen, und fühlen sich nicht mehr als sexuelles Wesen. Um sich mit Ihrem Körper wohlzufühlen, müssen Sie auf Ihre sexuelle Gesundheit achten. Gehen Sie regelmäßig zu Ihrem Gynäkologen und lassen Sie sich auf HPV und andere sexuell übertragbare Krankheiten untersuchen. Äußern Sie Ihre Bedenken und Sorgen und stellen Sie Fragen, wenn Ihnen etwas unklar ist.

3

Spielen Sie Solitär

Gestern Abend habe ich zum ersten Mal masturbiert. Ich bin aus verschiedenen Gründen Jungfrau, und ich habe nicht die Absicht, diesen Status zu ändern, bis ich heirate. Aber ein Mädchen braucht auch ein wenig Lust, deshalb habe ich die Dinge selber in die Hand genommen (im wahrsten Sinne des Wortes). Ich begann, indem ich meine Hände über meinen Körper gleiten ließ, über meine Brüste, um meinen Bauchnabel herum und über meine Hüftknochen, bis ich an den Innenseiten der Oberschenkel angelangt war. Ich erforschte meine Klitoris, streichelte sie, kniff hinein, zog daran. Ich strich mit den Händen über meine vaginale Öffnung, zog die Lippen auseinander und steckte meine Finger hinein. All meine Nerven standen in Flammen. Zwischen meinen Beinen spürte ich einen ziehenden, süßen Schmerz – es fühlte sich so gut an! Ich schob zwei Finger in mich hinein und rieb mit der Handfläche über das Köpfchen meiner Klitoris. Ich rieb immer fester, immer schneller, atmete immer schwerer, und der Schweiß brach mir aus. Ich fühlte mich so stark und so verdammt sexy, als ich in meinem ersten Orgasmus erschauerte!

Erin, 21

Oh, oh, oh, oh, oooohhhh – der weibliche Orgasmus. Es mag ja ein Mythos sein, dass es so etwas wie einen schlechten Blowjob nicht gibt, aber wir können mit Sicherheit behaupten, dass es keinen schlechten Orgasmus gibt. Er löst Stress, reinigt Körper und Geist und erfüllt uns mit Lust – ein Orgasmus ist immer angebracht. Er ist von gesundheitlichem Nutzen, befreit uns von Kopfschmerzen und Menstruationsbeschwerden. Er hilft uns beim Einschlafen und löst Spannungen. Wie schon Mae West vor Jahrzehnten sagte: »Ein Orgasmus pro Tag erspart den Arzt.«

Wir haben einen langen Weg zurückgelegt, Baby. Von einer Zeit, in der die Generation unserer Mütter um das Recht zum Orgasmus kämpfen musste, bis zur heutigen Generation, die jeden Tag danach verlangt. Und obwohl wir einen positiven Paradigmenwechsel hinter uns haben, sind wir immer noch nicht so weit, dass der Orgasmus für Frauen zum täglichen Brot gehört.

Selbst bei den Frauen, die auf den CAKE-Report geantwortet haben, haben über 80 Prozent angegeben, beim Geschlechtsverkehr nicht immer zum Orgasmus zu kommen, und 70 Prozent haben bei ihrem Partner Orgasmen vorgetäuscht. Wir haben auch schon von Frauen gehört, die noch nie einen Orgasmus hatten. Wow. Sie wissen doch wohl, dass die Welt zum Stillstand käme und es internationale Kampagnen gegen diesen tragischen Umstand geben würde, wenn auch nur ein Bruchteil aller Männer niemals einen Orgasmus gehabt hätte.

Ja, klar, Männer haben die Zeugung auf ihrer Seite, aber der weibliche Orgasmus erleichtert den Prozess auch. Erhöhte Gleitfähigkeit und Durchblutung bereiten die Vagina darauf vor, den Penis sicher aufzunehmen, und die Kontraktionen während des Orgasmus schieben den Samen durch die Zervix. Vor allem jedoch geht es beim weiblichen Orgasmus um die Lust – und die gefällt uns.

Im Allgemeinen gilt der weibliche Orgasmus als schwieriger

und komplexer zu erreichen als der Orgasmus des Mannes. Frauen kommen vielleicht weniger häufig als Männer, aber es gibt eigentlich keinen anatomischen Grund dafür. Diejenigen, die regelmäßig masturbieren, können oft in weniger als einer Minute zum Höhepunkt kommen, und das mehrmals am Tag. Technisch oder psychologisch gesehen ist daran nichts schwierig.

Solo fliegen

Seien Sie Pilot und Passagier zugleich

> Liebe CAKE,
> ich bin 24 und hatte noch nie einen Orgasmus. Ich betrachte mich selber als sexuelle Person und habe zahlreiche sexuelle Erfahrungen. Es kommt mir einfach nicht fair vor. Sagt mir bitte, was ich falsch mache.
>
> ERICA, 24

Ganz genau, das ist nicht fair! Zu oft wird der weibliche Orgasmus behandelt wie der Zuckerguss auf dem Kuchen, das heißt, wenn er überhaupt eintritt. Und, Erica, Sie machen nichts falsch. Keine Sorge; Sie brauchen Ihr orgasmusloses Schicksal nicht zu akzeptieren. Lernen Sie Ihren Körper durch tägliches Erforschen besser kennen – lernen Sie, solo zu fliegen!

Heutzutage masturbieren immer mehr Frauen, weil wir dadurch unseren Körper besser kennenlernen, entdecken können, was wir wollen, und das auch unseren Partnern vermitteln können – ein kollektives Lustprinzip sozusagen. Masturbation ist der erste Schritt in unserer persönlichen sexuellen Evolution, und sie verbessert unser sexuelles Selbstwertgefühl. Der Stil, die Hilfsmittel, Zeit, Ort und Fantasien variieren von einer Frau zur anderen, aber hinter jeder Masturbation steckt Selbstliebe.

Ich war den Sommer über vom College zu Hause, hing mit alten Highschool-Freunden ab, spielte Trinkspiele und Wahrheit oder Pflicht. Einmal wurde ich gefragt, ob ich schon jemals einen Orgasmus gehabt hätte. Im Zimmer war es ganz still, als ich den Kopf senkte und leise »nein« stammelte. Eine Freundin fragte: »Hat dir denn noch nie jemand was vom verstellbaren Brausekopf erzählt?« Als ich am nächsten Tag vom Strand nach Hause kam, setzte ich mich in die Badewanne und spielte mit den verschiedenen Einstellungen am Duschkopf herum. Ich begann damit, mir den Sand von den Beinen zu spülen und stellte die Wassertemperatur so ein, dass sie gerade richtig war. Zuerst streichelte ich mit dem Wasser über die Innenseiten meiner Schenkel, dann richtete ich den Strahl auf meine Vagina. Ich war ganz nervös, weil ich schon merkte, dass etwas Erstaunliches passierte. Das Gefühl war erst klein, aber dann wuchs es, und ich hatte fast zu viel Angst, um weiterzumachen, weil ich fürchtete, dass meine Eltern, die nebenan fernsahen, hereinkommen und sehen würden, was ich tat. Als es vorbei war, merkte ich plötzlich, wie warm und salzig sich meine Haut anfühlte. Ich war geschockt, wie leicht und schnell es ging, da ich gehört hatte, dass es bei Frauen viel schwerer ist und viel länger dauert als bei Männern. Eine Stimme in meinem Kopf sagte mir, dass es falsch war, aber ich wurde geradezu süchtig nach dem Gefühl.

Julia, 25

Leider wird »ein Gang durch das Tal der Liebe« von vielen noch als moralisch verwerflich angesehen. Irgendwann ist irgendjemand mal auf die Idee gekommen, es sei böse, sich selber zu berühren, ob das nun von unseren Eltern, unseren Freundinnen oder diesen glatten Tamponröhrchen kam, die unsere Finger davon abhalten, in unseren Körper einzudringen. Masturbation findet jedenfalls auch bei Erwachsenen nur hinter verschlossenen Türen statt.

Nach Thomas Laqueurs Buch *Solitary Sex: A Cultural History of Masturbation* ist Masturbation mit Scham besetzt. Interpretationen der Geschichte von Onan, der vom Blitz erschlagen wurde, nachdem er seinen Samen auf den Boden vergossen hat statt in die Frau seines toten Bruders, stellten die Masturbation als Sünde dar. Ein Schreiberling verkaufte diese Geschichte in einem Pamphlet, das um 1700 neben Anzeigen für Produkte wie »Stärkungstinktur« und »Fruchtbarkeitspulver« als Allheilmittel kursierte. Dadurch wurde die Selbstliebe jedoch noch stärker, und alle möglichen Anti-Masturbationsvorrichtungen wurden entwickelt; Männer konnten Rüstungen, Käfige, Bandagen und Ringe kaufen, um ihre Hände davon abzuhalten zu wandern.

Meistens standen Männer im Mittelpunkt der Kritik, was jedoch zugleich auch das Bedürfnis der Männer legitimierte, sich einen herunterzuholen. Männliche Selbstbefriedigung war ein unwiderstehliches Bedürfnis, das kontrolliert werden musste, aber es war zugleich auch etwas ganz Normales bei Männern, aus körperlichen Gründen unvermeidlich. Weibliche Masturbation zog wesentlich weniger Aufmerksamkeit auf sich. Unglücklicherweise hielt Sigmund Freud Masturbation für einen unreifen Akt, den jeder durchmachen musste, um ein unabhängiger, würdiger Erwachsener zu werden. Damit bezog er sich ebenfalls auf Frauen. Er bezeichnete die Masturbation als »antithetisch zum Prozess der Zivilisation, vor allem für Frauen.«

Zum Glück stellten Sexualforscher wie Alfred Kinsey (in den 40er Jahren) und Masters und Johnson (in den 50ern und 60ern) die private Realität der Masturbation als positiv und gesund dar. Nach unseren Untersuchungsergebnissen befriedigen sich heute Frauen regelmäßig, manche täglich und mit nicht zu leugnender Begeisterung. 97 Prozent der Frauen, die auf die CAKE-Umfrage antworteten, masturbieren regelmäßig, im Durchschnitt 3 bis 5 Mal pro Woche (manche bis zu 10 Mal am Tag!). Bezeichnenderweise erleben 95 Prozent dieser Frauen beim Geschlechtsverkehr mit einem Partner einen Orgasmus. Wenn man weiß, was einen erregt und was nicht, erhöht das die Wahrscheinlichkeit, mit einem Partner zum Orgasmus zu kommen. Wenn Sie nicht einmal selber wissen, wie es geht, wie soll dann Ihr Partner die Aufgabe erfüllen?

Carrie (32) hatte ihr erstes Masturbationserlebnis um die zwanzig, als sie begann, mit anderen Frauen darüber zu reden und sich Pornos, schmutzige Websites und Sexratgeber zu Gemüte führte. Ein paar Jahre später flogen wirklich die Funken, als sie sich auf einer Spielzeugparty bei einer Freundin einen »Rabbit Pearl«-Vibrator bestellte.

Für Susan (24) war Masturbation zuerst ein mechanisches Ritual. Sie begann schon sehr früh damit und stimulierte ihre Klitoris jeden Abend auf die gleiche Art und Weise. Als sie älter wurde, stellte sie fest, dass sie auch ohne Creme auskam, indem sie sich an Fahrradsätteln rieb. Heute verfügt sie über ein ganzes Repertoire von Techniken, die zu ihren wechselnden Bedürfnissen passen.

Lust-Tipp: Verspüren Sie nicht so viel Lust, wie Ihnen lieb wäre? Regen Sie sich nicht auf, bleiben Sie gelassen! Nehmen Sie die Sache selber in die Hand und lassen Sie sie in Ihre Unterhose gleiten, zum ersten, zum zweiten oder heute sogar schon zum dritten Mal.

Törnen Sie sich selber an

Sie sitzen an Ihrem Schreibtisch und blicken zu Ihrem halbwegs attraktiven Nachbarn herüber. Unwillkürlich beginnen Ihre Gedanken zu wandern, und ehe Sie wissen, was los ist, sind Sie in der Toilette, umklammern den Türgriff und kommen in Ihrem Freitagsoutfit. Bewusst Erregung zu erzeugen, erfordert raffinierte gedankliche Manöver – auch als sexuelle Fantasien bekannt.

Ob es nun weit hergeholte Abenteuer oder wahre Begebenheiten sind, unsere Fantasien bestehen im Grunde aus Gedanken, Wörtern und Bildern, die wir heiß und erregend finden. Diese sexuellen Gedanken sind ganz unterschiedlich, pervers und kreativ und stammen aus realen Erfahrungen oder Tabu-Szenarien, die wir in der Realität nie ausprobieren möchten, die uns in Gedanken jedoch anmachen. Man kann immer neue Techniken lernen oder neue Spielzeuge kaufen, aber ohne mentale Stimulation ist keine Masturbationsmethode vollständig.

»Welche Themen sind normal und geeignet?«, fragen Sie vielleicht. *Alle!* Wenn niemand zuhört, brauchen wir uns nicht zu zensieren. Alles, was uns in den Sinn kommt, ist geeignet. Niemand kann unsere Gedanken lesen. Wir können selber entscheiden, ob wir sie mit jemandem teilen wollen oder nicht, aber letztendlich geben sie uns die Nahrung, die wir brauchen.

Top-10-Liste der Klassiker, die Sie zur Stimulation von Geist und Schritt lesen können

1. Nancy Friday, *Die sexuellen Fantasien der Frauen*
2. Pauline Réage, *Die Geschichte der O.*
3. Henry Miller, *Wendekreis des Steinbocks*
4. Mary Anne Mohanraj, *Aqua Erotica*
5. Anaïs Nin, *Delta der Venus*
6. Georges Bataille, *Die Geschichte des Auges*
7. Toni Bentley, *Ich ergebe mich. Ein erotisches Geständnis*
8. Melissa P., *Mit geschlossenen Augen*
9. *The Best American Erotica,* hrsg. von Susie Bright
10. Madonna, *Sex*

Die beliebtesten weiblichen Masturbationsfantasien

Dreispurig fahren: Dreier in allen möglichen Geschlechtskombinationen

Girls, Girls, Girls: Hetero-Mädchen, die es mit anderen Mädchen treiben

Anonyme Begegnungen: Mit einem Fremden schlafen oder einen One-Night-Stand haben

Dominanz und Unterwerfung: Beherrschen und beherrscht werden

Exhibitionismus und Voyeurismus: Sehen und gesehen werden

Standorte tauschen: Geschlechtswechsel und/oder Rollenspiele

Fantasia: Sexy Märchenszenen

Lust-Tipp: Wir wissen, dass Sie etwas im Sinn haben, das Sie schrecklich gern aller Welt mitteilen würden. Schreiben Sie uns Ihre Fantasien und Geschichten unter www.cakenyc.com. Brauchen Sie Inspiration? Dann schauen Sie sich die erotischen Geschichten an, die im ganzen Buch verstreut sind.

Werden Sie deutlich

Fantasien können uns jederzeit in einen Erregungszustand versetzen. Lisa (31) findet es viel schöner, sich zu berühren, wenn Körper und Geist gleichermaßen stimuliert sind. Als sie zum ersten Mal Erotika las, während sie masturbierte, merkte sie, dass dadurch ihre Masturbationstechnik wesentlich verbessert wurde. Sie stellte sich zwei Männer vor, von denen einer mit ihr redete und ihr in allen Einzelheiten erzählte, wie es war, sie mit dem anderen Mann zu beobachten. »Ich lutsche seinen Schwanz, und er redet mit dem anderen Typ und fragt ihn, wie sich meine Muschi anfühlt und ob er gleich kommt. Schließlich nimmt derjenige, der geredet hat, die Dinge in die Hand, und ich bin alleine mit ihm. Er sagt mir, wie gern er mich ficken würde, er hört erst auf zu reden, als er in mich eindringt.« Es sind die Wörter, die plastischen Details, die sie erregen.

Spielen Sie eine Handlung

Leigh Ann (23) hat zwei Hauptfantasien, die sie alleine oder in Kombination mit einer dritten abrufen kann. In der ersten hat ihr Freund auf eine perfekte und sanfte Weise Oralverkehr mit ihr. Er neckt sie mit der Zunge, bis sie glaubt, es nicht mehr ertragen zu können, dann schiebt er seine Zunge in sie hinein, und sie kommt auf der Stelle. In der zweiten Fantasie tanzt sie mit einer hübschen fremden Frau in einer Disco, kniet vor ihr nieder und küsst ihr Schenkel und Schritt. Schließlich hält das Mädchen es nicht mehr aus, sinkt ebenfalls zu Boden, und sie küssen sich und reiben ihre Brüste aneinander, bis das Mädchen Leigh Ann ganz zu Boden drückt und beginnt, ihre Möse zu lecken, während sie selber sich auf Leigh Anns Gesicht reibt. Und die dritte Fantasie? Na klar, dazu gehören natürlich ihr Freund und das Mädchen.

Spulen Sie zurück, und spielen Sie es noch einmal ab

Ereignisreichen, erfüllenden Sex stellt Nina (31) sich vor, während sie masturbiert. Sie liegt flach auf dem Rücken, mit gespreizten Beinen und geschlossenen Augen und reibt über ihre Klitoris und ihre Brüste. Dabei gehen ihr erregende Bilder ihres Sexlebens durch den Kopf. Sie erinnert sich an ihre Erregung, als sie zum ersten Mal mit zwei bisexuellen Männern zusammen war und beobachtete, wie sie sich gegenseitig küssten und streichelten. Als schließlich beide ihre Muschi leckten und sie anschließend küssten, erlebte sie einen unglaublichen Orgasmus. Bei der Masturbation kommt sie zum Höhepunkt, wenn sie sich vorstellt, wie sie auf allen vieren von einem Mann genommen wird, der wiederum von dem anderen gefickt wird. Wenn der Sex so gut ist, sollte man sich immer wieder daran erinnern!

Bearbeiten und zeichnen Sie auf

Wir können auch eine Situation nehmen und sie in Gedanken verbessern. Eines Abends war Kathryn (24) in einer Bar, und ihr wurde ziemlich heiß, während sie mit einem Fremden tanzte. Auf einmal standen sie in der Toilette, und sie blies ihm einen. Sie erinnerte sich nicht gern an die Erfahrung, deshalb beschloss sie, so etwas nicht wieder zu tun. Aber trotzdem beflügelt der Vorfall ihre Fantasie. Wenn sie zum Höhepunkt kommt, auch beim Sex mit ihrem Freund, stellt sie sich immer vor, jemandem einen zu blasen. Deshalb hat sie auch gerne seinen Finger im Mund, wenn sie kommt. Bei der Szene in der Bar erhöht sie die Spannung noch, indem sie sich vorstellt, dass auch andere Männer auf der Toilette sind und sie von hinten genommen wird, während sie einem Mann einen bläst.

Beobachten Sie es aus umgekehrter Perspektive

Jocelyn (29) wuchs unter feministischen Frauen auf und empfand Masturbation nie als falsch. Es verwirrte sie jedoch, dass ihre Fantasien sich hauptsächlich um Aggression oder Gewalt drehten. Sie mag es im Bett, wenn man sie an den Haaren zieht, kratzt, beißt, kneift oder fesselt, wenn sie masturbiert, geht sie sogar noch weiter. In einem Szenario stellt sie sich vor, wie sie in einem leeren Klassenzimmer vom Lehrer und einem Schüler vergewaltigt wird, bevor der Unterricht beginnt. Sie nimmt an, dass sie diese Unterwerfungsfantasien als Ausgleich braucht, weil sie im Alltag stark und aggressiv ist. Wie jede echte Fantasie wird sie dadurch in eine Lage versetzt, die sie in der Realität nie erleben möchte.

Lola (31) fantasiert ständig darüber, einmal ein Mann zu sein und Sex zu haben. Sie ist fasziniert vom »Anderssein« der Männer, sie hat sich schon immer gefragt, wie es wohl sein mag, einen Schwanz zu haben, das Gewicht der Eier zu spüren, zu spüren, wie er steif wird. Es reicht schon, wenn sie sich vorstellt, sie hätte den Körper eines Mannes und deine Frau bläst ihr einen. Wenn sie dann ein Mann streichelt oder auch penetriert, dann

Draußen in der Stadt

Ausgefallene Orte, um die Pussy zu streicheln

Während Fantasien zwar an unsere Gedanken gebunden sind, so sind sie doch nicht begrenzt auf unsere Schlafzimmer. Wie oft können wir es nicht abwarten, in die Intimität unserer Wohnung zurückzukehren, um so schnell wie möglich aus unserer Hose zu kommen. Dabei wäre es vielleicht sogar das Risiko wert, erwischt zu werden … so *hot*! Hier sind ein paar Orte, Szenarios und verrückte Situationen, in denen wir es uns selbst machen.

- Im Klassenzimmer, unter dem Pult, während einer Physikstunde
- Unter der Decke im Flugzeug
- Auf dem Rücksitz eines Taxis
- Im Konferenzraum, unter dem Schreibtisch, auf der Toilette … im Büro
- Draußen in der freien Natur
- Vor einem dreiteiligen Spiegel in der Umkleide eines Kaufhauses
- Im Wartezimer beim Arzt
- In der ersten Reihe eines Kinos

bekommt sie einen Orgasmus. Eine große Rolle spielt dabei sicher, eher der »Ficker« als die »Gefickte« sein zu wollen.

Drücken Sie auf den Auslöser

Ihr Körper ist warm, Ihre Möse ist nass, Sie sind erregt. Es ist an der Zeit, auf Ihren Auslöser zu drücken. Mentale Auslöser sind die Gedanken und Bilder, mit deren Hilfe Sie die letzte Hürde überwinden. Um einen Auslöser zu identifizieren, nehmen Sie eine Fantasie und isolieren den heißesten Moment. Rufen Sie genau diese Szene dann vor dem Orgasmus immer wieder auf.

Daphne (30) stellt sich zum Beispiel vor, wie die Zunge eines Mannes aussieht, wenn sie über ihre Klitoris fährt. Manchmal stellt sie sich auch vor, dass jemand ins Zimmer schleicht, um sie zu beobachten, dann ist ihr Auslöser seine Erregung bei dem, was er sieht. Lisas (31) Auslöser beginnt mit einem Mann, der ihre Möse leckt. Sie stellt sich vor, dass sie ihm sagt, sie käme nicht in seinen Mund, und dann passiert es doch. Sie zögert den Prozess heraus und genießt jede einzelne Phase, indem sie es sich immer wieder vorstellt, bis sie schließlich explodiert.

Lust-Tipp: Fantasien entstehen natürlich und schnell, Sie müssen sie nur als solche auch erkennen. Wenn Sie zum ersten Mal bewusst fantasieren wollen, denken Sie an Ihre letzte lustvolle Sexerfahrung und durchleben Sie sie im Geiste noch einmal. Wenn die Realität nicht ausreicht, denken Sie sich Dinge aus, die Sie in der Realität vielleicht gar nicht unbedingt erleben möchten. Sind Sie schon erfahren im Umgang mit Fantasien, schreiben Sie sie auf, damit Sie sich später davon inspirieren lassen können. Keine Geduld für eine Handlung? Dann wählen Sie einfach einen Moment, ein Objekt oder eine Person, und lassen Sie das Bild immer wieder im Kopf abspielen.

Die uralte Legende

Vagina versus Klitoris

Anfang 1900, Sigmund Freud: Der vaginale Orgasmus ist reif, der klitorale Orgasmus ist unreif.

1950er und 1960er Jahre, Alfred Kinsey, Masters und Johnson: An der Klitoris spielt sich alles ab!

1966, Mary Jane Sherfey: Das klitorale System besteht aus Schwellkörpern, männliche und weibliche Genitalien sind homolog.

1970, Anne Koedt: Der vaginale Orgasmus ist ein Mythos! Das Problem liegt nicht in unserer Unfähigkeit, den Orgasmus auf die Vagina zu übertragen, sondern an den konventionellen Sexstellungen und Praktiken, die sich auf die männliche Lust konzentrieren und die Klitoris nicht einbeziehen.

1981, Federation of Feminist Women's Health Centers: Wir verfügen über ausgedehnte Ansammlungen von erektilem Gewebe, zu dem auch das Gewebe um die Harnröhre und das Perineum gehören.

1982, Alice Ladas, Beverly Whipple und John Perry: Es gibt einen sensitiven »Punkt« hinter dem Schambein. Wir nennen ihn mal G-Punkt, nach einem Dr. G., der ihn schon in den 1950er Jahren entdeckt hat!

1987, Josephine Lowndes Sevely: Nicht ein »Punkt« ist für die Reaktion verantwortlich, sondern die weibliche Ejakulation wird von den Prostata-Drüsen ausgelöst.

1999, Dr. Milan Zaviacic: Frauen haben eine Prostata, die Flüssigkeit produziert!

2000, Rebecca Chalker: Die Klitoris besteht aus 18 Teilen!

2003, Fanny Fatale (alias Deb Sundahl): Der G-Punkt ist die weibliche Prostata!

Heute, Betty Dodson: Teilt die Welt doch nicht in Klitoris-Mädchen und G-Punkt-Mädchen auf. Wir sind alle eine Combo. Lust regiert die Welt! CAKE findet das auch.

Die Jagd nach Lust

Erforschen Sie Ihren Körper

Endlich haben Sie Ruhe und Frieden; Sie sind allein zu Hause und haben ein bisschen Zeit für sich. Sie baden oder duschen und legen sich dann bei entspannender Musik aufs Bett. Um in Stimmung zu kommen, streicheln Sie mit beiden Händen über Ihren Körper, und während Sie Ihre Lieblingsfantasie heraufbeschwören, breitet sich Wärme in Ihrem Körper aus.

Ihre Finger gleiten tiefer, und Sie erforschen Ihre empfindlichsten Bereiche, um festzustellen, wie viel Druck Sie brauchen und welche Bewegungen heute am besten für Sie sind. Da Sie erst kürzlich etwas über den G-Punkt gelesen haben, konzentrieren Sie sich dieses Mal nicht von Anfang an auf die Klitoris, sondern massieren sich erst einmal innen. Einen Finger schieben Sie hinein, mit dem anderen reiben Sie Ihre Schamlippen, und Sie kommen heftig und schnell. Nun, wie war das? Sie haben eine neue Technik gefunden.

Selbsterforschung ist notwendig, da viele Informationen über die weibliche Anatomie widersprüchlich und verwirrend sind. Manche Publikationen zeigen die Klitoris als kleinen, isolierten Knoten vorne am Körper und ignorieren das innenliegende erektile Gewebe völlig. Andere Bücher reden Frauen ein, sie müssten einen »vaginalen« Orgasmus nur durch innere Stimulation bekommen. Diese Verwirrung rührt zum Teil von einer uralten Debatte darüber, ob nun die Vagina oder die Klitoris letztendlich für den Orgasmus der Frau verantwortlich seien. Wie absurd!

Mit den Jahren haben wir gelernt, dass Frauen über ein ausgedehntes, interaktives Sexualsystem verfügen – ein Lustsystem, wenn Sie so wollen. Jetzt müssen wir nur noch wissen, wie dieses System funktioniert und welche unterschiedlichen Arten von Stimulation es gibt, weil es nicht nur eine einzige sichere Methode gibt, um eine Frau zum Orgasmus zu bringen, sondern eine ganze Kiste voller Tricks, aus denen Sie je nach Tag und Laune und Mondphase auswählen können, um Solitär zu spielen.

Das Lustsystem

Das weibliche Lustsystem besteht aus erektilem Gewebe, Nerven, Muskeln und Drüsen, die mit unserer sexuellen Reaktion zusammenhängen. Wenn wir erregt sind, füllt es sich mit Blut, schwillt an und wird hart. Sie bekommen zwar vielleicht einen Orgasmus, indem Sie nur einen Bereich des Systems berühren, aber alle anderen Bereiche tragen ebenso zu Ihrer Lust bei.

Männliche und weibliche Genitalien sind analog strukturiert. Alle Menschen beginnen mit dem gleichen embryonalen Gewebe, das sich nach 7 oder 8 Wochen im Mutterleib zu männlichen oder weiblichen Genitalien entwickelt. Bei Frauen bilden sich aus einem Teil dieses Gewebes die äußeren Schamlippen, während bei Männern daraus das Skrotum wird. Den

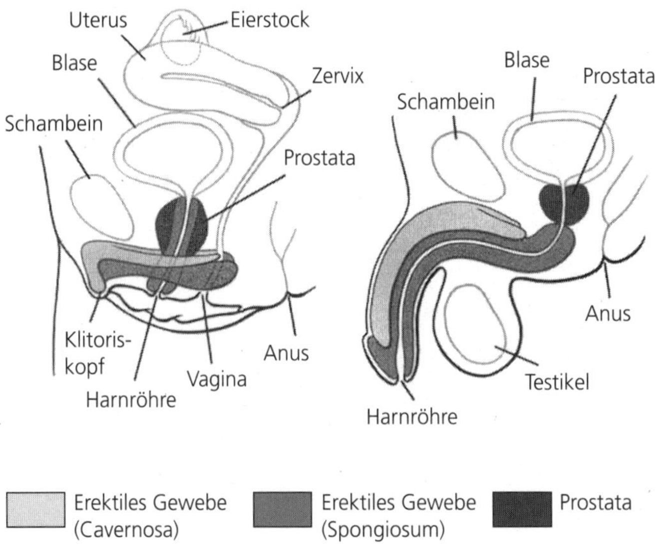

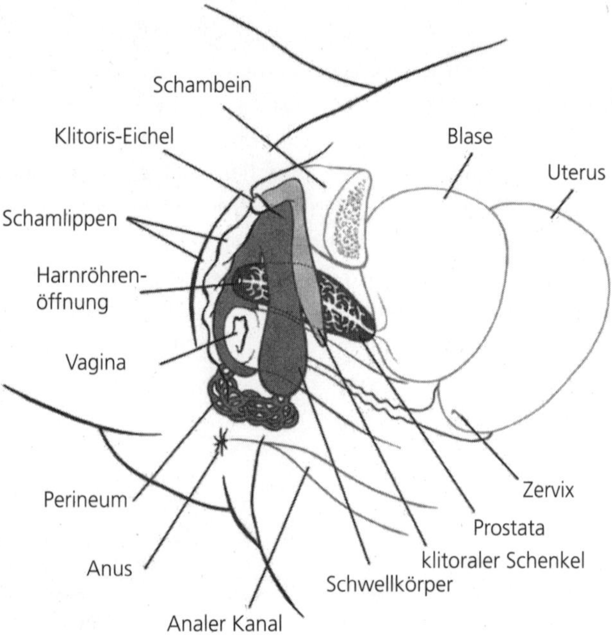

Öffnen Sie Ihr Schatzkästchen

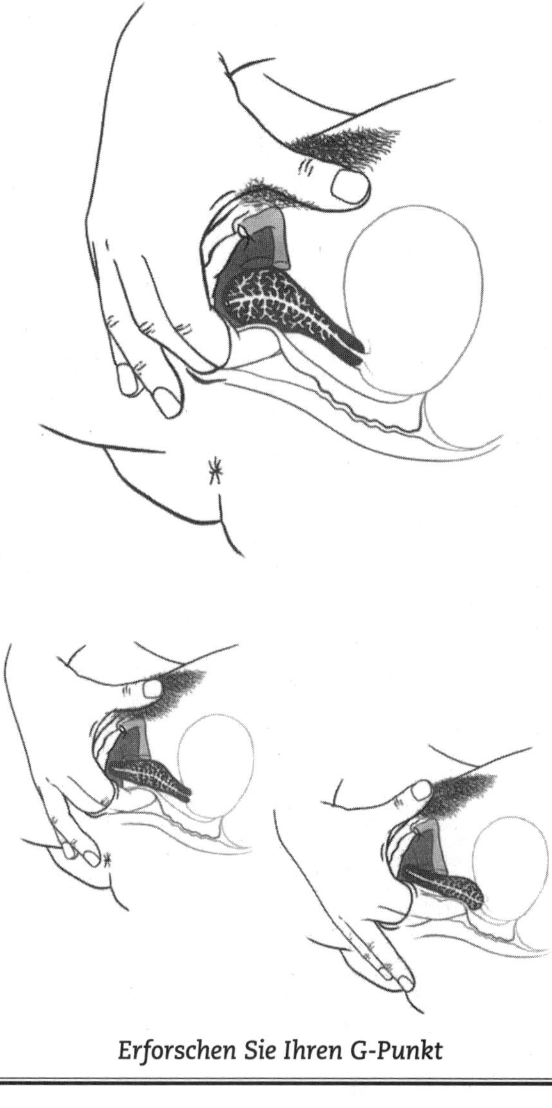

Erforschen Sie Ihren G-Punkt

inneren Schamlippen bei den Frauen entspricht der Schaft des Penis bei Männern. Klitorale Körper, Harnleiter und Prostata haben beide Geschlechter.

Die Klitoris

Im Bereich der äußeren Klitoris gibt es mehr Nervenenden als in jedem anderen Teil des männlichen oder weiblichen Körpers. Der sichtbare Teil der Klitoris ist die Eichel, der Kopf eines größeren Schwellkörpers. Hinter der Eichel ist ein Schaft, der sich etwa zwei Zentimeter weit nach innen erstreckt und sich dort in zwei Schenkel teilt, die wie eine Wünschelrute geformt zum Sitzbein verlaufen. Unter diesen Schenkeln liegen zwei Schwellkörper, die die vaginale Öffnung umgeben.

Der G-Punkt (die Prostata der Frau)

Alle Frauen haben erektiles Gewebe um die Harnröhre herum, die parallel zur oberen Vaginawand verläuft. Es kann sich gut anfühlen, wenn man dieses Gewebe durch die Vaginawand streichelt. In diesem Gewebe befinden sich Drüsen, die Flüssigkeit produzieren, die durch die Harnröhre ausgeleitet wird. Per definitionem bezeichnen wir dieses Netzwerk von Kanälen, Drüsen und Gewebe als weibliche Prostata und die Flüssigkeit als Ejakulat der Frau.

Wie viele Drüsen und Kanäle in diesen Schwellkörpern sind, ist von Frau zu Frau unterschiedlich. Ihr G-Punkt befindet sich in dem Bereich des erektilen Gewebes, dessen Stimulation Sie als besonders lustvoll empfinden. Im Allgemeinen haben Frauen die meisten Drüsen nahe an der Harnröhrenöffnung, aber bei manchen konzentrieren sie sich auch auf den hinteren Bereich nahe der Zervix, während bei anderen wiederum die Verteilung eher gleichmäßig ist. Sie können selber herausfinden, wo Ihr erektiles Gewebe am empfindlichsten ist.

Das Perineum

Das erektile Gewebe zwischen der unteren Vaginalwand und dem Anus heißt Perineum. Auch die Wände des Analkanals bestehen aus erektilem Gewebe und Nervenenden, wodurch manche Frauen bei analer Stimulation Lust empfinden.

Tipps, Tricks und Techniken

Rund um die Uhr

Manche Frauen berühren die außen liegende Klitoris gerne direkt, während andere lieber die Haube reiben, weil sie so empfindlich ist. Handbewegung und Tempo sind zwei wichtige Komponenten, um zum Orgasmus zu kommen – probieren Sie einfach aus, was für Sie am besten ist.

Suchen Sie sich einen Teil der äußeren Klitoris, der besonders empfindlich ist – linke Seite, rechte Seite, oben oder unten – und drücken Sie darauf, während sie kreisförmig darum herum reiben. Achten Sie darauf, dass Ihre Finger feucht sind, entweder von Ihren natürlichen Säften oder einem Gleitmittel. Verändern Sie die Geschwindigkeit, um herauszufinden, ob Sie es lieber langsamer oder schneller haben. Halten Sie zwischendurch immer wieder inne. Wiederholen Sie die immer gleichen Bewegungen bis zum Orgasmus. Geben Sie nicht auf, auch wenn Sie einen Krampf in der Hand bekommen!

Es gibt verschiedene Methoden, um die Klitoris zu reiben, am besten findet jede Frau ihre Lieblingsmethode selber heraus. Rachel (23) ist sogar der Meinung, dass sich ihr Orgasmus unterscheidet, je nachdem, welche Seite ihrer Klitoris sie stimuliert. Wenn sie sich auf die rechte Seite konzentriert, ist der Orgasmus schnell und lustvoll. Auf der linken Seite dauert es länger, aber einmal war er so intensiv, dass ihr sogar die Tränen kamen!

Kisha (30) verwendet eine Basistechnik, bei der ihre Finger über ihre Klitoris streichen und gelegentlich in die Vagina eindringen. Mit kreisförmigen Bewegungen verteilt sie ihre Säfte und legt Pausen ein, wenn sie kurz vor dem Orgasmus steht, um die Intensität zu erhöhen. Gelegentlich kneift sie sich auch in die Nippel, um den Druck auf ihren Körper zu verstärken. Sie nimmt abwechselnd die linke oder rechte Hand und schmeckt sich, was sie unglaublich erregt. Sie spannt ihren Körper an, wenn sie kommt, und löst dann die Spannung langsam. Manchmal schläft sie unter den letzten lustvollen Zuckungen ein.

Mit der Hand

Fassen Sie die Haut über der Haube der Klitoris und schieben Sie sie zwischen den Fingern hin und her, um den harten, zylindrischen Schaft zu spüren. Sie werden merken, dass er größer und härter wird, wenn er sich mit Blut füllt. Ihre gesamte Klitoris und Ihre äußeren Schamlippen schwellen an, und Sie können die Schwellkörper durch die Haut spüren.

Versuchen Sie, den gesamten Bereich mit Daumen und Fingern zu massieren, als würden Sie den Schaft eines Penis reiben.

Sharmila (28) liegt gerne auf dem Bauch, ein Kissen zwischen den Beinen. Sie reibt ihre äußere Klitoris direkt mit dem Zeigefinger, wobei sie zwischen leichtem Streicheln und festem Drücken abwechselt. Dann legt sie die Hand hinter das Kissen und drückt den Stoff fest auf den gesamten Bereich, wodurch großer Druck auf die Klitoris ausgeübt wird. Sie reibt sich an dem Kissen, das sie mit der Hand zwischen die Beine drückt.

Das berüchtigte Komm-her-Winken

Um die innere Stimulation zu erforschen, nehmen Sie einen Finger und legen ihn oben auf den Eingang der Vagina. Schieben Sie ihn nicht direkt hinein, sondern lassen Sie ihn am Gewebe der oberen Vaginalwand entlanggleiten, bis Sie nicht mehr weiterkommen. Krümmen Sie die Finger zum Bauchnabel, als ob Sie ihn von innen reiben wollten. Bewegen Sie Ihre Finger so, als wollten Sie sagen, »Komm her«. Das stimuliert das erektile Gewebe, das die Harnröhre umgibt – auch als G-Punkt oder Prostata bekannt.

So wie Sie den Penis durch die Hose leichter ertasten können, wenn er steif ist, ist auch die weibliche Prostata leichter zu finden, wenn sie erregt ist. Dann schwillt das Gewebe an und drückt teilweise auf die obere Wand des Vaginalkanals. Wenn Sie überhaupt nicht erregt sind, spüren Sie vielleicht in diesem Bereich nicht besonders viel, weil Ihr Gewebe noch nicht genug angeschwollen ist. Stimulieren Sie in einem solchen Fall zuerst die äußere Klitoris noch ein wenig, bevor Sie sich der Vaginalwand wieder zuwenden. Verwenden Sie alle nötigen Hilfsmittel, um hart zu werden, damit Sie den Unterschied spüren und merken, wie das Gewebe anschwillt.

Wenn Sie erregt sind, berühren Sie auch Ihre Harnröhrenöffnung. Dieser außen liegende Bereich kann äußerst empfindlich sein, und es kann sich gut anfühlen, wenn Sie mit dem Finger darüberfahren, vor allem, wenn sie ausgehend von der Klitoris über die Harnröhrenöffnung bis zur Vagina und wieder zurück streicheln. Schieben Sie Ihren Finger wieder in den Vaginalkanal, und drehen Sie ihn, um zu spüren, wie sich die Struktur der oberen Wand von den ansonsten glatten Wänden unterscheidet. Es fällt auf, wie zerklüftet die Wand über der Prostata ist. Manchmal spüren Sie die Rillen bis kurz vor der Vaginalöffnung, aber manchmal konzentrieren sie sich auch im hinteren Bereich unter dem Bauchnabel. Versuchen Sie einmal, Ihren Finger um das Schambein zu haken. In diesem Bereich finden Sie unter Umständen ebenfalls Rillen.

Die genaue Lage Ihrer Drüsen und Kanäle wirkt sich auf die Techniken aus, die Sie anwenden. Bei manchen Frauen funktioniert die Stimulation der Prostata am besten, wenn sie den

Finger um das Schambein haken. Andere, deren Drüsen näher an der Öffnung der Harnröhre liegen, stimulieren ihre Prostata gerne von außen mit einem großen Vibrator, wie zum Beispiel dem Zauberstab von Hitachi, wobei gleichzeitig auch die Klitoris mit erregt wird.

Sie können diesen Schwellkörper mit den Muskeln in Ihrer Vagina auch kontrollieren und bewegen. Ziehen Sie Ihre Vaginalmuskeln zusammen, als wollten Sie etwas einsaugen, und achten Sie darauf, wie die Wände Ihren Finger umschließen. Jetzt ziehen Sie den Finger heraus, nehmen sich einen Spiegel und ziehen Ihre Schamlippen auseinander, damit Sie ihre Vaginalöffnung sehen können. Wenn Sie die Muskeln nach außen drücken, als wollten Sie unbedingt pinkeln, können Sie den Schwellkörper der Prostata sehen, wie er sich vorschiebt.

Mit der Handfläche

Wenn ein paar Finger innen mit der Prostata beschäftigt sind, können Sie mit der Handfläche die Klitoris von außen massieren. Während Sie die Finger hinein und heraus schieben, bewegen Sie die ganze Hand im gleichen Rhythmus.

Barbara (21) konzentriert sich zuerst auf ihre Vagina. Sie lässt ihre Finger hinein und heraus gleiten, an der vorderen Wand entlang, und reibt mit der Handfläche fest über ihre Klitoris. Wenn sie zum Orgasmus gekommen ist, streichelt sie ihre Klitoris weiter. Mit ihrem Zeigefinger fährt sie immer schneller darüber, packt mit der anderen Hand einen Nippel und kommt noch einmal zu einem heftigen Orgasmus.

Beidhändig

Elizabeth (23) benutzt beide Hände: eine, um den Druck auf ihrer empfindlichen Prostata gleichmäßig zu halten, und die andere, um ihre Vulva zu massieren. Den Mittelfinger der linken Hand hält sie innen, und mit der gesamten rechten Hand beschreibt sie weite Kreise um ihre Klitoris. Gelegentlich massiert sie ihre ganze Vulva, während sie den Finger noch fester gegen ihre Prostata drückt. Wenn sie kurz vor dem Höhepunkt steht, reibt sie mit einer Hand über die Eichel ihrer Klitoris und mit der anderen über den Bereich ihrer Prostata.

Hinter den Kulissen

Wenn Sie einen Finger einführen und ihn in Richtung Hintern drücken, statt zu ihrem Bauchnabel hinauf, spüren Sie einen weiteren sensitiven Gewebebereich. Feuchten Sie Ihren Finger mit Ihren eigenen Säften oder mit einem Gleitmittel an, und schieben Sie ihn in den Anus. Sie können das auch in der Badewanne ausprobieren. Massieren Sie sanft ihre anale Öffnung, und versuchen Sie, den Finger hineinzuschieben. Kombinieren Sie anale Stimulation mit anderen Techniken zur Lusterhöhung.

Die beste Stellung

Am besten liegt man beim Masturbieren auf dem Rücken, aber möglicherweise liegen Sie lieber auf dem Bauch oder auf der Seite. Jennifer (28) liegt für gewöhnlich auf dem Rücken, die Beine gespreizt, und streichelt G-Punkt und Klitoris mit der gleichen Geschwindigkeit, aber kürzlich hat sie einen neuen Trick entdeckt. Wenn sie auf der Seite liegt, kann sie sich so bewegen, als ob sie ihre Hand fickt. Dabei sind ihre Beine geschlossen, so dass auch die übrige Vulva stimuliert wird. Wenn sie kommt, lässt sie die Finger drinnen, um die Kontraktionen in der Vagina zu spüren.

Versuchen Sie es auch einmal in kniender Haltung, oder stehen Sie auf und beugen sich vor, als wenn Sie es in der Hundestellung täten. Kneifen Sie die Hinterbacken zusammen und stoßen Sie mit den Hüften gegen Ihre Hand.

Rub-a-dub-dub

Unweigerlich kommt der Zeitpunkt, an dem jedes Mädchen feststellt, was ein schönes, warmes Bad noch so mit sich bringt: den Orgasmus im Wasser. Wenn es schnell gehen soll, ist Ihre Badewanne der beste Ort, um Ihre Maschine anzuheizen! Es gibt drei grundlegende Optionen, je nachdem, wie Ihr Badezimmer ausgestattet ist: den Wasserhahn an der Badewanne, den beweglichen Duschkopf oder den Whirlpool.

Der Hahn an der Badewanne: Die Badewanne ist ein wahrer Zufluchtsort für die weibliche Masturbation – warm, feucht, sanft und liebkosend. Beginnen Sie mit einem schönen, warmen Bad, und warten Sie, bis Sie sich völlig entspannt fühlen. Dann schlingen Sie Ihre Beine um den Wasserhahn und lassen das Wasser über Ihren Schritt fließen. Sie müssen vielleicht ein bisschen herumprobieren, aber das Ergebnis ist die Mühe wert. Machen Sie sich keine Gedanken darüber, dass Sie albern wirken, eigentlich sieht es sogar ziemlich sexy aus. Experimentieren Sie mit der Temperatur und dem Wasserdruck, um herauszufinden, was sich für Sie am besten anfühlt. Bewegen Sie Ihren Körper hin und her, damit Sie spüren, welchem Teil Ihrer Vulva der Wasserstrahl am besten gefällt. Wenn Sie einen Punkt gefunden haben, der sich gut anfühlt, lassen Sie das Wasser über diesen Bereich fließen. Es wird Ihnen vorkommen wie eine warme, nasse Zunge, die beständig über Ihre Vulva leckt. Vielleicht lesen Sie dabei auch ein paar erotische Geschichten.

Der bewegliche Duschkopf: Der unschuldig aussehende Brausekopf ist ein Mega-Masturbationsgerät, das nur darauf wartet, richtig eingesetzt zu werden. Es ist leichter, das Wasser zu Ihnen zu bringen, als Sie zum Wasser. Beim Duschkopf kann man auch verschiedene Strahlstärken einstellen, was Ihnen endlose Möglichkeiten zum Experimentieren bietet.

Der Whirlpool: Jede Beschreibung von Orgasmen, die durch Wasser hervorgerufen werden, wäre unvollständig, wenn wir nicht auch den beliebten Jacuzzi erwähnen würden! Springen Sie hinein, drücken Sie sich an die Wand – direkt an die Düse – und lassen Sie das Wasser wirken. Ehrlich, der Whirlpool ist der absolute Sieger als Masturbationsort für Frauen. Wir garantieren einen Orgasmus in dreißig Sekunden, oder Sie bekommen Ihr Geld zurück!

Wir haben alle die gleiche Grundausstattung, aber letztendlich erleben und verstehen wir unseren Körper individuell. Sie sind Ihre eigene Expertin. Vielleicht muss eine andere Frau gerade vom Geheimnis Ihres Körpers hören, um ihre eigenen Geheimnisse zu entschlüsseln. Was für Sie funktioniert, Schätzchen, können Sie als reines Gold betrachten.

> *Lust-Tipp:* Masturbationstechniken können alle Bereiche Ihres Körpers betreffen. Kneifen Sie sich in die Nippel, streicheln Sie Ihre Schenkel, reiben Sie sich den Hintern – nichts ist tabu. Wenn wir solo fliegen, können wir so laut oder so leise, so wild oder so ruhig, so verkrampft oder entspannt sein, wie wir wollen. Machen Sie Krach und schockieren Sie Ihre Nachbarn, die denken werden, Sie hätten einen wilden Mann im Schrank versteckt, der Ihnen Lust verschafft.

Das große O

Genießen Sie das Ergebnis

Über eins sind wir uns alle im Klaren: Ein Orgasmus ist mit nichts zu verwechseln. Es ist eine explosive Erlösung, die selbst alte Hasen immer wieder dadurch überrascht, wie gut sie sich anfühlt. Aus technischer Sicht ist das große O in Orgasmus eigentlich die körperliche Entladung sexueller Spannung, die sich aufgebaut hat. Der Orgasmus ist eine der lustvollsten, wundervollsten und wichtigsten Erfahrungen, die eine Frau machen kann.

Wenn Sie Tempo und Intensität Ihrer eigenen Masturbationstechnik erhöht haben und bereit sind, auf Ihren mentalen Auslöserknopf zu drücken, kann man den Prozess noch mit einigen physischen Auslösern beschleunigen. Unterschiedliche Kombinationen von Muskelspannung und Atmung führen zu unterschiedlichen Ergebnissen und beeinflussen, wie sich ein Orgasmus anfühlt. Viele Frauen sagen, dass Anspannung Ihnen hilft zu kommen. Wenn Sie darauf achten, wie Sie Ihren Orgasmus erreichen und was Sie dabei empfinden, dann können Sie ihn unterschiedlich gestalten.

Denken Sie daran, einen Orgasmus zu haben, ist keine passive Körperfunktion. Sie haben die Kontrolle darüber, wann und wie Sie kommen. Sie können Ihren gesamten Körper anspannen, bis Sie kommen, oder Sie können versuchen, den Höhepunkt völlig entspannt zu erreichen. Passen Sie auf, was passiert, wenn Sie kurz vor dem Orgasmus den Atem anhalten, oder wenn Sie tief und ruhig weiteratmen.

Viele, nicht westliche Philosophien über den Körper zeigen Wege auf, wie man durch die Atmung die sexuelle Energie vor dem und während des Orgasmus fließen lassen kann. Eine tantrische Atemübung hat Anne (26) geholfen, Ihren ersten Orgasmus zu erleben. Wenn sie sich auf ihre Hände konzentriert, kann sie nicht kommen. Am besten reagiert ihr Körper, wenn sie alle Aufmerksamkeit darauf richtet, die Lust über ihre Atmung durch den gesamten Körper zu lenken – so ist sie im Gleichklang mit dem, was ihr Körper braucht.

Jennifer (23) schreit und stöhnt für gewöhnlich, wenn sie kommt, aber kürzlich hat sie etwas Neues entdeckt. Wenn sie genau in dem Moment, in dem der Orgasmus beginnt, tief Luft holt, hat sie das Gefühl, ein Stromschlag würde durch ihren

Körper fahren. Der Orgasmus fährt von ihrer Vagina wie ein Blitz direkt in ihren Kopf.

Kurz bevor Sie kommen, kann nichts mehr Sie aufhalten; wenn in diesem Moment Ihre Zimmergenossin hereinkäme und Sie sähe – *c'est la vie*. Eine Explosion geht durch Sie hindurch, Ihre Zunge wird taub, und Sie sehen Sterne.

Es gibt eine heftige Kontraktion und dann rhythmisches Pochen, hauptsächlich in Ihrer Klitoris, Ihrer Vagina und Ihrem Uterus. Ungefähr zehn Sekunden lang ziehen sich sämtliche Vaginal-, Anal- und Unterbauchmuskeln etwa 5 bis 12 Mal zusammen. Ihre Nippel richten sich auf, und es fällt Ihnen schwer, die Augen aufzuhalten. O ja, es fühlt sich echt irre, exquisit, bemerkenswert an – Wellen der Lust rollen durch Ihren Körper.

Von Ihrer Klitoris aus dehnt sich Wärme auf Ihren gesamten Körper aus. Wenn sie Ihre Wangen erreicht, haben Sie das Gefühl, Ihr Körper würde vom Bett abheben und in kleine rosa Wolken hineinschweben. Wenn Ihr Orgasmus langsam nachlässt, sinken Sie nach und nach wieder auf das Bett zurück und erwachen aus Ihrer Trance.

> *Lust-Tipp:* Haben Sie Ihr Gesicht beim Orgasmus schon mal gesehen? Betrachten Sie sich im Spiegel, während Sie kommen. Kneifen Sie alles zusammen, lächeln Sie, runzeln Sie die Stirn, oder malen sich Schock oder Entzücken auf Ihren Zügen? Sie glauben, Sie wissen, wie furchtbar Sie aussehen? Ach, tatsächlich? Versuchen Sie mal, die ganze Zeit über die Augen offen zu halten. Wir garantieren Ihnen, Sie werden überrascht sein, wie cool Sie aussehen.

4

Vibration ist alles

Nach vielen Stunden aufwendiger und angenehmer Produktprüfung bin ich zu dem Schluss gekommen, dass der Hitachi-Zauberstab den Preis »bester Vibrator« gewinnt. Er wird wegen seiner Geschwindigkeit und seiner Intensität geliebt, aber der Zauberstab sagt zugleich auch: »Ich schäme mich meiner Sexualität nicht, deshalb habe ich mir einen großen, alten Vibrator zugelegt, der in die Steckdose gesteckt werden muss und nicht versteckt werden will!« Mir gefällt es, wie heftig mein Vibrator vibrieren kann. Wenn ich bloß daran denke, laufen mir Schauer über den Rücken.

SARAH, 23

Vibratoren wirken Wunder und lassen uns kommen. Wir benutzen einen Vibrator, um zum ersten Mal zum Orgasmus zu kommen, um am Ende eines langen, anstrengenden Tages zum Orgasmus zu kommen und um mit einem Partner zum Orgasmus zu kommen. Ein Vibrator ist ein gesunder, unerlässlicher Bestandteil im Alltagsleben vieler Frauen, so einfach und notwendig wie eine Zahnbürste.

Am deutlichsten wurde in *Sex and the City* auf den berüchtigten Rabbit verwiesen. In der ersten Staffel stellte Miranda

Charlotte ihre Geheimwaffe vor, den Rabbit (in der deutschen Folge »Rammler« genannt – Anm. d. Übers.), einen zweiköpfigen Multispeed-Vibrator mit Hasenohren für externe und rotierenden Perlen für innere Stimulation. Nach der Sendung setzten sich unzählige Frauen sofort an ihre Computer, und schon bald lag der Rabbit auf zahlreichen Nachttischen.

Immer mehr Frauensexshops wurden in den 1970ern, in den Fußstapfen von Dell Williams, der Gründerin von Eve's Garden, und Joani Blank, der Gründerin von Good Vibrations, eröffnet, die Frauen eine ganz neue Einkaufserfahrung boten. Babeland in New York City und Seattle und von Frauen geführte Online-Shops (wie CAKE) geben Frauen nun Gelegenheit, ohne Scham die besten Vibratoren zu kaufen.

Obwohl unsere Gesellschaft den Vibrator allmählich akzeptiert, wird es noch lange dauern, bevor jede Frau zugibt, einen zu besitzen. Obwohl gesunde, glückliche Frauen und Paare sie ständig benutzen, gelten sie in der Öffentlichkeit immer noch als perverses Spielzeug.

Es entstehen zwar immer mehr Frauensexshops, aber Vibratoren werden hauptsächlich über die Pornoindustrie vermarktet und an Männer verkauft. Die sexy Frauen auf den Packungen der meisten Vibratoren sollen Männer überzeugen, dass es gut für sie ist, wenn sie einen Vibrator in ihrem Sexleben verwenden. (Was ja auch stimmt!) In manchen amerikanischen Bundesstaaten steht der Verkauf von Vibratoren immer noch unter Strafe, und Frauen, die Sexspielzeug verkauft haben, sind schon ins Gefängnis gekommen.

In der heutigen Kultur spielt der Vibrator anscheinend eine widersprüchliche Rolle – einerseits ist er ein Werkzeug für die sexuelle Lust der Frau, andererseits wird er von der Pornoindustrie für Männer vermarktet. Der kleine Summer ist zum Symbol für beides geworden: Mit einem Vibrator können Frauen ihre eigene Sexualität kontrollieren, er zeigt aber zugleich auch, wie weibliche Lust manipuliert wird.

Vom Allheilmittel zum Accessoire

1860: In ihrem Buch *The Technology of Orgasm* erklärt Rachel Maines, dass Vibratoren zwar immer dazu dienten, Frauen zum Orgasmus zu bringen, seine Wurzeln aber ursprünglich in der medizinischen Industrie lagen. George Taylor patentierte dampfbetriebene vibrierende Geräte für Ärzte, die Frauen wegen »Hysterie« behandelten. Angst, Reizbarkeit, sexuelle Fantasien und exzessive Vaginalflüssigkeit waren typische Symptome. Und das Heilmittel für »Hysterie«? Das war natürlich die Genitalmassage! Das Ergebnis dieser Massage wurde allerdings nicht als Orgasmus, sondern als hysterischer Paroxysmus bezeichnet, weil der Begriff »Orgasmus« nur mit der Penetration verbunden war. Als weitere mögliche Heilmittel für diese Frauenkrankheit galten ein Ausflug auf dem Fahrradsattel oder dem Pferderücken oder ein Aufenthalt in einem Spa, wo mit Wasser gearbeitet wurde. Hysterisch! Wo ist nur die gute alte Zeit geblieben?

1880: Joseph Mortimer Granville, ein britischer Arzt, verbesserte Taylors Erfindung und patentierte den elektromechanischen Vibrator. Dieses effiziente und praktische Modell ermöglichte es Ärzten, mehr Patienten pro Stunde abzufertigen und so ihren Profit zu erhöhen. Da Vibratoren die Klitoris und nicht die Vagina stimulierten, wurde der Vorgang als rein medizinisch angesehen. Die Einführung des Spekulums als gynäkologisches Instrument wurde kontroverser diskutiert als die Genitalmassage.

Anfang 1900: Schon bald begannen Händler, Vibratoren als Produkt anzubieten, das jede Frau zu Hause verwenden konnte. Der Einsatz war nicht mehr auf Arztpraxen beschränkt, und in Frauenzeitschriften wurde mit Werbeslogans wie diesen dafür geworben: »Die Lust der Jugend wird in Ihnen pochen!« und »Sehr nützlich und vielseitig im Haus einsetzbar!«

1920er: Nicht so schnell! Da in immer mehr pornographischen Filmen Frauen dargestellt wurden, die Vibratoren zur sexuellen Stimulation benutzten, konnten die Hersteller die fromme Fiktion, es handle sich um unschuldige »Massagestäbe«, nicht mehr aufrechterhalten. Die Anzeigen verschwanden wieder aus den Zeitschriften und Katalogen, und auch die Ärzte konnten den Vibrator in der medizinischen Praxis nicht mehr einsetzen.
1970er: Feministinnen erklärten den Vibrator zum wichtigsten weiblichen Lustinstrument. Betty Dodson brachte in Workshops Frauen bei, wie sie mit einem Vibrator masturbieren können. Zusammen mit Dell Williams, die Vibratoren zusammen mit Bettys Broschüre *Liberating Masturbation* verkaufte, bevor sie 1975 Eve's Garden, den ersten Sexshop für Frauen eröffnete, belebte sie das Mail-Order-Geschäft neu. 1977 veröffentlichte Joani Blank *Good Vibrations: The Complete Guide to Vibrators* und eröffnete einen gleichnamigen Laden, den ersten Sexladen, in dem es nur Sexspielzeuge für Frauen gab. Noch heute ist er erfolgreich.
Heutzutage: In den letzten 30 Jahren haben Frauen wie Betty, Dell und Joani den Vibrator wieder den Frauen in die Hand gegeben, weil sie nicht eingesehen haben, dass er in unzugänglichen Männerläden hinten im Regal versteckt sein sollte. Nach einer langen, komplizierten Geschichte kommt dem Vibrator nun endlich die Bedeutung zu, die er verdient hat.

Drücken Sie aufs Knöpfchen

Gewöhnen Sie sich an den Gebrauch eines Vibrators

Liebe CAKE,

ich habe keinen Vibrator, obwohl ich weiß, dass ich einen haben sollte, und auch mit Worten das Recht jedes Mädchens, einen zu besitzen, unterstütze. Warum ich selber keinen habe? Es fällt mir nicht so leicht, an einen ranzukommen. Ich möchte zwar gerne einen, habe aber bisher noch nicht die Energie aufgebracht, mit ein paar Freundinnen zur moralischen Unterstützung in einen Sexshop zu marschieren und mir einen auszusuchen. Vermutlich habe ich das Stigma verinnerlicht, das die Lust von Frauen immer noch umgibt. Es frustriert mich, wie die Gesellschaft Frauen damit alleinlässt. Lange Zeit fand ich noch nicht einmal meine sexuellen Erfahrungen besonders angenehm. Ich habe sie zwar nicht gehasst, aber manchmal kamen sie mir vor wie eine Pflicht. Wenn ich mit meinen Partnern zusammen war, habe ich mir immer gewünscht, dass der Sex so schnell wie möglich vorbei war – ich habe gedacht: »Seufz … ich mache es eben mit, bis er kommt.« Erst seit Kurzem ist mir klar, dass viel mehr daran ist. Vielleicht fasse ich ja demnächst mal Mut, kaufe mir einen Vibrator und nehme die Dinge endlich selber in die Hand.

Rachel, 21

Kann nicht jemand diesem Mädchen einen Vibrator schicken, um Gottes willen? Liebe Rachel, wenn Sie das lesen, geben Sie uns Ihre Adresse, dann schicken *wir* Ihnen einen! Ihr Vibrator ist immer für Sie da, und er hört nicht auf, bis Sie gekommen sind. Die Vibration und das Summen nehmen den Druck von Ihnen und richten ihn auf die Klitoris, wo er hingehört.

Manche Vibratoren sind nur für äußere Anwendung und Konzentration auf die Klitoris bestimmt; andere kann man einführen, so dass sie den G-Punkt stimulieren, dann gibt es auch Vibratoren für innere und äußere Massage. Sogar anale Stimulation ist möglich.

> Als mein erster richtiger Freund (ich war 21) mich fragte, wie er mich zum Orgasmus bringen könnte, sagte ich: »Ich weiß nicht.« Er meinte: »Masturbierst du denn nicht?« Verlegen und fast angewidert antwortete ich: »Nein!« Da beschloss er auf der Stelle, dass wir einen Vibrator kaufen sollten. Er kaufte mir einen Silver Bullet. In Nullkommanichts hatte ich mich daran gewöhnt und war absolut glücklich damit.
>
> JENNIFER, 32

Wenn Sie einen Vibrator benutzen, heißt das nicht, dass Sie etwas zusätzlich brauchen. Für den Geschlechtsakt in seiner grundlegendsten Form braucht man noch nicht einmal ein Bett, geschweige denn einen Vibrator, aber das heißt ja noch lange nicht, dass wir es deshalb im Wald treiben müssen, oder? Vibratoren sind nicht natürlich, aber das sind elektrische Massagestühle, Laufbänder oder Swimmingpools auch nicht. Bei allen anderen Aspekten unseres Lebens beschränken wir ja unser Vergnügen auch nicht auf das, womit die Natur uns versorgt, warum sollte es also beim Sex anders sein? Nur mit einem Partner, ohne jedes Zusatzgerät Sex zu haben, kann eine großartige Erfahrung sein, aber eine kuschelige Solo-Sitzung mit Ihrem Vibrator ebenfalls.

Als CAKE an der Princeton University einen Vortrag vor Mitgliedern der Organization of Women Leaders hielt, fragte eine Studentin: »Kann man nach Vibratoren süchtig werden?«

Keine Angst. Der Vibrator ist ein Werkzeug, keine Droge. Natürlich können Sie sich daran *gewöhnen,* ihn zu benutzen, aber das ist doch gut! Ein Vibrator gewöhnt unter Umständen Ihren Körper an eine bestimmte Art von Stimulation, aber er beschädigt nicht Ihr Gewebe oder Ihre Nerven. Einen Vibrator zu benutzen, »betäubt« sie auch nicht – es ist eine Legende, dass ein Vibrator die Klitoris desensibilisiert. Körperlich danach süchtig werden kann man nicht, und wenn man behauptet, Vibratoren würden Ihnen schaden, könnte man genauso gut sagen, Elektrorasierer wären schlecht für die Haut.

Wenn Sie mit einem Vibrator schnell und leicht zum Orgasmus kommen, sind Sie vielleicht mit den Fingern nicht mehr so geübt. Aber mit den Fingern zu masturbieren, ist wie Fahrrad fahren – man verlernt es nicht. Sie müssen einfach nur Ihren Körper und Ihren Geist wieder darauf einstellen. In diesem Fall schicken Sie Ihren Vibrator in die Ferien und machen sich wieder mit den Händen an die Arbeit, bis sich die Finger an alles erinnern.

> *Lust-Tipp:* Im Taxi auf dem Weg zum Flughafen kramen Sie in Ihrer Murakami-Louis-Vuitton-Handtasche (Sie wissen schon, die mit den japanischen Schriftzeichen drauf, die Sie für schätzungsweise 9 Millionen gekauft haben) und suchen hektisch nach … danach. Schlüssel, ja. Handy, ja. Portemonnaie, ja. Puderdose, ja. BlackBerry, ja. Lippenstift, ja … ja, ja, ja, ja … »Habe ich ihn etwa zu Hause gelassen? Hat ihn jemand genommen? Uh! Wo zum Teufel ist mein Vibrator?« Jetzt müssen Sie an der nächsten Drogerie halten, um sich eine elektrische Zahnbürste zu kaufen, damit Sie die Reise überstehen. Der Vibrator: Accessoire und Notwendigkeit. Gehen Sie nie ohne ihn aus dem Haus!

Vibratoren

Es gibt keinen Vibrator, der für jeden perfekt ist. Aber wir können Ihnen ein wenig helfen, sich durch das Sortiment zu wühlen. Es gibt eine Menge qualitativ hochwertiger Vibratoren auf dem Markt; Sie müssen nur wissen, wonach Sie suchen. Wir haben die besten einmal aufgelistet, damit Sie nie wieder ohne »den besten Freund eines Mädchens« sein müssen.

Das Vibrator-Ei: Der sollte zu Ihrer Grundausstattung gehören; er besteht aus einem kleinen vibrierenden Ei, ungefähr so groß wie Ihr Daumen. Der kleine Mechanismus in dem Ei ist über einen langen Draht mit einem batteriebetriebenen Steuergerät verbunden, über das die Vibration eingeschaltet wird, und voilà, das Ei beginnt zu summen. Der metallische Silver Bullet ist einer der einfachsten Vibratoren auf dem Markt, und vor allem so preiswert, dass Sie sich jederzeit einen neuen leisten können, wenn er nach mehrmonatigem Gebrauch kaputtgehen sollte. Sie verwenden ihn am besten außen an der Klitoris.
Nicole (22) benutzt den Silver Bullet seit fünf Jahren, weil sie seine feste Vibration auf ihrer Klitoris schätzt. Das kalte Metall und die Eiform machen ihn auch zum Einführen geeignet. Sie liebt ihn jedenfalls so sehr, dass sie schon das zehnte Gerät hat!

Der Erdbeerkuss: Wie das Vibrator-Ei, aber besser. Der vibrierende Hauptbestandteil ist nur wenig größer als eine Erdbeere – eher so groß wie eine Pflaume – und ebenfalls mit einem batteriebetriebenen Steuergerät verbunden. Im Innern ist die Erdbeere mit kleinen Kugeln gefüllt, die zusätzlich noch stimulierend wirken. Er besteht aus weichem Plastik mit Ausbuchtungen wie eine Beere. Die Spitze eig-

net sich gut für ein Spiel mit der Vagina, was vor allem bei Frauen funktioniert, deren Prostatagewebe an der Öffnung der Vagina empfindlich ist. Der Erdbeerkuss passt hervorragend zu einer Flasche Champagner!
Der qualitativ hochwertige Vibrator wird in Japan hergestellt und in einer pinkfarbenen Verpackung verschickt. Beim Öffnen fällt Ihnen bestimmt Ihr fünfter Geburtstag wieder ein, weil das Gerät leicht nach Gummi riecht wie eine neue Barbie-Puppe! Der Motor ist nur ganz schwach zu hören, wie ein Deckenventilator. Mit dem Geschwindigkeitsregler können Sie den Erdbeerkuss für sich perfekt einstellen.

The Pocket Rocket: Ein kompakter Vibrator für die Handtasche mit drei abgerundeten Metallnoppen auf der Spitze, der überall für Entspannung sorgt. Er ist zwar nur 10 Zentimeter lang, kommt aber ganz groß raus! Die vibrierende Spitze ist tatsächlich nur für externe Klitorisstimulation gemacht, aber wir haben bisher noch keine Klagen gehört. Er eignet sich vor allem toll als kleine Entspannung zwischendurch.
Alice (28) findet es schön, dass der Pocket Rocket so klein, wendig und leise ist. Sie kann auf dem Bauch liegen, ihn an ihre Klitoris drücken und dabei darüber fantasieren, wie sie von hinten genommen wird.

Der Hitachi-Zauberstab: Die Mutter aller Vibratoren ist etwa 30 Zentimeter lang, mit einem Kopf in der Größe eines Tennisballs. Der Hitachi wird Ihr Leben verändern. Er ist groß, stark und summt laut. Er vibriert kräftig und zuverlässig und massiert dabei nicht nur die Klitoris, sondern die gesamte äußere Vulva. Man kann mit dem Zauberstab zwar den gesamten Körper entspannen, aber Hitachi gibt nicht gerne zu, dass die gewaltigen Verkaufszahlen andere Gründe haben als Rückenmassagen.
Wenn Ihnen der Hitachi gefällt, aber seine Vibrationen zu

stark für Sie sind, können Sie, wie Masturbationsguru Betty Dodson empfiehlt, ein Laken zwischen sich und den Vibrator legen, oder den Zauberstab über der Unterwäsche benutzen. Wenn Sie den Hitachi in der traditionell liegenden Position benutzen, neigen sie ihn in einen 45°-Winkel, um sein Lustpotential voll auszuschöpfen. Versuchen Sie einmal, auf dem Bauch zu liegen, den Hitachi fest zwischen die Beine gedrückt, und reiben Sie sich an seinem vibrierenden Kopf! Oder probieren Sie ihn im Stehen aus, den Kopf direkt auf die gesamte Vulva gedrückt: Kneifen Sie die Pobacken zusammen und reiten Sie los! Sie können den Zauberstab mit viel Druck auf nur einen Punkt richten oder ihn rhythmisch hin und her bewegen.

The Rabbit: Der Rabbit-Pearl-Vibrator stammt aus Japan und hat mittlerweile Kultstatus erreicht. In der Mitte eines sich drehenden Schafts befinden sich rotierende Perlen und unten sitzt ein Häschen, das mit den Ohren wackelt. Der Rabbit ist deshalb so erfolgreich, weil er Sie innen und außen mit einer Vielzahl von Bewegungen stimuliert. Endlich müssen Sie sich nicht mehr entscheiden, ob Sie drinnen oder draußen spielen wollen – Sie können beides haben. Mit einem Wort: Intensiv!
Warum gerade ein Häschen, fragen Sie jetzt vielleicht? In Japan ist es streng verboten, Objekte herzustellen, die wie Genitalien geformt sind. Zum Glück entdeckten die japanischen Designer ein Schlupfloch und verwendeten Tierfiguren. So entstand das Häschen, ganz legal und liebenswert. Und die Ohren sind ein wesentlicher Grund dafür, dass der Rabbit so beliebt geworden ist! Carrie (25) stellt zuerst die niedrigste Stufe ein und steigert die Vibration langsam immer weiter, je näher sie dem Höhepunkt kommt. Nach ihrem ersten Orgasmus gönnt sie sich eine kurze Pause und massiert mit den Ohren direkt ihre Klitoris.

Setzen Sie Ihren Vibrator ein

Jetzt haben Sie also den Vibrator Ihrer Wahl, und es ist an der Zeit, ihn einzusetzen. Bewahren Sie Ihr Spielzeug in der Nähe des Bettes auf, damit Sie es hervorholen können, wann immer Ihnen danach ist. Was Sie von Ihrem ungezogenen Jungen wollen, kann von Mal zu Mal unterschiedlich sein. Innenschenkelmassage mit Stimulation der Klitoris am Morgen, interne Vibration am Abend – mischen Sie einfach die Techniken.

Alexandra (30) wärmt sich gerne mit den Händen auf, bevor sie den Vibrator benutzt. Mit dem Mittelfinger reibt sie über die Klitoris, aber wenn sie schön feucht ist, führt sie einen Vibrator, so dünn wie ein kleiner Finger, in die Vagina ein und schiebt ihn unterschiedlich schnell heraus und hinein, während sie ihren Finger weiter um die Klitoris kreisen lässt. Diese Technik kann schnell zum Orgasmus führen, versuchen Sie aber, die Lust langsam aufzubauen, indem Sie gleichmäßig atmen und Ihre Vaginalmuskeln entspannen.

Es gibt viele Arten, Ihr Gerät zu benutzen. Erweitern Sie Ihren Horizont. Benutzen Sie Ihren Vibrator am ganzen Körper – an all Ihren persönlichen erogenen Zonen! Versuchen Sie, ihn über die Nippel zu führen, oder drücken Sie ihn außen an Ihren Anus. Zur weiteren Erforschung können Sie Strap-Ons, Stöpsel und Perlen ausprobieren. Unsere Garderobe besteht ja schließlich auch nicht nur aus ausgelatschten Turnschuhen, oder?

Die vier Kriterien der Lust

Druck: Versuchen Sie die gesamte Bandbreite, von leicht und neckend bis hin zu hart und direkt.

Anwendung: Konzentrieren Sie sich auf die äußere Klitoris, auf den innen liegenden G-Punkt, oder reiben Sie Ihren gesamten Körper.

Ein Vibrator wie der Rabbit verfügt sowohl über einen Dildo, um die Vagina zu stimulieren, als auch über eine Vibrationsvorrichtung, mit der Sie zugleich die Klitoris stimulieren können. Drücken Sie Ihre Vaginalmuskeln fest zusammen, damit er nicht herausrutschen kann. So haben Sie die Hände frei, um andere Körperteile zu berühren, wie zum Beispiel Ihre Nippel. Zögern Sie den Orgasmus hinaus, so werden Sie am Schluss mit einer intensiveren Klimax belohnt – eine Trophäe für die harte Arbeit.

Stellung: Versuchen Sie es mit gespreizten oder mit geschlossenen Beinen; stehend oder kniend.

Überfülle: Da die weibliche Anatomie in vielen Bereichen stimuliert werden kann, versuchen Sie einmal, mehr als nur einen Vibrator zu benutzen. Verwenden Sie einen externen Vibrator und einen Dildo: Lassen Sie die Hüften kreisen, und umklammern Sie mit Ihren inneren Muskeln den Dildo. Sie werden feststellen, dass die Kombination von Summen außen und innerem Druck eine intensive Hitze in Ihrer Klitoris hervorruft.

> Ich komme am liebsten zum Orgasmus, indem ich meine Klitoris errege. Ich beginne damit, indem ich erotische Geschichten über Männer und Frauen lese, die zusammen masturbieren. Wenn ich dann erregt bin, nehme ich meinen Hitachi-Zauberstab und lege seine Spitze auf meine Klitoris. Schon das erste Summen bringt mich an den Rand des Orgasmus, und ich werde richtig geil. Ich lese noch mehr Geschichten – manche sind ganz kurz – und beim Lesen schalte ich den Vibrator ab, lege ihn beiseite und schiebe mir meinen Dildo in die Muschi. Ich spiele ein paar Minuten lang mit meiner Muschi, lasse den Dildo dann darin stecken und schalte den Vibrator wieder ein. Jetzt lese ich nicht mehr, sondern lasse meinen Ge-

danken freien Lauf, wobei ich mir alle möglichen erotischen Szenarien ausdenke, wie zum Beispiel, dass ich mit einer Frau zusammen bin oder dass mehrere Männer vor mir masturbieren und alle auf einmal auf meine Brüste abspritzen. Wenn ich dann merke, dass ich kurz vor dem Höhepunkt stehe, schalte ich den Vibrator auf höchste Stufe und lehne mich auf meinem Ledersessel zurück.

NICOLE, 28

So wie das Laufband im Studio nur ein Teil unseres Trainings ist, so ist auch der Vibrator nur eine Komponente unseres sexuellen Fitnessprogramms. Wirklich in Höchstform sind wir, wenn wir unseren Vibrator mit allem kombinieren, was wir über unseren Körper und unsere Fantasien wissen.

Wer jemals gesagt hat, dass der Hund der beste Freund des Mannes und Diamanten die besten Freunde eines Mädchens seien, hat sich gewaltig geirrt – der Vibrator ist wirklich loyal und wird für Männer wie für Frauen immer wertvoller. Reden Sie ruhig von Ihrem Rabbit, lassen Sie Ihren Pocket Rocket offen auf dem Tisch liegen, dekorieren Sie Ihren Zauberstab in Ihrem Schlafzimmer, und führen Sie Freunden und Partnern Ihre neuen Accessoires vor.

Lust-Tipp: Bewahren Sie alle Ihre Vibratoren in einer hübschen kleinen – oder großen – Schachtel auf, die so nahe an Ihrem Bett steht, dass Sie sie leicht erreichen können. Nehmen Sie sich jetzt ein wenig Zeit, damit die Party anfangen kann: Legen Sie dieses Buch beiseite, ergreifen Sie Ihr Lieblingsspielzeug, und lernen Sie es besser kennen.

Der CAKE-Vibrator

Der perfekte Vibrator muss erst noch geschaffen werden, aber woraus er besteht, ist kein Geheimnis.

Stil: Wo bleibt die Mode, wenn es um Sex geht? Die meisten Vibratoren werden immer noch entworfen und verpackt wie billiger Krimskrams oder Scherzartikel. Der CAKE-Vibrator wäre so designed, dass Sie sich damit sexy und schick fühlen. Sie würden ihn zu einer Verabredung mitnehmen, um ihn dem Partner bei Licht zu zeigen.

Qualität: Den ganzen Tag über haben Sie sehnsüchtig darauf gewartet, endlich nach Hause zu kommen und sich entspannen zu können. Sie reißen sich die Kleider vom Leib, sinken aufs Bett und greifen nach Ihrem Vibrator. Augen geschlossen, Fantasie abrufbereit, Sie schalten ihn an – und zu Ihrem Entsetzen passiert nichts. Das war es dann, er ist kaputt, und dabei ist er erst drei Monate alt. Wenn es sich um Ihren Toaster handeln würde, würden Sie ihn zurückschicken und auf einem Ersatzgerät bestehen, aber die Unternehmen, in denen Sexspielzeug hergestellt wird, geben leider keine Garantie. Ein paar Schmuckstücke sind für die Ewigkeit gebaut, aber die meisten Vibratoren gehen schnell kaputt. Als sexuelle Konsumenten haben wir Besseres verdient! Wie wäre es also mit einer Garantieleistung auf Vibratoren?

Wendigkeit: Auf Wiedersehen, Steuergeräte und Verbindungskabel. Unser Baby würde schnurlos funktionieren, wie unsere anderen Elektrogeräte auch. Keine unbeholfenen Orgasmen mehr! Der CAKE-Vibrator würde in Ihre Handfläche passen, wäre aber so kraftvoll wie ein Hitachi. Er wäre unauffällig, quasi eine Verlängerung Ihrer Hand, fast lautlos und geschwungen in der Form für die perfekte äußere oder innere Stimulation.

5

Schreien Sie, wenn Sie wollen!

Nach meinem ersten Orgasmus dachte ich: »Oh ja! Darüber muss ich unbedingt mehr erfahren!« Und in den letzten Jahren habe ich eine Menge gelernt. Das Tollste, was ich in der letzten Zeit herausgefunden habe, war ein Orgasmus ohne Zuhilfenahme der Hände. Ich habe nicht gewusst, dass man sogar am Schreibtisch, vollkommen bekleidet und sogar ohne sich zu berühren, einen Orgasmus haben kann – ich hatte einen!

LILLY, 25

Wenn Sie über eine gute Technik verfügen, sind weibliche Orgasmen kein Wunder. Aber in all ihrer ausdrucksvollen und ja, explosiven Pracht sind sie trotzdem ein toller Anblick. Außerdem dauern sie ungefähr zwei Mal so lang wie der männliche Orgasmus. Wir können alleine zum Höhepunkt kommen, mit einem Partner, mehrmals hintereinander, mit und ohne Ejakulation, im Schlaf und spontan. Dabei sind Stärke, Länge, Tiefe, Intensität, Lautstärke und Gefühle unseres Orgasmus jedes Mal unterschiedlich. Unterschiedliche Spielzeuge, das Können des Partners, Stärke der Fantasie, all das kann dazu beitragen, dass Sie intensivere, bessere Orgasmen bekommen. Aber statt einen besser als den anderen zu bewerten, wollen wir doch lieber die ganze Bandbreite erleben, oder?

Süße Träume

Mitten im Schlaf werden Ihre Träume auf einmal äußerst erotisch, und Ihr neuer Schwarm gießt Ihnen in einem Feld voller Blumen Wasser über Ihr dünnes Hemdchen. Er umfasst zärtlich Ihre Brüste, die sich ihm entgegenrecken, Wärme strahlt von seinen Händen aus, Sie wachen heiß und erregt auf. In der nächsten Nacht überwältigt Sie ein starker, männlicher Mann und nimmt Sie einfach. Der Traum beginnt mit einem kraftvollen Kuss, der Sie zum Beben bringt, und führt zu einem heißen Sexualakt, der Sie laut schreien lässt. Im Traum haben Sie einen so starken Orgasmus, dass Sie mitten in dem himmlischen Gefühl aufwachen. Sie reiben sich ein wenig und schlafen dann erschöpft und befriedigt wieder ein.

Obwohl »feuchte Träume« normalerweise Männern zugeschrieben werden, können auch Frauen nächtliche Orgasmen haben. Und wissen Sie was? Während feuchte Träume bei Jungen den Beginn der Pubertät markieren und kurz danach aufhören, können wir ein Leben lang nächtliche Liebesfeste feiern.

Diese orgasmischen Träume werden häufig durch seltsame Sexszenarien hervorgerufen, die unser Verstand im Wachen nie zulassen würde. Der Fantasiemann ist vielleicht jemand, den Sie niemals als attraktiv bezeichnen würden, oder die Situation ist möglicherweise gar nicht sexuell. Unter Umständen bekommen Sie auch von Dingen einen Orgasmus, die im wachen Zustand für Sie nie in Frage kämen. Oh – wie weit Ihr Geist ohne bewusste Grenzen schweifen kann!

Lust-Tipp: Zwar gibt es keine todsichere Methode, einen orgasmischen Traum zu haben, aber es gibt Mittel und Wege, um den Boden dafür zu ebnen. Lesen Sie vor dem Schlafengehen erotisch anregende Geschichten. Oder noch besser, versuchen Sie, heißen Sex mit einem

Partner oder alleine zu haben, bevor Sie einschlafen. Es könnte allerdings auch sein, dass Ihre süßen Träume eine natürliche Lösung für Ihre sexuelle Frustration darstellen, wenn Sie Ihren Orgasmus ein wenig vernachlässigt haben. In diesem Fall sollten Sie die Überraschung einfach genießen.

Guck mal, Mama – freihändig!

Es ist auch möglich, einen freihändigen Orgasmus im wachen Zustand zu erleben. Manchmal törnt einen etwas so an, dass schon die kleinste körperliche Aufmerksamkeit ausreichen kann, um eine Klimax auszulösen. Kombinieren Sie Geist und Muskelkraft mit leichtem Reiben am Stuhl oder dem Zusammenkneifen der Beine, und schon sind Sie dabei!

Wenn Sie die Kunst des freihändigen Orgasmus erst einmal beherrschen, liegt die wahre Herausforderung darin, sich vor den ahnungslosen Umstehenden nichts anmerken zu lassen.

Perlentanga

Manche Frauen benutzen gerne Vibratoren. Andere machen es lieber eigenhändig. Will man aber freihändig zum Orgasmus gelangen, so ist ein Perlentanga unschlagbar. Ein Tanga, der nur aus falschen Perlen besteht. Perlen?, werden Sie jetzt sagen. Ja, absolut. Die Kugeln an diesem Spitzenhöschen stimulieren genau die richtigen Stellen, und während Sie gehen, reden oder einfach nur brav dasitzen, werden Sie hingebungsvoll massiert.

Hitliste der freihändigen Orgasmen

Wo: Eine Rock-Show an der Seite der Bühne
Auslöser: Vibrationen von den Lautsprechern
In Ihrem Kopf: Sie stellen sich vor, jemanden aus der Band zu vögeln
Wie: Sie reiben sich an der Naht ihrer Jeans auf Ihrem Sitz

Wo: Im Bus
Auslöser: Vibrationen von der holperigen Straße
In Ihrem Kopf: Die Erinnerung an eine sexuelle Begegnung, die Sie einmal an einem Ort hatten, an dem Sie gerade vorbeigefahren sind
Wie: Sie umklammern die Stange am Sitz vor Ihnen und lassen sich durchrütteln

Wo: An Ihrem Schreibtisch bei der Arbeit
Auslöser: Ein schmutziger Chat mit Ihrem neuen Lover
In Ihrem Kopf: Die Worte, mit denen Ihr Lover beschreibt, was er gerne mit Ihnen tun möchte
Wie: Sie rutschen auf Ihrem Stuhl hin und her

Wo: Im Bett
Auslöser: Nippelstimulation oder ein ordentliches Spanking
In Ihrem Kopf: Das Gefühl der Stimulation
Wie: Sie umklammern das Kissen mit den Beinen

Wo: Im Strip-Club
Auslöser: Die sinnlichen Bewegungen eines Tänzers
In Ihrem Kopf: Der Ausdruck in seinen Augen
Wie: Sie pressen während eines Lapdance rhythmisch die Schenkel zusammen

Viele, viele Orgasmen

Nachdem Ihr Partner Sie mit den Händen und scharfen Sätzen zum Orgasmus gebracht hat, senken sich seine Lippen über Ihre Klitoris zu Runde zwei. Mit seiner langen, nassen Zunge leckt er über Ihre Klitoris, und Sie atmen in die Empfindung hinein und kommen erneut, dieses Mal heftig und laut. Er macht mit leichteren Bewegungen weiter, drückt Ihre Pobacken fest zusammen, und dann haben Sie noch einen starken Orgasmus, der Sie so atemlos macht, dass Sie Ihren Partner zum Dank einfach küssen müssen. Die besten Dinge gibt es immer im Dreierpack.

Manche Frauen haben multiple Orgasmen, weil sie direkt nach der ersten Klimax weiterstimuliert werden. Bei Männern ist es nach einem Orgasmus erst einmal vorbei. Die Armen! Frauen jedoch haben keinen An/Aus-Schalter, und bei unserem Orgasmus fließt das Blut nicht sofort wieder zurück. Deshalb gehen unsere Erektionen nicht so abrupt vor sich. Wir brauchen unter Umständen mehr als fünf Minuten ohne Stimulation, um zum Zustand vor der Erregung zurückzukommen, was bedeutet, dass wir vorher jederzeit wieder auf den fahrenden Zug aufspringen können. Statt sofort nach dem Orgasmus wieder herunterzukommen, dient der erste Orgasmus dem nächsten als Vehikel.

Manche Frauen berichten, sie hätten leicht und häufig multiple Orgasmen, und solange ihre Hände, der Vibrator oder der Partner bei der Sache blieben, würde ein Orgasmus auf den anderen folgen. Der einzige Nachteil daran ist wahrscheinlich, dass es kaum einen Grund gibt aufzuhören. Oft kommt ein Orgasmus nach dem anderen, bis andere Dinge wie Schlafen oder Arbeiten wieder wichtiger sind.

Lust-Tipp: Der Schlüssel zu multiplen Orgasmen ist – *machen Sie weiter!* Wiederholen Sie die Stimulation für den ersten Orgasmus, wie zum Beispiel Vibration auf der Klitoris, aber mit stärkerem Druck und einem leicht geänderten Winkel. Wenn die Klitoris nach einem Orgasmus sehr empfindlich ist, warten Sie 30 Sekunden, bevor Sie es erneut versuchen, oder klopfen Sie leicht mit den Fingern darauf, um die Nerven zu beruhigen. Stimulieren Sie auch die Klitoris nur an einer kleinen Stelle oder mit sehr wenig Druck, während Sie Ihre Vaginalmuskeln anspannen und sich auf Ihr Auslöserbild konzentrieren. Experimentieren Sie mit Wechseln von äußerer zu innerer Stimulation – wechseln Sie zum Beispiel von Penetration zu einem Vibrator oder dem Finger.

Der G-Punkt

Ejakulieren Sie, wenn Sie wollen

Es ist die Nacht, von der Sie geträumt haben. Sie sind wirklich bereit. Sie haben sich gut vorbereitet, und Sie haben keine Vorbehalte. Sie legen ein Handtuch auf Ihr Bett, damit Sie die Laken nicht zu waschen brauchen. Sie waren bereits auf der Toilette, ihre Blase ist leer. Sie beginnen mit einem Vibrator auf Ihrer Klitoris und haben einen heftigen Orgasmus. Sie streicheln sich jedoch weiter und kneifen in Ihre Nippel, damit Sie heiß und erregt bleiben. Dann wenden Sie sich Ihrem G-Punkt zu und streicheln sich außen ebenfalls leicht weiter. Während Sie sich innen mit der winkenden Bewegung massieren, denken Sie an Ihren liebsten Dirty Talk. Schon bald haben Sie das Gefühl, erneut pinkeln zu müssen. Sie halten inne und – Sie ejakulieren über das Handtuch und Ihre Finger. Mit ein wenig Übung akzeptiert Ihr Kopf diese neue Art der Lust, und Sie lieben es, wenn Ihr ganzer Körper bebt und die Wände der Vagina sich zusammenziehen.

Weibliche Ejakulation ist ein natürlicher Bestandteil der sexuellen Funktion der Frau. In den letzten Jahren haben Sexologen und andere Wissenschaftler bestätigt, dass alle Frauen eine Prostata haben, die Flüssigkeit produziert, und dass auch alle Frauen ejakulieren können. Diese Information bestätigt die Erfahrung, die viele von uns schon hatten, und da es ein gesunder, normaler Bestandteil unseres Sexuallebens ist, können wir es auch genießen.

> Als ich zum ersten Mal ejakulierte, war ich ganz verwirrt. Ich war 17 Jahre alt, und mein Freund befriedigte mich gerade oral. Ich war außer mir und dachte, ich müsste pinkeln. Das Laken war völlig durchnässt. Es war mir so peinlich, dass ich in den nächsten fünf Jahren nicht mehr ejakulierte. Als es zum zweiten Mal passierte, masturbierte ich gerade mit dem Rabbit. Ich kam zum Orgasmus, und dabei schoss Flüssigkeit aus mir heraus. Es fühlte sich toll an. Etwa einen Monat danach masturbierte ich wieder, und es passierte erneut. Dieses Mal ejakulierte ich sogar ein wenig länger, und ich merkte, dass es damit zusammenhing, wie ich mein Becken vorschob. Schließlich durchschaute ich, wie es funktionierte, und jetzt kann ich ejakulieren, wann immer ich will. Ich möchte gerne auch mal mit meinem Freund ejakulieren, habe aber Angst, dass er mich dann ablehnt, obwohl ich weiß, dass es toll mit ihm zusammen wäre.
>
> Caren, 23

Die weibliche Ejakulation hat nichts mit Urin zu tun. Sie ist klar und farblos, riecht nicht wie Urin und hat eine andere chemische Zusammensetzung. Zahlreiche Untersuchungen haben ergeben, dass im weiblichen Ejakulat Prostata-spezifisches Antigen enthalten ist, was auch von der männlichen Prostata produziert und in Samen gefunden wird.

Orgasmus und Ejakulation können gleichzeitig erfolgen, sind aber nicht ein und dasselbe. Sie können kommen, ohne zu ejakulieren, und Sie können ejakulieren, ohne einen Orgasmus zu haben. Natürlich gilt das auch für Männer, Tantra sowie andere spirituelle Sexualphilosophien ermuntern den Mann auch dazu, seine sexuelle Reaktion zu kontrollieren, damit er einen Orgasmus bekommen kann, ohne seinen Samen auszustoßen.

Keine Sorge, Jungs, wir wissen, dass aus Eurem Sperma die Babys gemacht werden. Aber wir sollten die Erfahrung bei Frauen trotzdem nicht für unerheblich halten. Da jedoch die Ejakulation des Mannes als so wichtig für die Definition von Männlichkeit gilt, ist die weibliche Seite bisher nicht besonders beachtet worden, sieht man einmal von Pornofilmen ab. In Spam-E-Mails wird die weibliche Ejakulation als heiße Beigabe zur Unterhaltung des Mannes angepriesen – sie gilt eher als Kick oder Fetisch und nicht als funktionaler Bestandteil der sexuellen Physiologie von Frauen.

Der Status als »Pornostar« setzt den Akt in den Augen vieler Leute herab. Manche Sexaktivisten halten die weibliche Ejakulation für überbewertet. Sie glauben, Frauen fühlten sich dazu genötigt, um männliche Fantasien zu erfüllen. Oh, bitte!

Es gibt nichts Besseres als zuzusehen, wie eine Frau in Farbe ejakuliert. Wenn Sie es noch nie gesehen haben, sollten Sie sich ein paar DVDs ausleihen.

Jeder, der sich für Ejakulation interessiert, hätte natürlich gerne eine ausführliche medizinische Erklärung. Wir wissen zwar über die anatomischen Grundlagen Bescheid, aber es gibt immer noch eine Menge unbeantworteter Fragen. Frauen können unterschiedliche Mengen ejakulieren, wir wissen nicht genau warum. Es kann sein, dass die Menge etwas damit zu tun hat, ob man vor oder nach der Menopause steht, wie stark Ihre Muskeln sind oder welcher Zeitpunkt gerade ist.

Auf jeden Fall scheint es aber so zu sein, dass die Prostata immer weiter Flüssigkeit produziert, wenn sie erst einmal wirklich aktiv ist. Wenn Sie feststellen, dass Sie gerne weiter kommen möchten, dann tun Sie sich keinen Zwang an! Hören Sie erst auf, wenn Sie genug haben. Zwar steht die Verbindung zwischen Prostata, Prostataflüssigkeit und Ejakulation fest, aber die Prostata muss nicht unbedingt für jeden Tropfen Flüssigkeit verantwortlich sein, der aus Ihnen herauskommt.

Manche von uns kennen die körperlichen Details der Ejakulation genau, dank Sexratgebern und der Pornoindustrie. Aber um die warme Erleichterung einer guten Ejakulation zu erleben, reicht es schon aus, es einfach nur zuzulassen.

Tipps, Tricks und Techniken

Tauchen Sie unter

Wenden Sie jede Methode zur Erregung an, über die Sie verfügen – Ihren Partner, Ihre Fantasien und jedes Sexspielzeug in Ihrer Schachtel! Manche Frauen berichten, dass sie erst nach zwei oder drei klitoralen Orgasmen ejakuliert haben, als ihr erektiles Gewebe so angeschwollen war, dass sie extrem erregt waren. Extreme Stimulation kann Ejakulation auslösen.

Konzentrieren Sie sich auf den G-Punkt

Da der G-Punkt direkt für die Ejakulation verantwortlich ist, sollten Sie ihn von Anfang an liebevoll erforschen. Die weibliche Prostata ist durch die Vaginalöffnung leicht zugänglich. Die Harnröhre verläuft parallel zur oberen Wand der Vagina, deshalb gelangt man durch die Vaginalöffnung am einfachsten dorthin.

Kisha (31) kommt immer zum Orgasmus, indem sie sich mit den Fingern stimuliert. Sie streichelt ihre Vagina außen in kreisförmigen Bewegungen und erhöht dabei den Druck um ihre Klitoris. Die Kreise werden kleiner, intensiver und schneller, ihre Körpertemperatur steigt, ihr Herz rast, und sie kommt zum Orgasmus. Aber einmal, als sie beim Verkehr oben saß und der Penis ihres Freundes gegen die obere Vaginalwand drückte, stellte sie fest, dass sie ejakulieren konnte. Sein Schwanz drückte gegen einen Bereich, auf den sie normalerweise nicht achtet, wenn sie allein ist. Auf einmal spritzte es aus ihr heraus. Seitdem reisen sie immer zu den »Niagara-Fällen«: Sie beginnen mit Oralsex, bis Kisha kommt, und danach reitet sie ihn, bis sie abspritzt. Ihr G-Punkt spielt dabei ziemlich verrückt, und die Spannung löst sich erst, wenn ihr Freund sie auf den Rücken dreht und in sie hineinstößt.

Machen Sie es absichtlich!

Wie die männliche Ejakulation ist auch die weibliche Ejakulation in zwei Phasen unterteilt: Der Aufbau der Flüssigkeit und das Ausstoßen der Flüssigkeit. Auf der Grundlage von Urinproben vermutet Dr. Francisco Santamaria Cabello, dass manche Frauen diese Flüssigkeit aufbauen, sie aber nicht direkt danach ausscheiden. Stattdessen ejakulieren Frauen »retrograd«, durch die Harnröhre in die Blase, so dass die Flüssigkeit später mit dem Urin ausgeschieden wird. Wenn Sie Ihre Blase entleeren, bevor Sie masturbieren oder Sex haben, und dann während der Stimulation das Gefühl bekommen, urinieren zu müssen, halten Sie es nicht zurück. Experimentieren Sie mit diesem Gefühl, und scheiden Sie die Flüssigkeit aus, statt sie zurückzuhalten.

> Weibliche Ejakulation ist, als hätte man in einem tollen Restaurant gegessen und bekäme das Dessert umsonst. Es ist wie das Sahnehäubchen auf dem Kuchen – wenn man nicht gewusst hätte, dass es Sahne gibt, hätte man nicht darum gebeten, aber wenn man einmal die Sahne probiert hat, kann man es sich ohne nicht mehr vorstellen, vor allem, wenn die Sahne fettfrei ist. Okay, das reicht jetzt mit meinen albernen Analogien. Ihr wollt wissen, wie ich ejakuliere, sonst würde ich das ja nicht schreiben. Zuerst muss ich mich mit einem Schläfchen oder einer Massage entspannen. Wenn ich gestresst von der Arbeit nach Hause komme, kann ich nicht gleich ejakulieren. Ich beginne, indem ich meinen Stab und dann meinen Dildo benutze. Bei der klitoralen Stimulation ist es ähnlich, aber ich versuche, mich auf meine Muschi zu konzentrieren, indem ich den Dildo nach oben drücke und Druck auf meinen G-Punkt ausübe. Bei mir funktioniert es am besten, wenn ich schneller als bei der Stimulation der anderen Punkte in mich hineinstoße. Dabei versuche ich, die Ejakulation möglichst lange hinauszuzögern, damit schließlich alles herauskommt. Am besten bereitet man seinen Körper so darauf vor wie bei Analsex: wenn man nicht ganz entspannt ist, funktioniert es nicht. In Zukunft hoffe ich, bei jedem Orgasmus zu ejakulieren, aber so weit bin ich noch lange nicht.
>
> NANCY, 25

Der Crystal Wand

Als Spielzeug zur G-Punkt-Stimulation empfehlen wir den Kristallstab, einen durchsichtigen, gebogenen Stab, der speziell für die obere Vaginalwand geeignet ist. Kraftvolles Reiben mit einem harten Objekt ist besser als das Summen der Vibratorspitze. Sie können die Bewegungen besser steuern, und das Spielzeug ähnelt eher dem ausgestreckten Finger. Wie eine Verlängerungsschnur hilft er Ihnen, dahin zu kommen, wo Sie hin wollen. Probieren Sie es aus!

Möglicherweise reicht es schon, die Klitoris zu stimulieren, damit sich die Prostata mit Ejakulat füllt und es ausscheidet. Emma (27) wendet nach der Massage ihrer Prostata mit dem Kristallstab die starken Vibrationen ihres Hitachi auf ihre Klitoris an und spritzt dann ab. Beth (23) hat noch nie ejakuliert, aber sie hat eine andere Frau dazu gebracht, indem sie an deren Klitoris gesaugt und geleckt hat, während sie sie gleichzeitig mit festen kreisförmigen Bewegungen stimuliert hat. Bei Ihnen funktionieren vielleicht andere Stimuli – haben Sie keine Angst, es immer wieder auszuprobieren.

Das letzte Wort

Ejakulation ist ein großes, nasses und kühnes Zeichen weiblicher Lust. Klar, auch mit Stöhnen und Keuchen macht eine Frau klar, dass sie an der richtigen Stelle berührt wird, aber die weibliche Ejakulation ist nicht zu übersehen. Wenn Sie zum ersten Mal ejakulieren, kann das Ihre Perspektive auf Ihre Sexualität und Ihren Körper völlig verändern.

Zum Anschauen empfohlen

Okay – wir wissen alle, dass in Pornofilmen oft übertrieben wird, und Ejakulation ist häufig von lautem Stöhnen und Grunzen begleitet. Pornofilme dienen der sexuellen Unterhaltung, und deshalb sind sie so voller Action. Zur Anregung sind sie großartig, aber gehen Sie bloß nicht davon aus, dass sie lebensechte Situationen vermitteln. Lassen Sie sich jedoch auch nicht von der Tatsache ablenken, dass Frauen absolut zur Ejakulation fähig sind und große Mengen Flüssigkeit abspritzen können.

Weibliche Ejakulation für Paare

Deborah Sundahls Nachfolgefilm zu ihrem Verkaufsschlager *How to Female Ejaculate* ist eine intime Reise in das Sexleben von drei Paaren, die ihre Erlebnisse mit weiblicher Ejakulation allen mitteilen wollen. Der Film besteht aus einer Mischung aus Interviews, wissenschaftlicher Forschung, persönlichen Kommentaren und vor allem der Darstellung von Erfahrungen und Techniken der drei Paare.

Sundahls Video ist die definitive Quelle für jemanden, der Informationen über weibliche Ejakulation sucht, vor allem im Kontext von Beziehungen. Es ist motivierend und lehrreich, wenn man erst einmal den ersten Abschnitt, in dem Sundahl Leute auf einer Sexmesse interviewt, hinter sich hat. Wenn Sie diese wenig aufschlussreichen Gespräche auslassen, gelangen Sie direkt zum guten Teil des Films. Wenn Ihr Magen stark genug ist, um ihre unheimlich beruhigenden Kommentare zu ertragen, während sie persönlich den G-Punkt einer anderen Frau stimuliert (»Mmmh, das gefällt dir, oder?«), ganz zu schweigen von den gespenstischen Klängen, die jedes Aufblitzen des G-Punkts auf dem Bildschirm begleiten, wird es eine revolutionäre Erfahrung sein.

Squirters 2

Dem charmant geschmeidigen Ejakulations-Impresario Seymore Butts (alias Adam Glaser) scheint wirklich daran zu liegen, Frauen so viel und so lange wie möglich abspritzen zu lassen. In *Squirters 2* sucht Butts Hauptdarstellerin Alisha Klass in ihrem Schlafzimmer nach ihrem Höschen, damit sie sich auf einen Einkaufsbummel begeben kann. Zum Glück hat sie vorher noch Zeit, uns zu zeigen, wie eine Ejakulation aussieht. Es hat erfrischend wenig von einem Porno, wenn man Klass und Butt zuschaut. Der Unterhaltungs- und Informationswert ist recht hoch.

Anleitungen bleiben allerdings bald auf der Strecke, wenn das Ejakulat über den Bildschirm spritzt. Lassen Sie sich von dem unpassend darübergelegten Schreien und Stöhnen nicht von den großartigen Ejakulationen ablenken, die Butts mit der Kamera einfängt. Klass ist Spitzenklasse, wenn es um die weibliche Ejakulation geht, und Butts hat das magische Händchen, wie er am Ende demonstriert, als eine angebliche Ejakulations-Jungfrau ins Bild kommt. Klass kreischt vor Entzücken: »Du hast sie in knapp zwei Minuten zum Abspritzen gebracht!«

Lust-Tipp: Wenn Sie noch nicht ejakuliert haben, denken Sie bitte nicht, es sei Ihnen etwas entgangen oder die Erfahrung brächte Sie auf einen höheren Level der Lust. Der Zweck dieser Analyse ist nicht, neue Standards zu setzen, die wir alle erfüllen müssen, um sexuell vollständig zu sein – es geht vielmehr darum, dass Frauen alles über ihren Körper und ihre Möglichkeiten wissen.

Teil 1 – Auf sich gestellt

Hitliste

Erprobte Kombinationen von Spielzeugen, Geräten und Techniken, die Sie mit Sicherheit zum Orgasmus bringen.

Was: Der Spiegel
Wo: Auf der Bettkante mit gespreizten Beinen
Wie: Törnen Sie sich selber an, indem Sie beobachten, wie Ihr Körper immer erregter wird
Wann: Vor oder nach dem Duschen
Vorstellung: Sex mit einer schönen Frau, die genauso aussieht wie Sie

Was: Der Wasserhahn an der Badewanne
Wo: Überall, wo der Wasserdruck groß genug ist
Wie: Legen Sie die Beine um den Hahn und lassen Sie das Wasser auf sich herunterprasseln
Wann: Nach einem langen Tag am Strand
Vorstellung: Ein heißes Paar, das auch am Strand war; eine Strömung treibt Sie ihnen in die Arme – und sie warten schon auf Sie

Was: *Hinter der grünen Tür* und The Rabbit
Wo: Auf der Couch vor dem Fernseher/Videorecorder
Wie: Kombinieren Sie das visuelle Element des Pornofilms mit der Stimulation durch den Vibrator
Wann: Jederzeit, wenn Sie alleine zu Hause sind
Vorstellung: Wie wundervoll sich die Frau im Film fühlt, weil sie von so vielen erfahrenen Händen gestreichelt wird

Was: Ihre Finger
Wo: Im Flugzeug
Wie: Konzentrierte Klitoris-Aktion unter der Decke
Wann: Auf stressigen Geschäftsreisen
Vorstellung: Sie werden von Ihrem Sitznachbar erwischt

Was: Der Kristallstab
Wo: Ihr Wasserbett
Wie: Ihr Hitachi auf höchster Stufe
Wann: Bis Sie ejakulieren
Vorstellung: Sie spritzen ab wie Harry!

And when I get that feeling
I want sexual healing

Marvin Gaye

Teil 2

Auf geht's

6

Über die Missionarsstellung hinaus

Die größte Herausforderung in meiner sexuellen Entwicklung war, in der Missionarsstellung zum Orgasmus zu gelangen. Ironischerweise war es in der Stellung, die am häufigsten mit Sex assoziiert wird, am schwierigsten für mich. Eine Zeitlang war ich sexuell nicht besonders selbstbewusst oder abenteuerlustig. Meistens lag ich einfach nur da und hatte keinen Spaß am Sex, weil ich nicht zum Höhepunkt kam. Schließlich fand ich heraus, dass es nichts mit der Stellung an sich zu tun hatte, sondern nur mit meinem Grad an Beteiligung – wenn man einen Orgasmus haben will, muss man etwas dafür tun.

Tarah, 24

Na gut, Mädels, das ABC der Selbstliebe habt ihr jetzt intus, und jetzt ist es an der Zeit, die ganzen guten Sachen mit den Jungs zu teilen. Da es auch im Schlafzimmer um sexuelle Gleichheit geht, können wir die Sache ein wenig beschleunigen, indem wir darauf bestehen, dass unser Orgasmus ein wesentlicher Bestandteil der sexuellen Dynamik ist. Zu echter, sexueller Befriedigung gehört, Lust zu *geben* und sie zu *empfangen.*

Leider machen immer noch nicht viele Frauen im Bett den Mund auf, weil sie entweder nicht wissen, wonach sie fragen

Bemerkung

Nicht so schnell, meine Damen – klar, wir wissen, dass wir Ihnen tolle Ratschläge versprochen haben, aber erst müssen wir etwas über sexuell übertragbare Krankheiten und Safer Sex sagen. Wir wollen Ihnen keine Angst machen, aber sexuell übertragbare Krankheiten sind eine Realität. Die beste Methode, um sie zu vermeiden, ist, beim Verkehr ein Kondom zu benutzen – und das heißt oraler und analer Sex und vaginaler Geschlechtsverkehr. Wir wissen, dass die meisten Leute Kondome hassen, aber solange Sie nicht in einer festen, monogamen Beziehung leben, in der Sie sich beide regelmäßig untersuchen lassen, haben Sie keine andere Wahl. So, und jetzt können wir endlich zu erfreulicheren Themen übergehen.

sollen, oder weil sie Probleme damit haben. Das ist ein Skandal! Es gibt viel zu viele Frauen, die beim Sex nicht zum Orgasmus kommen! Daher fordern wir: Gleiche Lust für alle, und zwar jedes Mal! Tauschen Sie das abgedroschene Klischee, dass »Männer immer geil sind und Frauen Romantik brauchen«, lieber gegen die richtige Technik und todsichere Luststrategien.

Sie kommen zuerst!

An manchen Tagen ist toller Sex ganz leicht. Sie reißen sich schon auf dem Weg ins Wohnzimmer die Kleider vom Leib und sind bereits bei der Sache, noch bevor Sie das Bett erreicht haben. Sie schreien, stöhnen und schwitzen und kommen im Handumdrehen. Aber wir wollen doch mal ehrlich sein: Meistens passiert großartiger Sex wie durch ein Wunder von ganz alleine, ganz gleich, über wie viel Wissen beide Parteien verfügen.

Sie kennen das Szenario – wir sind heiß dabei, aber dann, zack, spritzt er ab, und wir Mädels schauen in die Röhre. Wir haben das Gefühl, unsere Lust ist nicht so wichtig; wir sind eben nicht gleichberechtigt. Das macht uns wütend.

Noch schlimmer ist es, dazuliegen und von vorneherein zu wissen, dass man nicht kommen wird. Schließlich gibt man verzweifelt auf und beginnt – es vorzutäuschen. Warum tun wir uns das an? Vermutlich weil wir nicht wissen, wie wir unserem Partner die Wahrheit beibringen sollen. Vielleicht stellen wir auch die Lust unseres Partners über unsere eigene. Vielleicht wissen manche Frauen gar nicht, was sie verpassen. Oder vielleicht wollen wir auch die Männer nicht verschrecken.

Es liegt völlig an uns, meine Damen. Sie brauchen nichts vorzutäuschen. Damit wir uns nicht missverstehen – Männer wie Frauen können sexuellen Aktivitäten nachgehen, ohne einen Orgasmus zu haben, aber das ist etwas anderes, als einen vorzutäuschen. Ab und zu ist es durchaus okay, Lust zu geben, ohne gleichzeitig welche zu empfangen, aber nur, wenn es auch mal umgekehrt ist. Also, täuschen Sie nichts mehr vor!

Lust-Tipp: Wie bekommt ein braves Mädchen im Bett alles, was es will, ohne sich deshalb gleich wie ein böses Mädchen zu fühlen? Bitten Sie einfach darum. Wenn Ihr Partner nicht bereit ist, darauf einzugehen, dann ist er der Böse. Wenn es Ihnen schwerfällt, im Schlafzimmer Gleichberechtigung herzustellen, dann versuchen Sie es eine Zeitlang mit einer neuen Regel: Sie kommen zuerst. Sorgen Sie dafür, dass Sie bereits einen Orgasmus hatten, wenn er seinen eingefahrenen Weg der Lust beschreitet. Wenn Sie so eine Gleichstellung erreicht haben, können Sie wieder andere Ziele verfolgen, solange Sie genügend Selbstbewusstsein aufbringen, um das zu bitten, was Sie brauchen.

Der große Gleichmacher

Die Vorteile gegenseitiger Masturbation

Geschlechtsverkehr ist toll, aber mal ehrlich: Warum wird er gegenüber anderen sexuellen Akten so auf ein Podest gestellt? Wer sagt denn, dass Penetration das einzig Wahre ist? Wenn Sie eine neue Lustdynamik mit Ihrem Partner einführen wollen, dann gehen Sie einen Schritt zurück, um sich gegenseitig – und vielleicht sogar gleichzeitig – zum Orgasmus zu bringen.

Eine nette, einfache Methode, Gleichberechtigung im Schlafzimmer herzustellen und Ihrem Partner zu zeigen, wie Sie sich selber Lust verschaffen, ist gegenseitige Masturbation, die wir gerne als großen Gleichmacher bezeichnen. Bevor Sie irgendwelche Tricks und abenteuerlichen Stellungen ausprobieren, müssen Sie sich erst einmal über die einfachen Tatsachen im Klaren sein. Wenn Sie besser als er wissen, wie Sie zum Orgasmus kommen, zeigen Sie ihm, wie es geht. Das ist heiß! Diese Techniken sind sehr persönlich, deshalb können Sie nicht erwarten, dass er sie ohne Unterricht beherrscht.

Nachdem Sie sorgfältig Ihre Masturbationstechniken geübt haben, können Sie einen Schritt weitergehen und sich gegenseitig zeigen, was Sie gelernt haben. Vielleicht hat ja Ihr Partner auch noch ein paar Tricks auf Lager, die Sie selber noch nicht entdeckt haben. Legen Sie sich zurück, und entspannen Sie sich, während Ihr Partner mit seinen neu erworbenen Fähigkeiten experimentiert. Versuchen Sie auch einmal, ihn zu streicheln, während Sie sich selber berühren oder mit dem Vibrator hantieren, und schauen Sie ihm dabei ins Gesicht. Wenn das Timing gut ist, können Sie beide gleichzeitig kommen! (Was übrigens im Film häufiger als im wirklichen Leben passiert, aber bei gegenseitiger Masturbation kann es durchaus vorkommen.)

Der große Gleichmacher sorgt dafür, dass Ihr Partner weiß, wie er Sie schnell erregt, und dass Sie die notwendigen Techniken beherrschen, damit er sich gut fühlt. Nach gründlicher persönlicher Unterweisung dürfte es kein Problem mehr sein, ihm einen herunterzuholen. Beobachten Sie dabei seine Bewegungen und seinen Gesichtsausdruck, fragen Sie ihn, was für neue Tricks Sie ausprobieren können, und genießen Sie die Intensität seiner Klimax – das direkte Resultat Ihrer manuellen Anstrengungen.

Lust-Tipp: Versuchen Sie es einmal mit Masturbation als sexueller Hauptattraktion und nicht nur als Vorspiel zum Geschlechtsverkehr. Während Sie ihn streicheln, sagen Sie ihm, was Ihnen am meisten an ihm gefällt, wenn er kommt. Dann beschreiben Sie ihm, welche Technik Sie bei sich anwenden. Sagen Sie ihm, wie viel Druck Sie ausüben, wie sich Ihre Finger bewegen, wie tief Sie gehen, wann Sie langsamer werden und wann Sie wissen, dass Sie gleich kommen werden.

Lassen Sie ihn lecken

Die wenigsten Männer würden einen Blowjob ablehnen, und auch die meisten Frauen freuen sich über Lippendienste. Der Mund ist das perfekte Werkzeug, um die Klitoris zu stimulieren – nicht zu hart und nicht zu weich, schnell, sanft und ausdauernd.

Okay, für den Mann ist es bestimmt nicht so einfach. Wer soll es ihm beibringen? Seine Mutter weiß zwar die Antwort, aber eine Cunnilingus-Sitzung mit der eigenen Mutter können wir nun wirklich nicht empfehlen. Und vergessen Sie den Aufklärungsunterricht auf der Junior Highschool – kam die Klitoris überhaupt vor?

Auch der Informationswert von Pornofilmen ist in dieser Hinsicht aus kameratechnischen Gründen eher gering, und deshalb müssen wir unserem Partner guten Oralsex beibringen.

Viele Frauen fühlen sich jedoch gar nicht wohl, wenn ihre Partner sich auf diese Weise betätigen. Sind sie erregt genug? Wann haben sie zuletzt geduscht? Wie stoppelig sind sie? Wie riechen sie? Langweilt er sich da unten? Genießt er es wirklich? Ignorieren Sie Ihr Unbehagen einfach! Wenn wir wirklich erregt sind, riechen wir wunderbar. Akzeptieren Sie Ihren Duft! Sie haben die Lust verdient.

> Am schönsten ist es für mich immer nach einem langen, heißen Bad mit meinem Mann. Ich sitze vor ihm zwischen seinen Beinen, während er mich mit meinem Lieblingsöl massiert, dabei jedoch nie meine Muschi berührt. Mein Kopf liegt an seiner Schulter, und er flüstert mir leise scharfe Sätze ins Ohr. Wenn ich überall tropfnass bin, sagt er, ich solle mich aufs Bett legen und auf ihn warten. Nass und ölig vom Bad lege ich mich hin; manchmal verbindet er mir die Augen, wenn er dann kommt, oder aber er fängt sofort an, mich zu lecken. Ich liebe es, wenn seine Zunge über meine Klitoris gleitet, während er gleichzeitig mit beiden Händen an meinen Nippeln spielt. Dieses Gefühl, dass nur meine Klitoris und meine Nippel berührt werden und sonst nichts, ist einmalig – so kann ich mich völlig auf die Empfindung an diesen Stellen konzentrieren.
>
> Kimmy, 25

Tipps für die Jungs

Jede Möse ist einzigartig, und so möchte sie auch geleckt werden. Am besten ist es, Sie sagen Ihrem Partner einfach, wie Sie es gerne hätten, und zwar nicht nur einmal, sondern jedes Mal. Was Sie zum Schmelzen bringt, ändert sich möglicherweise jeden Tag. Bitten Sie Ihren Partner, Sie dort zu berühren und zu lecken, wo Sie es gern haben. Wenn Ihr Partner eher saugen soll, dann sagen Sie es ihm. Wenn er zu fest saugt, sagen Sie ihm, er soll sanfter vorgehen. Wenn Sie Ihrem Partner sagen, was Sie erregt, törnt ihn das auch an, und je lauter Sie stöhnen, desto toller kommt er sich vor. Und jetzt befolgen Sie unseren Rat und üben Sie, üben Sie, üben Sie!

Verdoppeln Sie

- Beginnen Sie mit sanften Küssen auf den Kopf der Klitoris, die immer fester (aber nicht zu fest) und immer schneller (aber nicht zu schnell) werden.
- Wenn Sie über den gesamten Bereich der Möse geleckt haben, stecken Sie Ihre Zunge hinein, ziehen Sie sie wieder heraus, und ersetzen Sie sie durch einen Finger.
- Stimulieren Sie den G-Punkt, während Sie an der Klitoris mit der »Vakuum-Technik« saugen: Dann lassen Sie Ihre Zunge um die Klitoris kreisen, knabbern ein bisschen und kehren wieder zum Vakuum zurück.
- Schieben Sie einen zweiten Finger hinein, und erhöhen Sie insgesamt den Druck. Setzen Sie sowohl winkende als auch drehende Bewegungen ein.
- Auf und ab ist für gewöhnlich am effektivsten, aber Ihre Zunge wird weniger schnell müde, wenn Sie sie seitlich bewegen. Wechseln Sie zwischen Saugen und Fingern ab, und lecken Sie dabei weiter.
- Stetige Geschwindigkeit und Druck funktionieren am

besten. Unter Umständen dauert es ein bisschen, bis Sie die richtige Kombination gefunden haben. Bitten Sie Ihre Partnerin um ein Signal, wenn Sie es richtig getroffen haben, und bleiben Sie dabei, bis sie unter Ihrer Zunge explodiert.

Ebbe und Flut

- Machen Sie die Möse mit breiten, festen Schlägen nass und legen Sie Ihren Mund auf die gesamte Vulva.
- Erforschen Sie alles mit Ihrer Zunge, auch die Innenseiten der Schenkel.
- Streicheln Sie mit den Fingern über den Kopf der Klitoris und mit der Zunge über die inneren und äußeren Schamlippen.
- Lecken Sie an beiden Seiten über die Öffnung der Harnröhre und die vaginale Öffnung, bis alles nass und fest ist.
- Kommen Sie hoch und küssen Sie Ihre Partnerin, und dann rutschen Sie wieder nach unten.
- Packen Sie die Möse Ihrer Partnerin mit Daumen und Zeigefinger, und kneifen Sie die Lippen zusammen. Lecken Sie über die zusammengeschobene Haut, während Sie sie mit den Fingern auf und ab schieben, als ob Sie sich wichsen.
- Eine nasse Zunge gehört zwar zu den feineren Genüssen des Lebens, aber auch mit einem Vibrator kann man großartige Ergebnisse erzielen. Wenn Ihre Zunge ein bisschen müde wird, können Sie den Vibrator einsetzen.
- Umfassen Sie die Klitoris mit dem Mund, und legen Sie den Vibrator an ihre Schamlippen.
- Bleiben Sie dabei, bis sie sich aufbäumt und sich Ihnen entgegenbiegt.

Rom wurde auch nicht an einem Tag erbaut

- Sagen Sie ihr, wie geil Sie es finden, Sie zu lecken, und dass Sie es kaum erwarten können. Sagen Sie ihr, Sie würden sie mindestens eine halbe Stunde lang lecken und sie solle sich einfach zurücklegen und entspannen. Für oralen Verkehr gibt es kein Zeitlimit.
- Necken Sie sie zuerst nur, damit sich die Spannung langsam aufbaut. Ziehen Sie ihr noch nicht die Unterwäsche oder die Strümpfe aus. Blasen Sie zunächst nur Ihren warmen Atem über ihren Schritt und feuchten Sie die Möse mit der Zunge an.
- Massieren Sie ihren gesamten Körper mit den Händen.
- Warten Sie, bis sie darum bettelt, und lassen Sie sie zappeln.
- Dann fangen Sie an, wobei Sie Ihre kreativsten Techniken einsetzen und sich nie zu lange in einem Bereich aufhalten.
- Lecken Sie auch unterhalb der Vagina und drehen Sie sie auf den Bauch, um ihr die Rosette und die Hinterbacken zu lecken.
- Wenn sie leise zu stöhnen beginnt und die Erregung wächst, wenden Sie sich wieder der Klitoris zu, wählen die Bewegung, die am besten funktioniert hat, und bleiben dabei. Wenn man einmal den richtigen Rhythmus gefunden hat, ist Kreativität unter Umständen nicht mehr gefragt, sondern eher Stetigkeit und Konzentration, die Sie mit Sicherheit ins Gelobte Land der Lust führen.

Mehr Lust für sie. Was Frauen beim Sex verrückt macht

von Ian Kerner

Das ist *das* Handbuch, um »eine Frau mit Cunnilingus sicher zum Orgasmus zu bringen«. Lesen Sie sich die Beschreibung des physiologischen Prozesses bei Erregung und Orgasmus der Frau durch. Kerner beschreibt viele verschiedene Zungenschläge, Verfahren für Anfänger, Fortgeschrittene und Experten, Lecktechniken, klitorale Rhythmen, Stimulation heißer Schlüsselpunkte – und alle ausgeführt bis ins Detail und bis zur letzten Zuckung – und dann zum nächsten Orgasmus …

Sex ist gut gegen Kopfschmerzen

(und ein Blowjob ist gut für Sie)

Die alte Ausrede »Heute Abend nicht, Liebling, ich habe Kopfschmerzen« ist heutzutage nur noch ein Witz. Dem Partner Lust zu schenken, ist kaum eine Pflicht, sondern eher ein Vorwand, um selber erregt zu werden. Sie greifen einem Mann in die Boxershorts, lecken sich über die Lippen und lösen eine Machtdynamik aus, die Verlangen in Ihnen aufsteigen lässt. Jemandem einen zu blasen, ist der reine Austausch von Macht. Ihr Mund liegt um einen Schwanz und wird zur Lust benutzt. Andererseits ist es der Gebende, der die Macht hat. Stacey (29) hat festgestellt, dass Männer es am liebsten mögen, wenn sie mit einer Hand an der Peniswurzel auf und ab pumpt, während sie ihre Zunge unterschiedlich schnell um die Spitze gleiten lässt. Dann nimmt sie den Penis in den Mund und leckt saugend auf und ab. Wenn der Mann kommen soll, wird sie schneller, pumpt mit der Hand und saugt über die ganze Länge.

Blowjobs – das mache ich am liebsten! Am schönsten finde ich es, wenn ich ein Glas Sorbet und eine Tasse heißen Tee daneben stehen habe. So kann ich meinen Mund heiß und kalt machen, und ich sauge zum Beispiel ein paar Mal mit dem Sorbet im Mund. Das macht ihn verrückt, und dann trinke ich einen Schluck Tee, damit ihm warm wird. Versucht auch mal, zwischen Anus und Eiern zu massieren. Dort könnt ihr eine kleine Einbuchtung spüren.

CHARLENE, 33

Je besser Jeanna (28) ihren Partner kennt, desto besser ist der Blowjob. Sie leckt Eichel, Schaft und den Bereich unter dem Penis wie eine Eiswaffel. Je nach der Größe des Penis, nimmt sie ihn manchmal ganz in den Mund auf, zieht ihn dann wieder heraus und leckt ihn. Während sie leckt, packt sie gerne Wurzel und Testikel und schaut ihrem Partner von Zeit zu Zeit in die Augen.

Lust-Tipp: »Schlucken oder nicht schlucken« ist eine Frage, die nur Sie beantworten können. Geschmack, Menge und Struktur des Spermas sind bei jedem Mann unterschiedlich. Angeblich soll das Sperma von Männern, die gerne Schokolade essen, süßer sein. Helen Gurley Brown empfiehlt Sperma als Gesichtsmaske! (Wir nicht.) Vom Geschmack einmal abgesehen, ist das Schlucken des Spermas ein intimer Akt. Allerdings sollte man es auch nicht gleich ausspucken. Wenn es Ihnen völlig zuwider ist, dann befriedigen Sie Ihren Partner lieber mit der Hand, sowieso eine sichere Alternative zu oraler Befriedigung. Es gibt nichts Schlimmeres als eine trockene Hand am Penis, deshalb sorgen Sie dafür, dass Sie immer etwas zum Einschmieren in der Nähe haben. Statt traditioneller Lotionen empfehlen wir einen kleinen Klecks Kakaobutter, obwohl normalerweise jede Hautlotion ausreicht.

Kamasutra

Freude an Stellungen

Okay. Nachdem Sie jetzt Ihren Körper ganz allein entdeckt haben und durch manuelle und orale Stimulation zum Orgasmus kommen können, wie wenden wir dann diese Lektionen beim *Geschlechtsverkehr* an?

Es ist ein Mythos zu glauben, dass der Orgasmus beim Geschlechtsverkehr von einer anderen Stimulation herrührt als beim Masturbieren. *Nein, nein* und noch mal *nein!* Die Techniken, die wir beim Masturbieren, ob allein oder mit unserem Partner, anwenden, sind die gleichen, die auch beim Geschlechtsverkehr funktionieren. Wenn Sie durch Stimulation der Klitoris zum Orgasmus kommen, müssen Sie das Ihrem Partner mitteilen, denn nur Sie können wissen, in welcher Position die richtigen Punkte getroffen werden. Möglicherweise brauchen Sie bloß die Beine weiter zu spreizen oder die Hüfte zu drehen, um das gewünschte Ergebnis zu erzielen. Hinzu kommt noch, dass bei unterschiedlichen Partnern unterschiedliche Techniken funktionieren.

Das bedeutet, dass Sie die Sache in die Hand nehmen müssen. Madison (30) muss zum Beispiel immer oben sein, um zum Höhepunkt kommen zu können. Deshalb sorgt sie jedes Mal dafür, dass sie den Druck und die Geschwindigkeit bestimmt, die sie braucht. Sie hat herausgefunden, dass sie keinen Orgasmus bekommt, wenn sie das nicht tut, aber sie hält sich keineswegs für selbstsüchtig. Sie kümmert sich einfach nur nicht ausschließlich um die Bedürfnisse ihres Partners. Was hätte sie davon?

»Wie ein frisches Lotosbeet«

Das *Kamasutra* – ein indischer Text aus dem dritten Jahrhundert – achtet ungeheuer auf die lustvollen Erfahrungen der Frau beim Sex. Unter anderem ist das *Kamasutra* – der Titel bedeutet so viel wie »Abhandlung über die Lust« – eine detaillierte Unterweisung, um das Zusammensein mit einem Partner in jedem Augenblick zu genießen. Neben praktischen Hinweisen – sie umfasst und hebt ihre Hinterbacken mit den Händen, während der männliche Partner seine Knöchel um ihren Rücken schlingt – demonstriert das *Kamasutra,* wie die indische Kultur Sexualität ebenso wie Religion und Spiritualität in den Alltag integriert. Einzigartig ist die Art und Weise, wie über sexuelle Lust ohne jede Scheu oder Scham gesprochen wird: Von dieser Philosophie könnten wir heutzutage viel lernen.
Um zu zeigen, wie exquisit detailliert die einzelnen Stellungen im *Kamasutra* beschrieben werden, hier »Die Krähe«:

> Mit zarten Fingerspitzen
> drücke die geschwungenen Lippen ihres
> Hauses der Liebe
> sehr, sehr langsam zusammen,
> und küsse sie, als ob du ihre Unterlippe
> küssen würdest:
> das ist »Adhara-sphuritam« (der Bebende Kuss).
>
> Jetzt spreize, ja spalte
> Den geschwungenen Bogen mit deiner Nase
> und lass deine Zunge sanft ihre
> »yoni« (Vagina) erkunden,
> wobei deine Nase, Lippen
> und dein Kinn langsam kreisen:
> das wird »Jihva-bhramanaka« (die Kreisende Zunge)
> genannt.

Lass deine Zunge einen Augenblick lang ruhen
in dem Bogen des blumigen Tempel Gottes,
bevor du kraftvoll zur Anbetung eindringst,
so dass ihre Säfte fließen:
das ist »Jihva-mardita« (die Zungen-Massage).

Dann drücke deine Lippen auf ihre
und tausche tiefe Küsse
mit deiner süßen Geliebten,
knabbere an ihr und sauge fest an ihrer Klitoris:
das nennt man »Chushita« (gesaugt).

Blumiger Tempel Gottes? Und wir dachten, wir würden alle Euphemismen für das weibliche Genital kennen! Überlassen Sie alles dem *Kamasutra* – wo sonst findet man so detaillierte Anweisungen zur Lust? Beginnen Sie mit der Krähe, machen Sie weiter mit dem Affen und gehen Sie dann zur Kobra über!

Lust-Tipp: Dürfen wir Ihnen den »gestürzten Kuchen« vorschlagen, bevor Sie mit der Penetration beginnen? Dabei liegt er auf dem Rücken, während Sie mit dem Kopf an seinen Füßen auf der Seite liegen, das Bein über seiner Brust. Diese manuelle 69er-Stellung erlaubt leichten Zugang und optimale Handarbeit an allen Stellen Ihrer Möse, während Sie sich damit vergnügen können, seinen Penis zu streicheln. Passen Sie sich zuerst dem Druck und dem Tempo seiner Bewegungen an, und dann übernehmen Sie, indem Sie Druck und Tempo bestimmen. Wenn er Ihre Klitoris streichelt, berühren Sie seine Eichel, und wenn er mehr von Ihrer Vulva berühren soll, dann streicheln Sie seinen Schaft.

Rauf, runter oder rundherum

Mit der Hand an der Klitoris

Bei manchen Stellungen bleibt die Klitoris, der empfindlichste Teil des weiblichen Körpers, ohne Stimulation. So gut sich Penetration anfühlt, meistens brauchen Sie mehr, um zum Orgasmus zu kommen. Wenn Sie beim Masturbieren normalerweise durch Reiben zum Orgasmus kommen, können bei Stellungen, die um die Vulva Platz lassen, die Hände lustvoll zum Einsatz kommen.

Es gibt zahlreiche Gelegenheiten für eine Stimulation der Klitoris mit der Hand. Wenn Sie zum Beispiel oben sitzen, können Sie sich ohne Weiteres befingern. Auch beim Seestern – er liegt auf der Seite neben Ihnen, und sie auf dem Rücken, fast senkrecht zu ihm, die Beine über seine Hüfte gelegt – können Sie Ihre obere Vulva gut erreichen.

Das Anfassen funktioniert auch, wenn er oben liegt. Wenn ihr Partner zwischen ihren Beinen kniet und sie entweder die Beine um seine Taille oder die Knöchel auf seinen Schultern liegen hat, kann Cate (22) sich mit der Hand zum Orgasmus bringen, während er sie penetriert und zuschaut. Oder er kann ihre Klitoris mit der Hand stimulieren. Wenn sie so gekommen ist, begeben sie sich für Runde zwei in die reguläre Missionarsstellung, damit er tiefer in sie eindringen kann. Rebecca (30) fasst sich auch an die Klitoris, wenn ihr Partner auf ihr liegt. Er spreizt ihre Beine und drückt ihre Knie mit den Händen herunter, so dass er fast vertikal in sie eindringt. Sie reibt ihre Klitoris, wobei sie ihm ins Gesicht schaut, und wenn er vor ihr kommt, befördert es ihren Orgasmus, ihn dabei zu beobachten.

So wie Sie ihm vielleicht an die Eier oder an den Hintern fassen, damit er kommt, kann auch er Sie natürlich anfassen, egal ob er unten oder oben liegt. Und auch, wenn er sie von hinten nimmt: Der Daumen, der fest auf die Klitoris gepresst wird, kann die Aktion vervollständigen.

Lust-Tipp: Wenn Sie oben sitzen, zeigen Sie ihm zuerst mit den Fingern, wie Sie es brauchen, und dann führen Sie seine Hand an die richtige Stelle und lassen ihn weitermachen. Versuchen Sie es auch einmal mit einer Begegnung auf halber Strecke: Bitten Sie ihn, seine Hand mit Handfläche und Fingern nach oben über seinen Schritt zu legen, so dass sie dagegen stoßen können, wenn Sie oben sitzen.

Reiben

Körper an Körper

Stellen Sie sich einen Lustkreis vor, in dem externe Stimulation das innere Gewebe hart und empfänglicher macht und innerer Druck die äußere Klitoris noch empfindlicher macht. Jedes Mittel ist recht, um diesen Kreis entstehen zu lassen. Während manche Stellungen Platz für Ihre Hände lassen, haben andere Stellungen andere Vorteile. Wenn einer der Partner oben liegt, kann man die Klitoris leicht reizen. Je enger Sie sich aneinanderschmiegen, desto besser können Sie sich küssen, hören und riechen.

Wenn ihr Mann flach auf dem Rücken liegt, legt Sacha (23) sich auf ihn und schlingt ihre Beine um seine, um besseren Halt zu haben. Dann drückt sie die Hände gegen die Wand etwa dreißig Zentimeter über seinem Kopf, so dass ihr Unterkörper fest auf seinem liegt. Dadurch entsteht eine größere Reibung an ihrer Klitoris, und Sachas Stimulation ist gesichert. Zuerst hat es eine Zeitlang gedauert, bis sie das richtige Tempo gefunden hatte, aber mittlerweile kommt sie fast sofort, wenn sie diese

Position einnimmt. Wenn er oben liegt, verschiebt sie sein Gewicht mit den Händen so, dass sein Becken über den gesamten Bereich ihrer Vulva reibt.

Auch wenn Sie oben sitzen und sich Ihre Oberkörper nicht berühren, können Sie die Vulva reiben, indem Sie Ihr Becken in den richtigen Winkel zum Körper Ihres Partners bringen. Wenn Sie nicht gleich die richtige Position herausfinden, bitten Sie Ihren Partner um Hilfe. Er kann Ihre Schenkel herunterdrücken und mit dem Becken gegen Ihre Vulva stoßen.

> *Lust-Tipp:* Obwohl es sich für Sie beide gut anfühlt, erzeugt die Reibung wahrscheinlich bei Ihnen den besseren Orgasmus, da der Mann dabei nicht so gut stoßen kann. Wenn Sie oben sitzen, sollten Sie sich zuerst mit Reiben einen Orgasmus verschaffen und ihn dann durch gezieltes Auf und Ab zum Höhepunkt bringen.

Steif wie ein Brett

Setzen Sie Ihre Beine ein

Sie müssen zwar Ihre Beine am Anfang breit machen, um die Aktion in Gang zu bringen, aber das heißt nicht, dass Sie das die ganze Zeit über beibehalten müssen. Wenn Sie Ihre Beine zwischendurch mal zusammendrücken, erzeugt das Reibung, und Sie können Ihre Vaginalmuskeln gut einsetzen. Steif wie ein Brett kann in verschiedenen Positionen eingesetzt werden: wenn Sie unten liegen, wenn Sie mit dem Gesicht zur Wand stehen und sich daran abstützen, auf einem Tisch oder an der Bettkante, mit den Beinen in der Luft oder über einer Sofalehne mit den Beinen auf dem Boden.

Die richtige Stelle!

Treffen Sie den G-Punkt

Im Allgemeinen mögen Frauen Stellungen, die auf die Vorderwand der Vagina zielen und dadurch die Prostata massieren. Auch wenn Sie nur durch klitorale Stimulation zum Orgasmus kommen, wollen Sie doch sicher dafür sorgen, dass Ihre Lust auch von innen optimal unterstützt wird.

Suchen Sie nicht nur nach einem »Punkt«. Da das erektile Gewebe sich an der ganzen Harnröhre entlangzieht, fühlt sich Penetration im gesamten Bereich gut an. Dabei funktioniert sowohl flachere als auch tiefere Penetration.

Am besten funktioniert die Penetration, wenn der Penis richtig steif ist. Da jede Frau unterschiedliche sensitive Punkte hat und jeder Penis anders ist, müssen Sie mit einem neuen Partner ein wenig experimentieren, um festzustellen, wie es für Sie am schönsten ist.

Wir wollen ja keinen Druck auf die Männer ausüben, aber Größe und Form spielen definitiv eine Rolle. Glücklicherweise finden sich meistens zwei, die perfekt zueinander passen. Ein Mann mit einem leicht gekrümmten Penis kann zum Beispiel in der Missionarsstellung leicht die obere Wand der Vagina stimulieren. Ist der kleine Kerl jedoch nicht gekrümmt, muss man andere Stellungen ausprobieren.

Um den Winkel der Penetration zu kontrollieren, müssen Sie nicht zwangsläufig oben liegen, sondern es reicht oft auch, den Rücken dem Partner entgegenzubiegen, damit er besser an die entsprechenden Stellen herankommt. So können Sie die Neigung auch dann zu Ihrem Vorteil verändern, wenn Sie der weniger aktive Teil sind.

Karin (21) zum Beispiel legt den Kopf aufs Kissen und reckt den Hintern in die Luft, wenn sie von hinten gevögelt wird. Sie hat dabei gerne einen Spiegel vor sich, damit sie ihren Partner sehen kann. Wenn er ihr dann noch die Klitoris oder die Brust stimuliert und ihr ein paar Schläge aufs Hinterteil versetzt, kommt sie sofort. Beth (33) findet ebenfalls, dass bei Penetration von hinten genau die richtigen Punkte berührt werden. Es erregt sie auch, dass sie ihren Mann beim Sex nicht sehen kann, weil ihr das ein Gefühl der Machtlosigkeit vermittelt.

Sally (32) mag die Nähe und den Blickkontakt bei der Missionarsstellung. Sie legt ihre Beine über die Schultern ihres Partners, damit er ihren G-Punkt stimuliert. Amy (28) liegt gerne auf dem Rücken, während ihr Mann vor ihr kniet. Sie hebt ihr Becken, schlingt ihm die Beine um die Taille, und er zieht sie zu sich heran. Sie benutzt ihre Vaginalwände als Hebel, um ihn gegen ihren G-Punkt zu drücken.

Aus dem Schatzkästchen von anderen Frauen stammt auch das »umgekehrte Cowgirl«, bei dem Sie sich mit dem Hintern zu seinem Gesicht auf ihn setzen. Zum Glück ist der Penis flexibel. Dana (24) findet, dass in dieser Position die Spitze seines Penis ihren G-Punkt reibt, wobei die Basis zugleich gegen ihre hintere Vaginalwand drückt. Wenn ihr Partner seinen Finger in ihren Anus steckt, dann kann er seinen Penis durch ihre Haut spüren. Außerdem gefällt ihr, dass er von hinten beobachten kann, wie ihr Hintern auf und ab schwingt, und sie kann sehen, wie sein Penis in sie hineingleitet.

Lust-Tipp: Kreieren Sie Ihre eigene Methode. Geben Sie ihr einen lustigen Namen wie Vulkanausbruch, der geheime Handschlag oder Gummitwist. Entwickeln Sie Ihr eigenes sexuelles Vokabular. Dann können Sie und Ihr Partner diese Ausdrücke jederzeit benutzen – sogar vor anderen Leuten –, als ihre Geheimsprache, mit der Sie sich gegenseitig erregen.

Trocknen Sie nicht aus

Liebe CAKE,
Ich bin achtundzwanzig Jahre alt und hatte beim Sex noch nie einen Orgasmus. Ich werde zwar nass, und je nachdem, wie erregt ich bin, bleibe ich das auch lange Zeit, aber manchmal bin ich trocken, und dann tut es weh. Das ist frustrierend, weil es meinen Partner ärgert, dass er mich nicht zum Orgasmus bringt.

Anonyma

Liebe Anonyma,
Sie sollten es einmal mit Gleitmittel versuchen, das auch dazu gedacht ist, die sexuelle Erfahrung für Männer und Frauen zu verbessern. Wenn wir erregt sind, werden wir automatisch nass, aber manchmal kann es schwierig sein, das den gesamten Verkehr über aufrecht zu erhalten (vor allem, wenn man Kondome benutzt). Es ist völlig normal, ein bisschen trocken zu werden, besonders wenn es lange dauert. Das hat nichts damit zu tun, dass Ihr Partner Sie nicht zum Orgasmus bringen kann – das ist die Natur, und wie wir alle wissen, ist die Natur unberechenbar. Wir empfehlen wasserlösliche Gleitmittel, weil sie sicher sind, wenn man Kondome benutzt. Die üblichen Präparate sind in jedem Drogeriemarkt erhältlich, etwas Exotischeres bekommen Sie in einem Sex- oder Kondomladen.
Der gute alte Geschlechtsverkehr sollte nie schmerzhaft sein. Vielleicht sollten Sie auch einmal die Kondommarke wechseln, weil Ihre Schmerzen die Reaktion auf Nonoxynol-9 sein könnten, ein Spermizid, das bei manchen Kondomen verwendet wird. Vielleicht sind Sie auch allergisch gegen Latex, und Sie sollten vielleicht einmal ein Kondom aus Polyethuran verwenden.

Rosinenbrötchen

Analsex, »Oooohh!« oder »Aua!«?

Sie machen mit Ihrem Beau herum, und während Sie Ihre Klitoris befingern, beginnt er auf einmal, Ihren Hintern zu berühren. Leicht überrascht lassen Sie es zu und haben einen netten Orgasmus. Von da an macht Ihr Analspiel Fortschritte, bis er eines Tages Analsex vorschlägt. Neugierig und erregt machen Sie mit, zumal Sie wissen, dass Sie ihm vertrauen können. Er ist ein zärtlicher Liebhaber. Er trägt Gleitmittel auf und bereitet Sie mit den Fingern vor, und dann legen Sie sich auf den Rücken, die Beine um seinen Hals, und er dringt in Sie ein, während Sie Ihre Klitoris stimulieren. Sie entdecken die köstliche Wahrheit hinter einem Tabu: Sie fühlen sich so erfüllt wie noch nie zuvor, alle Nerven sind ungeheuer empfindlich, Ihr Orgasmus ist deutlich intensiver, und Sie haben neues Vertrauen in Ihren Partner.

Es stimmt, viele (und das heißt auch *viele*) Frauen genießen auch diese Variante des Liebesspiels. Hier ein paar Ratschläge:

Erstens: *Gleitmittel!* Benutzen Sie so viel Gleitmittel wie möglich, damit der Penis leicht hineinrutscht.

Zweitens: *Klitoris-Stimulation,* damit Sie lustvoll abgelenkt sind.

Drittens: *Bleiben Sie oben.* Kontrollieren Sie selber, wie viel Sie aushalten können.

Wenn Sie erst einmal den ersten Schock des leichten Schmerzes überwunden haben – aus dem Anus kommen normalerweise Dinge heraus und nicht hinein –, werden Sie überrascht sein, wie gut Ihr Hintern für den Penis geeignet ist. Sehr wichtig ist es, den Eingang vorher gut anzuwärmen. Versuchen Sie es erst mit der Fingerspitze, und arbeiten Sie sich dann Stück für Stück weiter vor. Geduld zu haben, ist beim Analsex unerlässlich, also gehen Sie langsam, aber stetig vor. Achten Sie darauf, dass Sie völlig entspannt sind, und wenn Ihr Partner eingedrungen ist, nehmen Sie sich einen Moment lang Zeit, bevor Sie anfangen zu stoßen.

> In meiner Fantasie dusche ich mit meinem Freund, weil er weiß, dass ich sehr schmutzig bin. Das Wasser ist heiß, das Badezimmer dampft, und mein Lover sieht sehr sexy aus. Er beginnt, mir die Brüste mit einem Schwamm einzuseifen … Mmmm, genau das brauche ich … so ein böser Junge. Er leckt und knabbert an meinen Nippeln, während er meine schmutzige Muschi mit dem Schwamm wäscht. Er steckt den Mittelfinger in meine seifige Muschi und den Daumen in meinen Arsch und fickt mich sanft mit den Fingern, ganz langsam, weil er genau weiß, wie sein schmutziges Mädchen es haben will. Naughty Boy drückt mich gegen die Duschtür, seift sich seinen steifen Schwanz ein und dringt langsam in meinen Arsch ein. Das ganze Badezimmer ist voller Dampf, und er fickt mich in den Arsch. Jetzt ist er nicht mehr sanft … Zuerst spüre ich Schmerz und Unbehagen, aber dann fange ich an zu stöhnen, damit mein böser Junge mich wirklich hart stößt. Er fühlt sich so gut an … er beißt mir in den Rücken, als wir beide kommen. Das Wasser ist kalt; der Dampf steht immer noch im Badezimmer, und mein Naughty Boy hat sein süßes kleines Mädchen wieder schmutzig gemacht.
>
> SARAH, 29

Die wenigsten von uns legen sich ins Bett und spreizen bereitwillig die Hinterbacken. Das ganze System muss ausreichend erregt sein, bevor es zum Analsex kommt. Der Analkanal ist ganz anders als der Vaginalkanal, und deshalb muss man auch

> ***The ulitmate Guide to Anal Sex for Women***
>
> **von Tristan Taormino**
>
> Niemand kennt die Ins und Outs des Analsex besser als Tristan, die das erste Buch mit Begleitvideo für Frauen zusammengestellt hat, die ihren Hintern erforschen wollen. Er deckt die ganze Bandbreite ab, einschließlich Sicherheit, Hygiene, Anatomie, Spielzeuge und Kommunikation. Wenn Sie bisher davor zurückgeschreckt sind, ändern Sie beim Anblick einer Frau, die vor analer Lust völlig außer sich ist, vielleicht Ihre Meinung!

anders eindringen. Aber auch im Analkanal kann man die Prostata und das Perineum stimulieren und natürlich auch alle Nerven im Analkanal.

Wenn Sie jemals Analsex ohne tonnenweise Gleitmittel versucht haben, haben Sie es seitdem wahrscheinlich gelassen. Sollten Sie es aber noch einmal versuchen wollen, empfehlen wir, eine Flasche Gleitmittel griffbereit zur Hand zu haben.

> Ich hatte vor, einen männlichen Freund mit einem Strapon zu penetrieren, den wir zusammen kaufen wollten. Wir gingen also los und erstanden einen Strap-on in vernünftiger Größe. An diesem Abend machte ich mich dann nach langem, gegenseitigem Vorspiel daran, die Fantasie zu erfüllen. Mein Partner war sehr motiviert und enthusiastisch. Ich bereitete ihn ausgiebig oral vor, saugte an seinem Schwanz und seinen Eiern und leckte seinen jungfräulichen Hintern. Unter Verwendung von viel Gleitmittel schob ich ihm den Finger hinein (etwas, das ich auch schon vorher getan hatte, aber an diesem Abend war er

wesentlich empfänglicher, wahrscheinlich weil er wusste, was noch auf ihn zukam). Er stöhnte heftig und gab sich völlig hin. Ich ließ ihn sich umdrehen, und dann fickte ich ihn; langsam und leicht zuerst, und dann, als er sich mehr entspannte, tiefer und fester. Was für ein Erlebnis! Er war so offen und empfänglich. Es war das Sexieste, was ich je getan hatte. Er ist zwar so nicht gekommen, aber das war egal. Wir hatten etwas getan, was wir schon immer tun wollten, und hatten es beide genossen.

NINA, 33

Lust-Tipp: Haben Sie auch einen so willigen Partner wie Nina? Manche Männer lieben ein wenig Analverkehr, weil auch sie eine Prostata haben, die man durch die Hintertür erreicht. Ob mit dem Finger oder einem Strap-on – stimulieren Sie sie. Zur Inspiration können Sie sich anschauen, wie Carol Queen auf dem klassischen Lehrvideo *Bend Over Boyfriend* ihren Liebhaber Roberto zum Orgasmus stößt.

Und jetzt alle zusammen

Oh, ja, am besten ist der Sex, wenn alle Ihre Teile zur gleichen Zeit richtig stimuliert werden. Es ist zwar wichtig, dass Sie Ihre Anatomie genau kennen, aber einen Luststandard oder einen bestimmten Typ von Orgasmus streben wir nicht an. Wenn Johannas (22) Partner auf einem Stuhl oder einer Couch sitzt, ist sein Mund auf gleicher Höhe mit ihren Nippeln, so dass er daran saugen kann, während sie vögeln. In dieser Position erreicht man auch gute vaginale oder klitorale Stimulation, so dass die Hände Ihres Partners für anale Spiele frei bleiben.

Im Idealfall sind Sie sich vorher darüber klar, was Ihnen und Ihrem Partner am besten gefällt und in welcher Position es für

Sie am günstigsten ist, so dass Sie die Erfahrung einfach genießen können. Jessica (27) wird gerne von hinten genommen, auf allen vieren, den Kopf gesenkt und den Hintern hoch gereckt. Ihr Partner umfasst ihre Hüften und stößt in sie hinein, während sie seinen Schaft mit den Muskeln eng umschließt. Zusätzlich hält sie ihn noch an der Wurzel fest, lässt aber von Zeit zu Zeit los. Sie konzentriert sich völlig auf das Gefühl unter ihrer Hand. In dieser Stellung kann er ihren Hintern berühren, und manchmal reibt er seinen Schwanz mit Gleitmittel ein und stößt ihn in ihr Arschloch.

> Es ist dunkel in meinem Zimmer. Ich streichele meinem Freund über den nackten Rücken. Seine Haut fühlt sich so weich an, und seine Muskeln sind fest. Ich beginne, über seinen schönen Hintern zu reiben, und er dreht sich zu mir um. Ich kann sein Gesicht nicht sehen, aber ich weiß, dass er mich anlächelt. Ich beginne, ihn zu küssen, quäle ihn mit meiner Zunge, und dann sauge ich an seinen Nippeln. Er stöhnt, als ich von einem zum anderen wechsele, weil ihn das erregt. Mit der Hand umfasse ich sanft seine Eier und streichele über die Spitze seines steifen Schwanzes. Ich frage ihn: »Willst du mich?« »Natürlich«, stöhnt er. Ich setze mich auf ihn und halte ihm meine Brüste vors Gesicht. Er fasst sie an und neckt mich so, wie ich es bei ihm getan habe. Er nimmt die gesamte Brustwarze in den Mund und grollt dabei tief in der Kehle. Mir laufen Schauer über den Rücken. Er packt mich um die Taille und zieht mich hoch, bis ich auf seinem Gesicht sitze. Seine Zunge ist so weich. Er saugt an meiner Klitoris und leckt dann über meine ganze Möse. Ich umfasse seinen Kopf mit den Händen, und meine Hüften zucken, als ich komme. Als ich wieder zu Atem gekommen bin, sehe ich, dass er mich anlächelt. Ich will unbedingt seinen Schwanz in mir spüren, deshalb glei-

te ich wieder nach unten. Meine Möse ist so nass, dass er leicht hineinrutscht. Ich drücke meine Hände auf seine Brust und reite ihn immer fester und schneller, dabei reiben seine Finger über meine Klitoris. Ich spüre, wie er zu pulsieren beginnt, und dann kommt er heftig und explosiv tief in mir. Ich sinke befriedigt auf seine Brust. Er küsst mich und drückt mich an sich.

MELANIE, 24

Mirta (48) wird gerne von hinten genommen, wenn sie sich an der Wand abstützen kann, damit sie sich ihrem Partner entgegendrücken kann, wenn er in sie stößt. In dieser Position reibt der Penis ihres Partners gleichzeitig über ihren Anus und ihren G-Punkt, während er mit der Hand ihre Klitoris stimuliert. Sie fühlt sich dabei so gut, dass sie am liebsten explodieren würde.

Lust-Tipp: Nehmen Sie die Pille? Für manche ist die Pille eine sichere, effektive Methode, Sex zu genießen, ohne Angst haben zu müssen, schwanger zu werden. Für andere stellen Pille und sonstige Hormonpräparate eine Belastung dar und wirken sich auf Stimmung, Libido und allgemeines Verlangen aus. Für Männer gibt es außer dem Kondom keine Optionen – und die meisten Frauen sind davon nicht besonders angetan. Die moderne, heterosexuell aktive Frau muss sich auf irgendeine wirkungsvolle Verhütungsmethode einlassen, wenn sie nicht schwanger werden will.
Es gibt zahlreiche Ratgeber zu dem Thema, aber Sie können sich natürlich auch im Internet unter dem Stichwort »Verhütung« umfassend darüber informieren.

Sie sollten immer einen Plan B haben

Sie kennen das Szenario – es ist Freitagabend, und Sie hatten gerade unglaublichen Wahnsinnssex mit Ihrem Lieblingslover, aber im Moment des Orgasmus rutscht das super-seidige Kondom heraus, und das Schreckliche passiert – Sie hatten gerade ungeschützten Geschlechtsverkehr. Lassen Sie uns für den Moment mal annehmen, dass Sie und Ihr Partner auf sexuell übertragbare Krankheiten getestet worden sind, so dass Sie lediglich Angst vor einer ungewollten Schwangerschaft haben müssen. Damit sind Sie nicht allein; Verhütungsmethoden haben schon bei vielen versagt, und wir brauchen alle einen kleinen Auffrischungskurs. Sie beschließen, dass es jetzt nur eins gibt: Sie ziehen sich etwas über, eilen zur nächsten Apotheke, die Notdienst hat, und besorgen sich die Pille danach.

Aber halt! Nicht so schnell. Ohne ein Rezept wird Ihnen der Apotheker nichts geben. Also müssen Sie bis Montag warten. Da jedoch die Pille danach nur 72 Stunden nach dem ungeschützten Geschlechtsverkehr wirkt und umso effektiver ist, je eher sie eingesetzt wird (innerhalb der ersten 12 Stunden hat sie eine Wirksamkeit von fast 100 Prozent), erhöht sich Ihre Chance, schwanger zu werden, ernsthaft. Und das alles nur, weil die Pille danach eines der bestgehüteten Geheimnisse der Medizin ist.

In den Vereinigten Staaten gibt es 60 Millionen Frauen im gebärfähigen Alter und 7 von 10 – 42 Millionen – sind sexuell aktiv und wollen nicht schwanger werden. Aber es gibt nur wenige zuverlässige, sichere, bequeme und vor allem erschwingliche Optionen zur Verhütung. Bestehende hormonelle Verhütungsmethoden können unerträgliche Nebeneffekte haben; sie sind nicht rezeptfrei und die Krankenversicherung bezahlt sie nicht. Die moralischen Gegner der Pille danach sind anscheinend der Meinung, dass Frauen zügellos werden, wenn sie leichteren Zugang zu diesen Verhütungsmitteln haben. Aber über die kos-

Plan B

Was ist nachträgliche Verhütung? In der »Pille danach« ist in konzentrierter Dosis enthalten, was wir aus der handelsüblichen »Pille« schon kennen. Wenn die Pille danach innerhalb von 72 Stunden nach dem ungeschützten Sex genommen wird, reduziert sie die Chance, schwanger zu werden, um 89 Prozent. (Es ist also eigentlich eine Dreitagespille danach). Die U.S. Food and Drug Administration hat sie als Verhütungsmittel und nicht als Abtreibungspille wie RU-486 eingestuft. Die Pille danach verhindert die Ovulation und Befruchtung und verändert die Schleimhaut der Gebärmutter, so dass ein befruchtetes Ei sich nicht einnisten kann. Wenn Sie bereits schwanger sind und ein befruchtetes Ei sich im Uterus eingenistet hat, kann auch die Pille danach daran nichts ändern. Weitere Informationen über die Pille danach finden Sie im Internet.

tenlosen Viagra-Proben, die jedem Mann einen 24-Stunden-Ständer bescheren, beschwert sich niemand, oder? Das ist doch ein schreckliches Klischee. Weibliche sexuelle Lust, böse, böse, böse. Männlicher sexueller Appetit, gut, gut, gut. Nette Doppelmoral, oder?

Es ist ganz einfach. Misslungene Verhütung und schwerer Zugang zu Verhütungsmitteln wie der Pille danach führen zu mehr ungewollten Schwangerschaften, während umgekehrt die Raten sinken, wenn Empfängnisverhütung einschließlich der Pille danach für jeden zugänglich ist. Man braucht sich bloß den überwältigend positiven Effekt in Frankreich anzuschauen, wo die Pille danach überall zu bekommen ist: Die Rate ungewollter Schwangerschaften ist die niedrigste auf der ganzen Welt. (Und in welchem Land ist sie am höchsten? Sie haben es erraten – in den Vereinigten Staaten!)

Heiße Mama

Heutzutage heiraten Frauen später, verdienen mehr Geld und bekommen später Kinder – und wir erfahren unsere Sexualität tiefer und lustvoller. Im Gegensatz zu Titeln wie »Hausgöttin«, die eine natürliche weibliche Neigung zu Haushaltspflichten implizieren (ja, klar!), und »Superweib« (kann alles und opfert sich auf), weist »heiße Mama« auf die kompromisslose Frau hin, die ihr Leben im Fluss ihrer Weiblichkeit lebt.

Mit der Mutterschaft wird deutlich, dass wir sexuelle Wesen sind, vom Akt der Zeugung über Geburt und Stillen. So wie unsere Kultur verlangt, dass wir entweder Mütter oder Karrierefrauen sind, entscheidet sie auch, dass wir uns von unserer Sexualität abwenden, wenn wir Kinder bekommen. Wie absurd! Wenn überhaupt, werden wir dadurch sexueller, sexuell selbstbewusster und mehr im Einklang mit unseren sexuellen Fähigkeiten. Wir lieben heiße Mamas!

Statt alberner Schlagzeilen, die Babys gegen Karriere setzen, brauchen wir Nachrichten wie »Erste Präsidentin zieht sich schwanger für gute Sache aus!«

Lust-Tipp: In Ihrem Heimatort gibt es die Pille danach nicht über den Ladentisch? Wenn Sie ein cleveres Mädchen sind, dann wissen Sie, dass Sie auch einfach die doppelte Dosis Ihrer normalen Antibabypille nehmen können. Die Anzahl von Pillen pro Dosis hängt von der Marke ab, also fragen Sie bitte Ihren Gynäkologen danach. Bitten Sie ihn auch gleich um ein Rezept für die Pille danach, und bewahren Sie sie neben den Kondomen auf.

Schlusswort: Ach ja, Größe spielt übrigens tatsächlich eine Rolle

Ja, klar, Größe spielt eine Rolle, aber wenn es um unsere Lust geht, ist die Technik die Kirsche auf dem Kuchen. Wenn wir von Größe sprechen, dann meinen wir damit nicht nur die Länge seines Glieds, sondern auch seine Fähigkeiten, Lust zu verschaffen, das Ausmaß seines sexuellen Repertoires und seiner genialen Einfälle im Bett. Also, Größe ist eher die Größe seiner Fähigkeit, uns Frauen Lust zu schenken.

Er grinste mich an und vergrub sein Gesicht zwischen meinen Beinen. Seine Zunge glitt über meine Falten, und ich wurde heiß und feucht. Seine gebräunte Hand lag auf meinem weißen Bauch und drückte dort kenntnisreich auf die Stellen, die mich wild machen. Seine andere Hand glitt zwischen meinen Beinen zu meinen Hinterbacken, und ich riss schockiert die Augen auf, als ein Finger in mein Arschloch glitt. Ich wollte gerade protestieren, als seine Zunge und beide Hände sich so schnell und fest zu bewegen begannen, dass ich völlig die Kontrolle verlor. Um mich herum drehte sich alles, ich wand mich und schrie zum ersten Mal vor Lust. Er streichelte mich immer noch, als ich nach Atem ringend auftauchte und mich fragte, wo ich war. Er lag mit der Wange auf meinem Bauch, seine blauschwarzen Locken fielen über meine Taille. Er sah sehr zufrieden mit sich aus. Als ich wieder sprechen konnte, fragte ich ihn, warum er immer noch die Jeans anhätte. Schließlich war ich noch nie mit einem Mann zusammen gewesen, der nicht in erster Linie an seinen Orgasmus dachte. Er zuckte mit den Schultern und erwiderte, er sei nicht besonders gut ausgestattet und wüsste, er könnte es mir am besten mit dem Mund besorgen. Ich lachte, weil ich an all die Männer denken musste, die glaubten, Größe sei alles.

Was hatte ich doch für ein Glück gehabt, einen Mann mit einem kleinen Schwanz gefunden zu haben.

GENA, 25

Okay, nachdem das jetzt klar ist, wollen wir ein bisschen spezifischer werden.

Wie groß ist der durchschnittliche Penis überhaupt? Bei den meisten Männern ist der erigierte Penis zwischen 12,5 und 17,5 Zentimetern lang, und in der Entspannung zwischen 7,5 und 15,5. Ist größer immer besser? Nicht zwangsläufig, da wir Frauen nur eine bestimmte Länge und Dicke aufnehmen können. Die durchschnittliche Länge des Vaginalkanals in Erregung liegt bei etwa 12,5 Zentimetern, und ein Mann mit einem Penis von, sagen wir, 17,5 Zentimetern stößt gegen den Muttermund, was unter Umständen wehtun kann.

Viel wichtiger ist, wie ein Mann mit seiner Ausrüstung umgehen kann. Wichtig hierbei ist nicht so sehr die Länge als vielmehr die Dicke, mit der der Mann uns an den richtigen Stellen streicheln kann. Die weibliche Anatomie ist überraschend nachgiebig, und auch wir haben alle möglichen unterschiedlichen Größen. Größe ist immer relativ.

Wo liegt der Rekord für die größte Erektion? Bei 28 Zentimetern, Baby!

Und worin liegt das große Geheimnis, eine Frau zum Orgasmus zu bringen? Wenn Sie dieses Buch gelesen haben, sollte es Ihnen absolut klar sein, dass es *kein Geheimnis gibt!*

Vielleicht sollte man bei einem Mann überhaupt mehr nach Technik, Stil und Streicheleinheiten fragen. Statt zu fragen »Spielt die Größe eine Rolle?«, sollten wir lieber fragen: »Spielt es eine Rolle, ob ich mein Mädchen zum Orgasmus bringe?« Und die Antwort darauf lautet: »Es ist das Wichtigste.«

Layla, 27: Ich will nur mit hochhackigen Schuhen, einem Tanga und einer langen, dünnen Jacke bekleidet zu ihm nach Hause gehen. Er soll im Bett liegen, und wenn ich hereinkomme, soll ihm der Unterkiefer herunterfallen. Er soll mir sagen, wie sexy ich aussehe, und dabei versuchen, mir die Jacke aufzuknöpfen. Ich stoße ihn weg und sage ihm, wenn er sehen will, was unter meiner Jacke ist, dann muss er erst vor mir strippen. Ich kann sehen, wie sein Schwanz in seiner Hose anschwillt, während er Musik heraussucht, nach der er tanzen kann. Dann beginnt er mit der Show und hält mir seinen Schwanz vors Gesicht, weil er weiß, wie sehr ich ihn will. Jedes Mal, wenn er das Becken auf mich zu bewegt, lecke ich seinen Schwanz durch die Hose.

Schließlich zieht er mich vom Bett hoch und lässt mich mitmachen. Seine Finger gleiten zwischen meine Beine, um zu prüfen, wie nass ich bin. Er spielt mit meiner Klitoris und sagt mir, wie sehr er sich danach sehnt, an ihr zu saugen. Dann wendet er sich an ein imaginäres Publikum und fragt, ob er mich lecken soll. Er sinkt auf die Knie, und ich sage zu ihm: »Leck meine Möse!« (er liebt Dirty Talk). Er macht sich an die Arbeit, saugt und stöhnt und packt meinen Arsch. Schließlich sage ich ihm, er soll mich fesseln und quälen. Darauf hat er schon gewartet, und er holt schnell etwas, womit er mich fesseln kann.

Er legt mich auf den Bauch und bindet mir die Hände am Bettpfosten fest. Weil er merkt, dass ich ein bisschen Angst habe, sagt er, ich solle mich entspannen. Er beginnt, langsam meinen Rücken zu lecken, bis hin zu meinem Hintern. Dann kann er sich nicht mehr beherrschen und fängt an, meinen Arsch zu lecken. Er drückt mir die Beine auseinander, damit er mit der Zunge weiter hineinkommt, und wird zu einem wilden Tier. Er hockt sich hin, und ich spüre, wie er seinen Schwanz über meine Ritze reibt. Ich verkrampfe mich, weil ich weiß, was er vorhat. Um mich abzulenken, leckt er mein Ohr, und ich spüre, wie er beginnt, in mich einzudringen. Er steckt mir die Zunge tiefer ins Ohr, und ich beginne, laut zu stöhnen, was ihn sofort antörnt. Er schiebt seinen Schwanz immer weiter in meinen Arsch. Meine Schreie werden lauter, und er stößt fester. Weil meine Schreie ihn erregen, hält er mir den Mund mit der Hand zu und sagt mir, ich solle verdammt noch mal aufhören, aber ich kann nicht. Ich beginne, ihn »Daddy« zu nennen, sage, dass ich seine kleine Schlampe sein will, und dann kommt er. Er wartet noch, bis auch ich gekommen bin, dann zieht er seinen Schwanz heraus, und ich spüre sein warmes Sperma in meinem Hintern. Er sagt zu mir, ich sei die Beste, und wir schlafen zusammen ein. Als ich wach werde, hole ich diese Fantasie heraus und lasse sie ihn lesen, damit er weiß, dass er nie das Sagen hatte, sondern die ganze Zeit nach meinen Regeln gespielt hat. Bin ich nicht gemein?

Leinani, 34: Wenn mein Mann Spätschicht hat, ist unser Sexleben ziemlich gedämpft. Gestern Nacht kam er gegen eins ins Bett und begann, mir ins Ohr zu flüstern, wie geil er sei. Sanft streichelte er meine nackten Brüste, aber ich war so müde, weil ich mich um unseren Sohn gekümmert hatte, dass ich mich wegdrehte und ihm sagte, er solle mich in Ruhe lassen. Er küsste mich zärtlich und drehte sich auf seine Seite des Bettes.
Kurz darauf spürte ich erneut sanfte Küsse am Nacken und an meinem Hintern einen hoch aufragenden Steifen. Wieder sagte ich ihm, er solle mich schlafen lassen. Wenige Augenblicke später ging er leise zu der Schublade mit meiner Unterwäsche und holte einen meiner Seidentangas heraus. Insgeheim beobachtete ich ihn, wie er ihn sich um den Schwanz legte und sich einen herunterholte, wobei er

meinen Namen flüsterte und stöhnte. Am nächsten Morgen war mein Tanga ganz voller Sperma. Als mein Mann aufwachte, erzählte ich ihm, dass ich ihn beim Masturbieren beobachtet hätte, und wie erregt ich gewesen sei. Als er mich fragte, warum ich dann nicht mitgemacht hätte, erwiderte ich, es hätte mir gefallen, wie er gekommen sei und dabei an mich gedacht hätte.
Heute Nacht kam er genauso geil nach Hause wie gestern. Als er mir ins Ohr flüsterte und meine Brüste streichelte, tat ich so, als würde ich fest schlafen. Aber er wusste, dass das gar nicht stimmte und dass ich einverstanden war, wenn er weitermachte. Er küsste meine Brüste, leckte meine Nippel, die sich aufgerichtet hatten, und ließ seine Hände über meinen Körper gleiten. Dabei stellte er fest, dass ich genau den Tanga trug, in den er letzte Nacht gekommen war (ich hatte ihn natürlich in der Zwischenzeit gewaschen), und sein Schwanz wurde noch steifer. Langsam glitten seine Finger durch die Falten meiner Muschi, mit jeder Berührung wurde ich erregter.
Zuerst fiel es mir schwer, so zu tun, als ob ich schliefe, aber während er meinen Körper stimulierte, war es leicht, die Augen geschlossen zu halten. Er drehte mich auf die Seite und küsste mich unten am Nacken, wobei er mit beiden Händen meine Nippel rieb. Er küsste und leckte jeden Zentimeter an meinem Hals und meiner Schulter, wobei er sich besonders den Stellen widmete, die mich besonders erregen. Ich hätte mich am liebsten unten selber angefasst, aber ich wartete ab, was er als Nächstes tun würde. Er drehte mich auf den Rücken, und während er mich küsste und mit meinen Brüsten spielte, glitt seine freie Hand zu meiner nassen Muschi, und er begann, meine Klitoris zu streicheln. Ich wurde immer erregter, und dann steckte er den Kopf zwischen meine Beine. Zum Glück habe ich einen Mann, der gerne meine Muschi leckt. Er begann, in kleinen Kreisen über den

klatschnassen Tanga zu lecken. Dann zog er ihn herunter, drückte mir die Beine auseinander, fuhr mit seiner Zunge die Konturen meiner äußeren Schamlippen nach und steckte einen Finger in meine Spalte. Langsam stieß er mit dem Finger in mich hinein, während er mich leckte, jedes Mal ein bisschen tiefer.

Zwischendurch glitt auch seine Zunge in meine Muschi, kehrte aber immer wieder zu meiner Klitoris zurück. Schließlich steckte er mir drei Finger hinein, und als er damit meinen G-Punkt stimulierte, bäumte ich mich auf wie ein wildes Pferd. Er rieb mich weiter mit den Fingern, und ich kam zitternd in einem heftigen Orgasmus. Als es vorbei war, zog er die Finger heraus und leckte sie ab. Er küsste mich auf die Wange und sagte: »Ich liebe dich, meine Süße. Ich hoffe, es hat dir gefallen!« Dann drehte er sich auf seine Seite, um zu schlafen.

Ich öffnete die Augen und sagte ihm, er solle mich jetzt ficken, bis er käme. Innerhalb von Sekunden war sein Schwanz in mir drin. Ich packte ihn an den Hüften und zog ihn an mich, damit er meine Muschi bis in den letzten Winkel ausfüllte. Dann setzte ich mich auf ihn und ritt ihn, wobei ich deutlich fühlte, wie sein Schwanz in mich hineinstieß. Er umfasste meine Brüste, und ich sah an seinen Augen, dass er gleich kommen würde. Ich hüpfte auf und ab, und er hielt meine Hüften fest und kam in mir. »Süßer«, flüsterte ich, als ich auf ihm zusammenbrach, »wenn du mich so aufweckst, mache ich das jede Nacht.« Ich brauche wohl nicht zu erwähnen, dass er mich seitdem drei oder vier Mal pro Woche so weckt. Ich danke dem Himmel für seine »Nachtschicht«!

7

Ein bisschen Hilfe von unseren Freunden

Mein Freund und ich haben uns gerade unseren ersten Vibrator gekauft. Wir sind in einen Sexshop gegangen und haben uns einen mit vier unterschiedlich strukturierten Aufsätzen ausgesucht. Am gleichen Abend haben wir ihn ausprobiert, und es war eine sehr, sehr lustvolle Erfahrung. Es hat mich erregt wie noch nie, dass mein Freund zwischen meinen gespreizten Beinen gekniet und mit dem Vibrator meine Klitoris stimuliert hat. Er blickte zwischen meinem Gesicht und meiner Klitoris hin und her und richtete sich so auf, dass die Spitze seines Penis meine Vagina küsste. Ich wollte ihn so gerne in mir spüren, aber die Empfindung an meiner Klitoris war so stark, dass ich am liebsten immer so liegen geblieben wäre.

Amy, 27

Was soll eine Frau tun, wenn eine Sexstellung, die ihrem Partner Lust bereitet, nicht gut für sie ist? Bei vielen Stellungen wird die Klitoris einfach nicht genug gereizt. Wenn das bei Ihnen auch der Fall ist, dann brauchen Sie einen Vibrator, mit dem Sie der Klitoris die Aufmerksamkeit schenken können, die sie verdient. Wenn externe Stimulation für Sie wichtig ist, dann sorgt ein Vibrator dafür, dass die Klitoris nicht das Nachsehen hat!

Es kann heikel sein, wenn Sie Ihren Partner mit einem Vibrator konfrontieren. Manche Männer fürchten, dass das Spielzeug als Ersatz für sie dienen soll. *Au contraire, mon frère!* Ein Vibrator ist einfach der beste Weg, um sicherzustellen, dass Sie immer, mit hundertprozentiger Sicherheit, einen Orgasmus bekommen. Und das wollen wir doch alle gern!

Auch Männer lieben Spielzeug

Sie wollen doch Ihren Nadelstreifenfreund nur ein bisschen aufpeppen. Er ist Investment-Banker – immer im Anzug, meistens in der Missionarsstellung, und für gewöhnlich sind Sie auch seine wohlerzogene Freundin und überlassen ihm die Führung. Aber heute Abend ist es anders. Sie waren in der Badewanne und sind dort vom Wasserstrahl schon einmal gekommen. Sie führen ihn ins Schlafzimmer, entkleiden ihn und fordern ihn auf, Sie zu lecken. Als er brav beginnt, Ihre Schamlippen zu lecken und an Ihrer Klitoris zu saugen, unterbrechen Sie ihn und holen einen großen, durchsichtigen, rosa Dildo aus der Nachttischschublade. Er ist geschockt, weil er das nie von Ihnen erwartet hätte, aber Sie bitten ihn, Ihnen den Dildo in die Möse zu stecken und Sie damit zu ficken, während er Sie leckt. Allein die Worte auszusprechen, macht Sie schon an, und er gehorcht Ihnen, pumpt den Dildo hinein und heraus, während er Sie leckt und neckt. Sie möchten am liebsten schreien und drücken Ihre Brüste, als die Wellen des Orgasmus Sie überfluten.

Das inspiriert Sie noch mehr, und Sie sagen ihm, Sie wollten jetzt seinen Schwanz. Ihre Wortwahl überrascht ihn, aber er spielt mit und sagt, wie sehr er Ihre nasse Muschi liebt. Dann dringt er in Sie ein, wobei er Ihnen mit einem Schal, der auf dem Nachttisch liegt, die Augen verbindet. Er dreht Sie um, damit er Sie von hinten ficken kann, und es fühlt sich gut an, als sein Schwanz in Ihre Möse gleitet. Schließlich drehen Sie den

Spieß um, setzen sich auf ihn, und er beginnt, mit Ihrer Klitoris zu spielen. Nachdem er gekommen ist, drückt er Sie wieder aufs Bett und leckt Sie, bis sie sich schreiend winden und ebenfalls kommen.

Das klingt wie eine wahr gewordene Fantasie! Wenn Sie zwei Gespielen haben – einen Partner und ein Sexspielzeug –, dann kann Sie nichts davon abhalten, die beiden zusammenzubringen.

> Ich liege gerne auf meinem Bett und halte meinen Honigbär-Vibrator in den Händen. Dabei ist der Vibrator natürlich auf meine Klitoris gerichtet. Mit den Händen dirigiere ich ihn. Mein Freund liegt auf mir, und aus irgendeinem Grund trägt sein Gewicht noch zu meinem Wohlbefinden bei. Er flüstert mir schmutzige Dinge ins Ohr, was ich liebe. Am tollsten ist es, wenn mein Körper beim Orgasmus zuckt. Mein Freund lacht dann leise und findet es großartig, dass er es aus der Nähe erlebt, wie ich komme. Es ist wirklich eine tolle Erfahrung.
>
> JESSICA, 24

Um Ihrem Partner den Vibrator schmackhaft zu machen, müssen Sie ihn sexy machen. Sagen Sie in etwa: »Ich fände es wirklich geil, wenn wir beim Sex einen Vibrator benutzen könnten.« Oder: »Darf ich Dir meinen Freund, den Hasen, vorstellen?« Natürlich können Sie auch uns immer die Schuld geben: »CAKE hat mir erzählt, dass der Hitachi Zauberstab uns beiden tolle Orgasmen beschert – wollen wir es mal ausprobieren?« Und unser Favorit ist: »Hör mal, Schatz – es macht dich sicher glücklich, wenn du mich glücklich machst – wo sind denn jetzt die Batterien?« Seien Sie direkt, wenn ihn das nicht überzeugt, dann sagen Sie ihm, er soll einen Vibrator benutzen, wenn seine Zunge eine Pause braucht. Das müsste funktionieren. Wenn das alles nichts hilft, dann brauchen Sie vielleicht einen neuen Freund.

Lust-Tipp: Manchmal kommt ein Mann mit einem neuen Spielzeug nicht zurecht. Helfen Sie ihm ein bisschen auf die Sprünge, dann haben Sie beide etwas davon. Übernehmen Sie das Steuer. Beginnen Sie, indem Sie ihm Ihre masturbatorischen Fähigkeiten vorführen. Sie werden sehen, er will ganz schnell mitmachen. Versuchen Sie, ihn genauso zu lenken wie Ihren Vibrator. Zeigen Sie ihm, wie er die Stimulation, die von ihm ausgeht, mit dem Vibrator verbinden kann. Unsere Daumenregel lautet, die Klitoris während des Geschlechtsverkehrs außen zu stimulieren und bei gegenseitiger Masturbation einen Vibrator für innen zu benutzen. Aber es gibt natürlich Hunderte anderer Kombinationen, die Spaß machen und die man ausprobieren sollte. Folgen Sie Graces Anweisungen:

Ich komme mit dem Vibrator aus dem Badezimmer, und du lächelst breit. »Ich kann es kaum erwarten zuzusehen, wie du dich selber zum Orgasmus bringst«, sagst du, und ich lache. Ich feuchte meine Finger an und reibe sie um meine Schamlippen. Mit der Spitze des Vibrators massiere ich mich. Zuerst reibe ich nur sanft, bis ich die richtige Stelle finde. Du berührst dich ebenfalls. Wir beide sind so schön, und ich halte einen Moment inne, beuge mich vor und nehme deine Eier in die Hand und drücke mein Gesicht ein wenig hinein, du stöhnst. Ich lehne mich wieder zurück; ich lege den Vibrator beiseite und benutze nur meine Finger an meiner Klitoris, bis ich spüre, dass mir heiß wird. Da höre ich auf; ich möchte es noch einmal tun, und vor allem möchte ich, dass du mir dabei hilfst.

Ich schiebe die Spitze des Vibrators in mich hinein und bitte dich, ihn festzuhalten, was du bereitwillig machst. Ich beuge die Knie und bringe meine Hüften näher an dich heran. Du stößt mich sanft mit dem Vibrator, und ich umfasse ihn fest mit den Muskeln in meiner Möse und bewege gleichzeitig meine Finger um meine Klitoris. Du siehst mich hingerissen an, dein steifer Schwanz zuckt, und du sagst, du möchtest gerne in mir sein. Ich lache und denke, es ist alles absolut perfekt, aber als du deinen Schwanz an mir reibst und in mich eindringen willst, sage ich nein. Ich fahre mir mit einer Hand in die Haare und mit der anderen reibe ich leicht über meine Klitoris. Ich bin fast so weit und sage zu dir, du sollst fester stoßen und den Vibrator so tief in mich hineinstoßen, wie es geht. Meine Finger an meiner Klitoris werden immer schneller und schneller, und dann halte ich noch mal inne; eine Hitzewelle überflutet mich, und deine Hand schiebt den Vibrator tief in mich hinein. Ich lege mich zurück, mein ganzer Körper prickelt, und meine Muschi pocht.

GRACE, 28

Wir wollten von den Männern wissen, wie es für sie ist, wenn sie mit ihrer Partnerin ein Sexspielzeug benutzen. Vielleicht jagten unsere summenden Freunde ja den sonst so selbstsicheren Jungs ein bisschen Angst ein. Nun, zu unserer Überraschung mussten wir feststellen, dass viele Männer gerne Sexspielzeuge beim Liebesspiel einsetzen. Es scheint tatsächlich so zu sein, dass beide Parteien es genießen. Also, auch in der männlichen Sexualität hat sich etwas getan.

Willkommen neuer Mann. Wir wollen ihn mal CAKE-Boy nennen.

Hier sind einige unserer Lieblingsantworten aus einer Flut von Reaktionen auf die Vibratorfrage:

Aus einer Laune heraus habe ich meiner Frau vor drei Monaten einen klassischen Vibrator als Überraschung gekauft. Ich hatte vor, ihn heimlich an dem Abend einzusetzen. Als sie schön nass war, rieb ich sie damit und schob ihn schließlich in sie hinein. Seitdem benutzen wir ihn jedes Mal, wenn wir uns lieben, und sie nimmt ihn auch zur Selbstbefriedigung. Wenn ich allein höre, wie sie damit kommt, läuft mir ein Schauer über den Rücken. Am meisten törnt mich an, wenn ich ihr dabei zuschauen darf. Ich weiß nicht, warum ein Mann Angst davor haben soll, wenn die Partnerin einen Vibrator benutzt. Ehrlich, wir empfinden seitdem so viel mehr sexuelle Lust und Intimität, dass ich mir vorkomme wie der glücklichste Mann auf der Welt.

JACOB, 32

Mitten ins Schwarze!

Ich kann den tragbaren Vibrator beim Sex nur empfehlen. Als ich die Kombination Vibrator und Schwanzring zum ersten Mal gesehen habe, war ich mir nicht so sicher, ob es dieses winzige, vibrierende Gelteil wirklich bringen würde, aber dann habe ich es aufgesetzt und wow! Das ist der Hit! Jetzt schiebt sie mir jedes Mal den Ring über, wenn sie es lange treiben will, und dann geht es los. Ein gegenseitiger Nutzen! Man braucht zwar ein wenig Technik … es hilft, wenn der Mann zusätzlich ein bisschen reibt. Und wenn man den Schwanz lange drinlässt, dann ist die Wirkung auf den Zielpunkt besonders groß. Für den Mann ist es toll, einen vibrierenden Schwanzring zu haben: Es fühlt sich gut an und schnürt zugleich ein bisschen ein.

STEPHEN, 30

Ja, Wahnsinn!

Lust-Tipp: Wählen Sie einen vibrierenden Schwanzring oder einen kleinen Vibrator, den Sie sich umschnallen und beim Sex tragen können. Achten Sie darauf, dass er richtig sitzt, weil er nur dann wirklich effektiv auf Ihre Klitoris wirken kann.

Susan, 35: Wir haben gerade in einem französischen Restaurant in der Stadt zu Abend gegessen. Es ist eine schöne Nacht in San Diego, und wir genießen den Spaziergang zu Louis' Loft. Ich fühle mich warm und entspannt von den zwei Flaschen Pouilly Fumé, die wir beim Essen getrunken haben. Händchenhaltend schlendern wir die Fourth Avenue entlang, vorbei an dem Coffee-Shop, wo wir jedes Wochenende frühstücken, seit wir uns vor einem Monat kennengelernt haben. Der Laden daneben ist morgens immer geschlossen. Heute Abend jedoch blinkt das Schild »Nur Erwachsene« in Neon-Rot. Louis zieht mich hinein. Drinnen ist es ziemlich hell, und es sind nur ein paar Kunden da. Die Regale sind voller Pornovideos und Magazine.
Er führt mich in die Mitte des Ladens, wo Sexspielzeuge angeboten werden. »Wie wäre es denn damit?«, fragt er und zeigt auf einen rosa Vibrator mit gebogenem Kopf. Ich nicke, er nimmt ihn vom Regal und geht damit zur Theke. Ich höre, wie er nach Batterien fragt, und bin ganz beeindruckt davon, wie aufmerksam er auf jedes Detail achtet. Als er gerade bezahlen will, sieht er, dass ich mir die Schwanzringe anschaue. Er legt seine Kreditkarte auf den Tresen und bittet den Typ an der Kasse, kurz zu warten. Dann kommt er zu mir, küsst mich auf den Nacken und fasst mir an die Brüste. Meine Nippel richten sich auf. Der Typ im Gang nebenan beobachtet uns, aber das ist uns egal. Ich drücke meinen Hintern gegen Louis' Schwanz und fühle, wie hart er ist.
Ich sage ihm, er soll einen Schwanzring aussuchen, er nimmt rasch einen vom Regal. Der Typ lässt uns nicht aus den Augen und belauscht uns wohl auch. Der Schwanzring, den Louis sich ausgesucht hat, kann nicht groß genug für ihn sein, deshalb rate ich ihm, den größten auszusuchen. Er flüstert mir ins Ohr, wie ungezogen ich bin und dass er

mich später für mein Benehmen bestrafen wird. Das führt uns zu den Handschellen und Peitschen, wo wir eine kleine schwarze Lederpeitsche, eine Augenbinde und Handschellen aussuchen. Wir beenden unseren Einkauf mit Duftkerzen, Schaumbad und Kamasutra-Ölen.

Als wir zur Theke gehen, erspäht Louis einen Dildo mit zwei Köpfen. Er sagt mir, er will ihn kaufen, damit er mich in alle drei Öffnungen ficken kann, mit dem Dildo in meine Muschi und den Arsch, während er mir seinen Schwanz in den Mund stößt, bis er kommt. Sein Vorhaben macht mich so nass, dass er es gleich hier und jetzt tun könnte, im hellen Licht des Ladens, unter den neugierigen Blicken des Kunden und des Typs an der Kasse. Ich schmiege mich an Louis und flüstere, es wäre toll, wenn er mich so ficken würde.

Er zieht meine Hand auf seine Hose und drückt sie auf seinen Schwanz, der sich deutlich abzeichnet. Louis bezahlt, und der Typ an der Kasse wirft uns einen anzüglichen Blick zu, als er uns einen schönen Abend wünscht. »Der Perverse, der uns da beobachtet hat, hätte dich am liebsten gefickt«, sagt Louis, als wir eine Abkürzung zu seiner Wohnung nehmen. Ich sage zu ihm, dass der Typ ziemlich heiß war (das stimmt gar nicht), und frage ihn, ob er eifersüchtig ist. Ich liebe nichts mehr, als ihn eifersüchtig zu machen. Er ignoriert die Frage und fährt mit der Hand unter meinen Rock. Er schiebt zwei Finger in mich hinein und sagt, wie nass ich wäre.

Ich will mehrmals stehen bleiben, um ihn zu küssen, aber er lässt es nicht zu. Er befiehlt mir weiterzugehen und lässt seine Finger in mir. Mein Rock ist über meinen nackten Hintern hochgeschoben, so dass jeder ihn sehen kann, meine Muschi ist klatschnass. Zum Glück ist es schon spät, und die Straßen sind praktisch menschenleer. Ich kann nicht mehr länger warten und ziehe ihn an die Mauer eines Gebäudes, mache ihm die Hose auf und schlinge ein Bein um ihn. Ein paar Leute, die noch spät unterwegs sind, kommen vorbei und pfeifen, aber wir ignorieren sie, und sie gehen weiter. Louis lässt die Tüte mit unseren Einkäufen zu Boden fallen und hockt sich hin. Er schiebt meinen Rock noch weiter hoch, reißt mir die Unterhose herunter und wirft sie einfach beiseite. Immer wieder leckt er über meine Klitoris, bis ich kurz vor dem Orgasmus stehe, dann hört er abrupt auf und sagt, ich soll ihm noch einmal erzählen, wie heiß der Typ im Sexshop war. Ich erkläre ihm, das sei doch nur ein Witz gewesen und er solle bitte weitermachen, aber er weigert sich. Ich beginne zu betteln, aber er meint, dass vielleicht der Typ mich weiterlecken will. Ich beginne mir schon Sorgen zu machen, dass er wirklich sauer auf mich ist, als er mich auf einmal umdreht und von hinten in mich eindringt. Ich stütze mich an der Wand ab und bitte ihn, seinen Schwanz fester in mich hineinzustoßen. Viel zu schnell kommen wir beide. Als ich vor Lust aufschreie, fällt mein Blick auf die Tüte mit den Einkäufen aus dem Sexshop, und mir wird klar, dass das Beste erst noch kommt.

8

Dirty Talk

Liebe CAKE,

beim Sex habe ich immer Fantasien, aber ich erzähle sie meinem Mann nicht aus Angst, dass es ihn verletzen und abstoßen könnte. Ich habe gelesen, dass viele Frauen fantasieren – und zwar nicht über Dinge, die sie wirklich tun möchten, sondern nur über Dinge, die sie anmachen. Weil ich diese Fantasien niemandem erzählen kann, haben wir ein ziemlich langweiliges Sexleben, und ich masturbiere viel alleine. In meiner letzten Beziehung war es ganz anders, und der Sex war toll, aber mein Ex hat immer selber mit dem Dirty Talk angefangen. Ihn hat nichts schockiert, deshalb konnte ich mit ihm über alles reden und auch alles ausprobieren. Soll ich meinem Mann meine schmutzigen Gedanken erzählen?

EMILY, 27

Ja! Wahrscheinlich sind Ihre schmutzigen Gedanken genau der belebende Tritt in den Hintern, den Ihr Sexleben braucht. Erzählen Sie diplomatisch von Ihren Fantasien. Manchmal passiert das, was Sie antörnt, genau in diesem Moment in Ihrem Bett, aber natürlich denken Sie nicht immer nur an den Moment. Manche Fantasien enthalten Bilder und Geschichten, die

Sie antörnen, die Sie aber nicht unbedingt umsetzen möchten. Doch auch solche Fantasien können Sie Ihrem Mann erzählen.

Reden Sie!

Ich wollte dich immer schon an diesem Tisch ficken. Manchmal, wenn ich alleine bin, masturbiere ich und stelle mir vor, wie du hinter mir stehst, fest in mich hineinstößt und mich zum Orgasmus bringst. Warum kommst du nicht her und probierst es mit mir aus? Ja, genau, dein Schwanz fühlt sich so gut an, und meine Muschi ist so nass. Ich brauche es so sehr, bitte fick mich. Fick mich fester. Oh, du fühlst dich gut an in meiner Muschi … oh, verdammt. Fick mich! Schlag mir auf den Arsch, bitte, bitte, ich bettele darum. Meine Möse ist ganz nass und klebrig, und ich spüre, wie mir der Saft über den Arsch läuft. Reib mir den Hintern mit meinem Honig ein. Stell dir eine andere Frau vor, die dir die Eier leckt, während ich dich ficke. Ich berühre meine Nippel und drücke sie, und wenn ich komme, dann lutsche ich dir den Schwanz, um mich dafür zu bedanken, dass du mich gefickt hast. Leg dich bitte auf die Couch. So ist es gut; zeig mir deinen schönen Schwanz. Oh, du bist schon ganz hart. Leg die Arme an die Seite; so ist es gut. Was willst du jetzt, Baby? Sag es mir. Flüstere es mir ins Ohr. Fühlt sich das gut an? Ich streichle meine Klitoris, während ich dir einen blase. Oh, nein, du darfst noch nicht kommen. Du musst warten, bis ich so weit bin.

ELIZABETH, 32

Eine Beschreibung dessen, was Sie denken, kann schnell zum allerschmutzigsten Talk führen. Nur schade, dass es keine Kurse gibt, in denen man das lernen kann. Beim Dirty Talk geht es einzig und allein darum, dass Sie die Dinge klar und deutlich beim Namen nennen. Sie brauchen nicht auf die Grammatik zu achten, und es gibt kein Wenn und Aber, weil es nur um Sie und Ihren Partner in einem Moment ungezügelter Leidenschaft geht.

Seit ihrer Kindheit hatte Robin (34) die wildesten Piratenfantasien. Sie fesselten sie an den Mast und entführten sie auf ihrem Schiff in unbekannte Gewässer. Heute erzählt sie ihrem Lover gern, er sei ein Pirat und sie sei seine Gefangene. Sie behauptet, mit seinem Holzbein und seiner Augenklappe sei er die schmutzigste Ratte von allen. »Oh, Baby, hol dein Entermesser heraus und lass mich über die Planke gehen!«

Allein schon der Klang der Worte kann den Sex aufladen. Aber Dirty Talk ist ein heikles Thema. Bestimmte Wörter wie »Möse«, »Schwanz«, »Muschi«, »ficken«, Daddy«, »Schlampe«, »Hure«, die den einen anmachen, können den anderen völlig abtörnen. Wenn Sie jemanden auffordern zu kommen, kann das bei einem den Orgasmus auslösen, bei einem anderen aber auch den Eindruck erwecken, Sie seien ungeduldig.

Ein Mann hat zu Judy (50) immer gesagt, »Du wirst es lieben, wenn ich dies oder jenes tue«, bis sie ihm schließlich antwortete, ihr wäre es lieber, wenn *er* es lieben würde. Er hat nie wieder einen Ton gesagt. Ein anderer Mann hat ihr nach dem Sex ins Ohr gesummt, was sie eigentlich sehr süß fand.

Fiona (25) hat den heißesten Sex mit ihrem Lover, wenn sie »Daddy« zu ihm sagt. Sie fangen mit sanftem, zärtlichem Vorspiel an, aber der Sex wird bei ihnen schnell rauer. Er packt gern an ihre Brüste, wenn er sie von hinten fickt, und sagt Sachen wie: »Und jetzt komm, du kleine Schlampe, komm für Daddy. Du willst es doch auch. Du liebst doch meinen harten Schwanz in deiner engen kleinen Muschi, oder, du kleine

Hure?« Und sie erwidert dann: »Oh, Daddy, du weißt doch, dass ich deine kleine Schlampe bin. Ich liebe es, dich in mir zu spüren – bitte, gib mir mehr. Ich will mehr. Bitte, Daddy.«

Der Hauptzweck des Dirty Talk ist jedoch, ihm auf eine sexy und kompromisslose Art zu sagen, was Sie wollen – oder vielmehr, was er für Sie tun kann. Zu unseren Lieblingssätzen gehört das züchtige, schüchterne »Ich will dich in mir spüren« genauso wie »Fick mich durch!« Und es gibt nichts Besseres als einen Mann, der es Ihnen mit gleicher Münze heimzahlen kann. Selbst die prüdeste Frau wird heiß, wenn sie hört: »Ich lecke dir die Muschi aus, bis du um Gnade bettelst.« Er sagte, sie sagte ... auf einmal tauschen Sie schmutzige Wörter aus, von denen Sie nicht einmal wussten, dass es sie gibt. Das Unterbewusstsein übernimmt, und alles, was Sie jemals gesehen, gelesen, gehört und geträumt haben, drängt auf einmal aus Ihrem Mund.

Lust-Tipp: Schreien Sie lieber, oder sind Sie eher der Flüsterer? Stöhnen und wimmern Sie? Oder schweigen Sie lieber? Beginnen Sie, Ihre Techniken am Telefon zu verfeinern, und benutzen Sie Ihre Lieblingsformulierungen und -bilder, um das Gespräch anzuheizen. Wenn Sie noch ein bisschen schüchtern im Hinblick auf Dirty Talk sind, beschreiben Sie einfach, was Sie empfinden, und machen Sie ihm Komplimente über seinen Körper. Tasten Sie sich so weit vor, dass Sie schließlich eine Fantasie beschreiben, und sagen Sie ihm, sie dächten, es würde ihm vielleicht gefallen, wenn Sie beide darin vorkommen. Formulieren Sie so explizit, wie es Ihnen möglich ist. Wenn es Ihnen nicht gelingt, Ihre Zunge zu entknoten, rufen Sie bei einer Telefon-Sexline an, und bezahlen Sie für ein wenig Dirty Talk.

Spielen Sie

Bianca (21) und ihr Freund wälzten sich eines Abends in Unterwäsche auf dem Bett. Plötzlich begann er, Laute wie ein Hund von sich zu geben, flirtend natürlich. Sie knurrten einander eine Zeitlang an, dann wechselten sie zu den Geräuschen eines Autorennens. Er neckte sie mit seinem Schwanz und schob ihn unter ihrem Höschen bis zu ihrem Bauch, so dass es aussah, als ob sie einen Penis hätte. Sie fasste ihn an, als ob es tatsächlich ihrer wäre, und fragte ihn: »Gefällt dir mein großer Schwanz? Ich werde dich nämlich damit ficken, weißt du?«

So machten sie den ganzen Abend weiter, wobei Bianca die dominante Rolle genoss, die normalerweise ihr Freund im Bett übernahm. Beim Sex machte sie die Laute, die sonst er immer machte, während er ihre Rolle spielte und sagte: »Bitte, fick meine Muschi, ich bin so nass für dich, ich will deinen Schwanz in mir spüren. Ich liebe es, wie du mich fickst, und ich kann deinen dicken Schwanz in mir fühlen.« Dieser Rollentausch machte beide ungeheuer an, und sie gewannen Einsichten darüber, wie sich der andere beim Sex fühlte.

Für gewöhnlich funktionieren solche Experimente am besten, wenn sie spontan erfolgen, aber es gibt keinen Grund, eine Fantasie, die Sie im Kopf haben, nicht einmal wahr werden zu lassen.

Rose (35) verkleidet sich unheimlich gerne, und sie findet es leichter, ihr Verhalten zu ändern, wenn sie ein Kostüm trägt. Wenn sie sich für den Sex zurechtmacht, törnt es sie schon vorher an, nicht zu wissen, was sie erwartet oder wie ihr Partner auf diese neue Seite von ihr reagiert. Für sie war das Rollenspiel noch nie eine wahr gewordene Fantasie, sondern eher eine Gelegenheit, eine Seite ihres sexuellen Ichs auszudrücken, die es wirklich gibt, und dann anschließend darüber zu fantasieren.

Einmal hat sie ihren Mann mit einer abgewandelten japanischen Tee-Zeremonie überrascht. In einem Kimono, mit blass geschminktem Gesicht und roten Lippen, traditioneller japanischer Musik im Hintergrund, begann sie die Zeremonie genau so, wie sie sie aus ihrer Studienzeit in Japan in Erinnerung hatte. Die Zeremonie ist ziemlich langwierig, und nach einigen Schritten hielt sie inne und zog ihm jeweils ein Kleidungsstück aus. Dabei kniete sie sehr unterwürfig vor ihm und saugte an seinen Fingern. Als der Tee schließlich zubereitet war, war ihr Mann völlig nackt und sehr erregt.

Immer noch völlig bekleidet gab sie ihm einen Schluck Tee zu trinken, während sie die Tasse für ihn hielt. Dann trank sie selber einen Schluck, behielt die heiße Flüssigkeit im Mund und ließ seinen Schwanz hineingleiten. Als westliche Ergänzung gab es anschließend Eiswasser zur Abkühlung nach all der Hitze. Sie ließ ihn den Kimono aufwickeln – es ist sehr mühsam, all die komplizierten Knoten aufzuknoten und alle Stoffschichten abzuwickeln –, und als er schließlich an ihre heiße, feuchte Haut gelangte, fielen sie praktisch übereinander her.

Rollenspiele können einer sexuellen Beziehung eine neue Dimension geben, weil sie eine Seite in Ihnen und Ihrem Partner hervorbringen, die Sie sonst nie kennengelernt hätten. Wenn Sie beim Sex mit unterschiedlichen Rollen oder Persönlichkeiten experimentieren, eröffnen sich endlose Optionen für Ihre sexuelle Identität, und das Potential, einige Ihrer schwierigeren Fantasien ausleben zu können, wird größer.

Für welche Utensilien Sie sich auch entscheiden – Kate (22) liebt es, mit hübschen, rosa Bändern gefesselt zu werden oder in Rollerskates und einem dünnen Hemdchen an einer rosa Hundeleine herumgeführt zu werden –, das Drehbuch sollte beide Partner gleichermaßen erregen. Auch wenn es wie ein Klischee klingt, aber wenn Sie in der Firma der Boss sind, möchten Sie zu Hause vielleicht gerne der Diener sein. Wenn Sie darüber fantasieren, Ihrem Chef die Kleider vom Leib zu reißen, dann fragen Sie doch Ihren Partner, ob Sie nicht einmal die unartige

Sekretärin spielen können. Wer sagt denn, dass man seine Arbeit nie mit nach Hause nehmen soll?

Rollenspiele geben die Machtdynamik von Beherrschung und Unterwerfung, von Exhibitionismus und Voyeurismus in spielerischer Form wider. Sie sind die ultimative Fantasie unter Regie und aktiver Mitwirkung beider Partner. Ist er Ihr Poolboy, obwohl Sie gar keinen Pool haben? Geschichten und Plots basieren oft auf deutlichen Rollen. Manchmal sind sie Klischees, weil es genau darum geht. Sie können zum Beispiel die folgenden Rollen einfach mal probieren: Lehrer/Schüler, Chef/Sekretärin, Herr/Diener, Arzt/Patient, Sportstar/Cheerleader oder auch »Sugar Mama«/Begleiter.

> *Lust-Tipp:* Schwelgen Sie in Ihren schmutzigen Gedanken, und experimentieren Sie mit Ihrem Partner. Klar, es mag nicht das Gleiche sein, wenn Sie ihn bitten, einen Anzug anzuziehen und Professor zu spielen, wie wenn Sie tatsächlich den Philosophieprofessor vögeln, über den Sie fantasiert haben, aber vielleicht können Sie ja eine naivere Studentin spielen, als Sie in Wirklichkeit jemals waren. Rüsten Sie sich mit neuen Utensilien aus, weil Kostüme und Utensilien viel dazu beitragen, Sie in die richtige Stimmung zu versetzen.

Christina, 25: Es ist spät, und ich arbeite am Computer. Mein Mann, Steve, ist unten und arbeitet an seiner Musik. Das Telefon klingelt. »Hallo?«
Eine männliche Stimme am anderen Ende der Leitung sagt: »Hey – was machst du gerade?«
»Nichts Besonderes«, erwidere ich, aber ich erkenne die Stimme nicht. »Wer spricht da?«
Er lacht.
Hoffentlich habe ich jetzt keinen von Steves Freunden beleidigt. »Bist du es, Chris? Möchtest du Steve sprechen?«, frage ich.
»Hmmm – eigentlich möchte ich lieber mit dir sprechen. Wenn du möchtest, kannst du mich Chris nennen. Du kennst mich nicht. Ich habe diese Nummer auf gut Glück gewählt. Aber deine Stimme ist so sexy. Willst du nicht eine Weile mit mir reden?«
Das kommt unerwartet. Ich wollte eigentlich heute Abend Steve verführen, aber er ist ganz versunken in seine musikalische Inspiration. Also schließe ich die Tür zum Arbeitszimmer.
»Ich will dich nicht Chris nennen«, sage ich zu dem Mann. »Ich werde dich Antonio nennen. Und du wirst alles tun, was ich dir sage. Du wirst mich mit Herrin oder Ma'am anreden. Verstanden?«
»Ja, Ma'am.« Sein Atem geht schwerer.
»So ist es gut. Antonio, wie alt bist du? Erzähl mir von dir. Du klingst noch ziemlich jung.« Ich meine, wer sonst würde am Mittwochabend solche Anrufe tätigen?
»Ich bin im letzten Jahr auf der Highschool. Ich laufe und spiele Fußball. Nächstes Jahr will ich auf die Duke gehen. Ich bin groß, einszweiundneunzig. Ich trainiere viel, das macht den Kopf frei. Ich bin halb Franzose, halb Italiener,

deshalb habe ich dunkle Haare und dunkle Augen, aber meine Haut ist hell. Ich denke ständig an Sex. Gott, ich kann es kaum glauben, dass Sie mit mir reden. Was soll ich tun, Herrin?«

Da habe ich ja einen Treffer gelandet, denke ich. Dieses Kind hier, das vor Hormonen platzt und heiß wie die Hölle ist (jedenfalls in meiner Vorstellung), gibt sich ganz in meine Hände und will alles tun, was ich sage. Ich setze mich auf die Kante des Gästebetts und drehe an meinen Haaren, um mir zu überlegen, was ich als Nächstes sagen soll. Ich schließe die Augen und stelle mir vor, dass dieser Adonis vor mir steht und auf meine Anweisungen wartet.

»Antonio, stell dich vor mich und zieh langsam deine Kleider aus. Wenn ich dir etwas befehle, dann musst du es auch wirklich tun und mir anschließend sagen, wie es sich anfühlt.«

»Herrin, ich stehe jetzt vor dir. Ich hocke mich hin, um meine Schuhe und meine Socken auszuziehen. Jetzt ziehe ich mein Hemd aus ... ich löse meinen Ledergürtel ... ich knöpfe meine Hose auf ... und ziehe sie herunter. Ich trage nur noch schwarze Boxershorts und habe einen riesigen Steifen. Ich ziehe meine Unterhose herunter, jetzt bin ich nackt. In meinem Zimmer ist es zwar warm, aber ich zittere, weil Sie mich nervös machen. Ich möchte meinen Schwanz anfassen, warte aber, bis Sie es mir erlauben.«

»Antonio, such etwas zum Einfetten – Vaseline oder Handcreme reicht schon – und nimm eine Kerze, eine Bürste mit einem langen Griff oder sonst etwas Phallisches.«

Bei dem Gedanken an seinen panischen Gesichtsausdruck werde ich ganz nass, und ich lasse meine Hand unter meine Bluse gleiten, um meine Brüste zu streicheln. »Äh, ja, Ma'am – ich bin gleich wieder da.« Ich höre, wie er den Hörer ablegt und in seinem Zimmer herumsucht. Nach ein paar Minuten kommt er wieder. »Herrin, ich habe eine lange, dicke Kerze und etwas Vaseline. Ich zittere jetzt am ganzen Leib, weil ich weiß, dass ich etwas tun muss, was ich noch nie zuvor getan habe.«

»Nun, wenn du es weißt, dann tu es, und erzähl mir alles darüber. Wenn du mich heiß machst, dann reibe ich meine Finger über meine nasse Muschi. Gefällt dir das?«

»Ja, Herrin! … Ich reibe mir jetzt Vaseline um mein Arschloch. Ich stecke einen Finger hinein und versuche, ihn ein bisschen hin und her zu bewegen. Mein Schwanz wird steifer und beginnt zu pochen. Ich nehme noch etwas mehr Vaseline und bestreiche die Kerze damit … und jetzt stelle ich ein Bein aufs Bett und beuge mich vor. Ahhh, ah, ahh, ich schiebe die Kerze in meinen Arsch – es tut weh –, aber, Gott, es fühlt sich so verdammt gut an. Ich kann alle Rillen an der Kerze spüren, und ich versuche, sie drinnen zu behalten. Scheiße! Oh, Scheiße! Ich schiebe sie raus und rein, und jetzt habe ich meinen Rhythmus gefunden. Bitte, Herrin, bitte, berühren Sie mich!«

»Gut, gut, Antonio. Das machst du sehr gut. So gut, dass ich jetzt erst mal meinen Vibrator holen muss. Er ist dick und passt so gerade in mich hinein. Ich möchte, dass du dich hinkniest – behalt die Kerze in deinem Hintern – und mich mit dem Vibrator bearbeitest, während du meine Muschi leckst. Magst du Mösen?« Ich ficke mich mit meinem Vibrator, aber im Zimmer ist es dunkel, und seine Stimme ist so eifrig und heiser, dass ich mir gut vorstellen kann, wie er mich leckt – langsam zuerst, ganz zart mit der Zunge über meine Klitoris, und dann wird er schneller, erhöht den Druck und dreht den Vibrator leicht, als er ihn in mich hineinstößt. Ich atme mittlerweile sehr schwer.

»Antonio, zieh den Vibrator heraus, und schieb deine Hand in mich hinein. Ja, ich will, dass du mich mit der ganzen Hand fickst. Tu mir weh, fick mich, bring mich zum Orgasmus!« Ich versuche, leise zu reden, weil mir einfällt, dass

Steve ja unten ist. Wenn er jetzt ins Zimmer käme, könnte ich wohl nicht mehr einfach aufhören. »Antonio, ich komme! Ich komme über dein Gesicht, spürst du es? Oh, du bist so verdammt gut! Nimm deinen Schwanz und spritz auf mich ab. Ich möchte, dass du auf mich abspritzt!«
»Ohh, ja, ich habe das Gefühl, in Flammen zu stehen, ich explodiere gleich. Herrin, ich komme jetzt, Herrin, ich bin so nahe dran, ich komme jetzt. Verdammt! Scheiße! Scheiße!«, höre ich ihn keuchen und lasse den Hörer sinken. Sein Stöhnen ist jetzt nur noch ganz leise, aber ich höre kaum noch zu, weil sich Schritte auf der Treppe nähern. Rasch lege ich auf und schiebe das Telefon vom Bett. Steve kommt herein und findet mich mit gerötetem Gesicht, den Vibrator in mir, vor. Spitzbübisch lächelnd sagt er: »Ich habe dich vernachlässigt. Wie kann ich das wieder gutmachen, Liebling?«

9

Express Yourself

Ich liebe es, beobachtet zu werden, wenn ich es mir gut gehen lasse – ob es nun beim Sex ist, wenn ich vor jemandem masturbiere oder wenn ich oral befriedigt werde. Mein Partner besteht immer darauf, das Licht anzulassen, wenn wir uns lieben, und ich finde das sehr erregend. Ich liebe es, wenn er kommt, weil er mich in aller Pracht daliegen sieht. Ich werde auch gern dabei beobachtet, wenn ich ihm einen blase – das ist so heiß! Sehr sexy fühle ich mich auch, wenn ich tanze, deshalb ist es ein tolles Gefühl, wenn ich dabei beobachtet werde, weil ich etwas tue, das ich liebe.

FRANCES, 26

Exhibitionismus ist geil – zumindest in vielen Songtexten –, aber wie ist das bei uns Frauen? Spielen Sie lieber das Sexobjekt, oder sind Sie eher der Typ, der hinter den Kulissen bleibt? Beobachten Sie lieber, oder werden Sie lieber beobachtet?

Der CAKE-Blick

Subjekt und Objekt

Der Begriff des »männlichen Blicks« stammt aus der feministischen Filmtheorie, um zu beschreiben, wie Frauen zu Objekten der männlichen Beuteperspektive werden. Diese Theorie wurde auf Frauen in der Werbung, im Fernsehen und anderen Medien ausgeweitet, und ehe wir uns versahen, beherrschte der männliche Blick die Welt. So nützlich diese Theorie sein mag, um Macht und Vorherrschaft der männlichen Fantasie zu enthüllen, wir sind nicht nur in der passiven Position eines Sexobjekts für die Lust der Männer. Im Alltagsleben haben wir unsere eigene Perspektive, und auch wenn wir sexuell angeschaut werden, schauen wir einfach zurück.

> Frauen befinden sich in einer Zwickmühle. Wenn es nach den Feministinnen ginge, müssten wir verlangen, Subjekt zu sein, und die Identifikation als sexuelles Objekt vermeiden. Gut. Die weibliche Sexualität ist aber tief mit unserer Erfahrung als Objekte verbunden. Unsere Fähigkeit, uns sexy zu fühlen, ist begründet in unserer Fähigkeit, begehrenswert zu sein, das heißt, die Rolle des Objekts zu spielen. Für uns Feministinnen ist es wichtig, andere Frauen nicht zu verdammen, wenn ihnen diese Rolle gefällt, weil wir sonst der sexuellen Erfüllung der Frau im Weg stehen.
>
> Erin, 22

Wir nennen das gerne den CAKE-Blick: Frauen entscheiden selber, ob sie Subjekt, Objekt oder beides zugleich sein wollen. Wir möchten beobachtet, angeglotzt, angebetet werden und trotzdem die Kontrolle behalten. Die Rolle des »Objekts des Begehrens« einzunehmen, vermittelt Lust und Macht zugleich.

Digital Diaries

Im Jahr 2000 nahm die einundzwanzigjährige Natacha Merritt aus San Francisco, die nie eine fotografische Ausbildung genossen hatte, eine Digitalkamera und begann, ihre sexuellen Begegnungen aufzuzeichnen. Natachas Hardcore-Fotobericht ist das Porträt einer Frau, die in ihrem sexuellen Reich die Kontrolle hat. Sie hat gesagt, der Kameramonitor würde zu ihrer Realität, und sie empfindet es als ultimative Definition unmittelbarer Befriedigung, dass alles direkt aufgezeichnet wird. Ihr Werk ist unverfälscht, inspirierend und vor allem unglaublich geil.

Wesentlich hierbei ist lediglich, dass wir diese Rolle wissentlich bei einer gleichberechtigten sexuellen Interaktion einnehmen. Von der Kleiderwahl für eine Verabredung bis hin zum Strippen im Schlafzimmer kann der weibliche Exhibitionismus spielerisch und positiv sein.

Sich sexy anzuziehen, sexy zu tanzen oder in anderer Hinsicht sexuell zu provozieren, kann Spaß machen und ein Akt der Macht sein. Wir finden es ja auch bei Rockstars oder Schauspielern gut, warum soll es denn dann für unser Leben nicht in Frage kommen? Wenn jemand Ihren sexuellen Ausdruck genießt, heißt das ja noch lange nicht, dass er ihm auch gehört.

Der Kick daran, Sexobjekt zu spielen, besteht darin, dass Ihre ungezügelte sexuelle Energie jemanden wahnsinnig erregen kann. Ihr Körper gehört Ihnen, und alles, was Sie freiwillig damit tun, ebenfalls. Unser Interesse an Exhibitionismus sollte nicht deshalb abgelehnt werden, weil es der männlichen Lust am Gucken dient. Unterm Strich ist wichtig, wie Sie sich fühlen, nicht, wie jemand anderes über Sie denkt.

»Shake That Ass ...«

Den Körper zu zeigen und sexuelle Aufmerksamkeit zu verlangen, schränkt unsere Fähigkeit zu definieren, was diese Macht für uns bedeutet, nicht ein. Auch wenn Sie die Rolle eines sexuellen Objekts spielen, können Sie die Machtdynamik kontrollieren. Die Reaktion des Publikums ist ja auch wesentlich für den Darsteller, und wenn jeder jeden antörnt, wer ist dann Subjekt und wer Objekt? Das wird rasch alles irrelevant.

Traditionell ist es der Job einer Stripperin, nur die Fantasie des Gastes anzuregen. Auch das kann eine machtvolle Position sein, weil letztendlich Geld vom Kunden zur Tänzerin fließt und auch die Tänzerin eine Befriedigung daraus zieht: Sie kann ihrem Exhibitionismus frönen und wird zugleich finanziell entschädigt. Auch im privaten Bereich kann es Macht verleihen, mit unterschiedlichen Rollen zu experimentieren.

Ashley (22) ist zwar keine professionelle Tänzerin, bezeichnet sich jedoch als begeisterte Exhibitionistin und weist die Interpretation, dass sie dadurch zum Opfer wird, entschieden zurück. Im Gegenteil, sie fühlt sich dadurch befreit. Zum einen liebt sie es einfach, beobachtet zu werden, wie sie auch selber gerne zuschaut. Sie glaubt daran, dass sie ihre Fantasien auch leben kann. (Und warum beurteilen wir die Frauen, die gerne strippen, negativer als die Männer, die gerne zuschauen?) *Herabwürdigend* ist doch eher die Behauptung, Ashley sei ein Opfer, weil die Männer, die sie anschauen, alle Macht haben.

Außerdem ist Ashley eine Feministin, die für das Recht auf freie Entscheidung eintritt. Wenn sie für jemanden tanzt, verlangt sie von ihm, dass er ihr zuschaut. Sie will bewundert werden. Das macht sie an. Sie bestimmt die Regeln. Sie ist zwar das »Objekt«, aber sie definiert, was sie trägt, wie sie sich gibt, wann sie aufhört, wie weit sie gehen will. Also eigentlich ein aktives Subjekt.

Wenn ich strippe, bin ich eine Botschafterin der Erotik. Ich bin stark, furchtlos und verdammt sexy. Ich bin eine Fantasie, eine mystische, urbane Nymphe. Jeder kann glitzernd geschminkt sein, hohe Stiefel und ein durchsichtiges Fähnchen tragen. Was macht mich so anders? Ich habe einer attraktiven, schüchternen Frau Strippen beigebracht. »Ich habe das noch nie gemacht«, sagte sie. »Ich weiß nicht, was ich tun soll.« Ich habe ihr geantwortet: »Mach es einfach. Vertrau deinen Instinkten.« Und das tat sie dann auch. Wir begannen, uns zusammen zu bewegen, und hatten es so richtig drauf. Es hat uns beiden gefallen. Ich bin eine Superheldin der Sexualität. Ich vertraue meinen Instinkten. In tollen langen Stiefeln und sexy Wäsche helfe ich Frauen, ihrem Bauchgefühl zu trauen und es bis in die Knochen zu spüren … bei jedem Tanz.

AMY, 29

Missi (21) hat eine eher voyeuristische Ader. Sie geht gerne in Strip-Clubs, zumal sie weiß, dass sie meistens die einzige Frau ist, die nicht dort arbeitet. Die Stripperinnen berühren sie häufiger als den typischen männlichen Kunden und küssen sie auf Hals und Gesicht. Missi hat gerne eine halbnackte Frau auf dem Schoß und schaut gerne zu, wenn sie für sie tanzen. Außerdem macht es sie geil zu wissen, dass die Männer um sie herum unter dem Tisch eine Erektion bekommen, sie stellt sich vor, dass sie nach Hause gehen und masturbieren. Wenn ihr Mann dabei ist, macht es sie an, wenn für ihn getanzt wird – und sie weiß, dass er noch erregter wird, wenn sie zuschaut.

Lust-Tipp: Planen Sie Ihre eigene CAKE-Party. »Ich will ein Sexobjekt sein!«, verkündete ein CAKE-Mädchen kürzlich. »Aber«, fuhr sie schlau fort, »die Männer im

Love is in the Air

Ah, Frühling – es wird wieder wärmer, die Hormone steigen, man braucht weniger anzuziehen – und natürlich wird man häufiger auf der Straße belästigt. Da Männer jetzt wieder das Bedürfnis verspüren, sehnsüchtige Blicke in unser Dekolleté zu werfen, zu pfeifen und uns anzumachen, als seien Frauen ihre natürliche Beute, möchten wir wissen: Warum bringt gerade der Frühling die schlimmste Seite an manchen Männern zum Vorschein? Verzeiht unsere Naivität, aber wir Frauen behandeln euch Männer nicht so respektlos und ungezogen, obwohl auch in uns ähnliche Bedürfnisse erwachen. Entwickelt euch mal weiter, Jungs. Und Frauen, nehmt die Straßen in Besitz. Wenn ihr das nächste Mal angemacht werdet, dreht euch um und guckt mit vernichtendem Blick zurück. Herablassend gemustert zu werden, ist sicher abschreckender für solche Typen, als immer unbeschadet davonzukommen.

Raum sollen auch Objekte sein … ihr wisst schon, was zu Gucken für alle.«

Wann hatten Sie das letzte Mal einen Grund und ein Publikum, um so etwas zu veranstalten? Sie brauchen nicht in Strip-Bars oder Swingerclubs zu gehen. Schaffen Sie selber einen Anlass, bei dem Frauen die Kontrolle haben und sich amüsieren, während sowohl Männer als auch Frauen Sexobjekte für unsere Lust sind. Denken Sie sich ein Motto aus, ein Kostümfest oder eine bestimmte Aktivität, wie zum Beispiel einen Striptease-Marathon oder männliche Amateurstripper für eine Party, auf der nur Frauen eingeladen sind. In New York veranstaltet CAKE diese Feste tatsächlich.

»I'm Your Private Dancer ...«

Sie sind eine exotische Tänzerin, die von einer Gruppe von Männern engagiert worden ist, für die Sie masturbieren sollen. Sie dürfen Sie nicht berühren, was alles noch erregender macht. Sie legen sich auf ein Bett und schieben Kissen unter die Hüften, so dass Sie für die Männer völlig entblößt sind. Schweigend sehen sie zu, wie Sie sich ihre feuchte Muschi sexy reiben. Sie können sehen, dass Ihr Anblick sie erregt, ihre Erektionen drücken sich durch den Stoff ihrer Jeans. Sie dürfen sich während des Akts nicht entblößen oder masturbieren, obwohl manche sich unwillkürlich reiben, während sie zuschauen. Als Sie sich aufbäumen und wild gegen Ihre Hand stoßen, hören Sie ihr leises Stöhnen. Keiner von ihnen wagt es, die Regeln zu brechen, indem er Sie berührt, aber sie treten immer näher und können die Blicke nicht von ihrer nassen Möse wenden. Sie sagen ihnen, dass Sie gleich kommen werden, und beobachten ihren Gesichtsausdruck, wenn es passiert.

Wie bei allen sexuellen Dingen hat das, was wir in der Öffentlichkeit sehen und tun, einen Effekt auf das, was wir privat erleben. Wenn man gerne zuschaut und angeschaut wird, so ist das auch ein wesentlicher Bestandteil dessen, was im Schlafzimmer passiert. Sie möchten zwar vielleicht nicht gerade auf einer Bühne vor großem Publikum auftreten, aber zu Hause für ihren Mann zu tanzen, ist genau Ihr Ding.

Sie sind toll miteinander aus gewesen und fahren nach Hause. Sie möchten ihm zeigen, wie schön Sie sind, und Sie wissen, dass er Sie auch sehen will. Ihre tief ausgeschnittene Bluse, die sich perfekt um Ihre Brüste schmiegt, zeigt viel Haut. Zu Hause beginnen Sie, einander voller Vorfreude zu entkleiden, wobei Sie das Licht anlassen, damit Sie sehen und gesehen werden.

Es macht Spaß, in neuer Wäsche und hohen Absätzen vor dem Partner durchs Wohnzimmer zu laufen, aber noch mehr Spaß macht es, seine Lust vor dem anderen zur Schau zu stellen. Für den Partner zu masturbieren, zeigt ihm nicht nur, was wir mögen, sondern macht ihm auch deutlich, wie wichtig uns unsere Lust ist. Ihr Partner kann Ihnen zuschauen und lernen, wie er Ihnen in Zukunft mehr Lust bereiten kann.

Exhibitionistische Masturbation kann den Voyeur und Darsteller in uns allen wecken, und es kann sehr erregend sein, mit diesen Rollen zu spielen. Wenn man dem Partner zuschaut, wie er sich selber Lust bereitet, so ist das wie eine eigene Live-Peepshow.

Jeder von uns guckt im täglichen Leben gerne mal hin, warum soll das im Schlafzimmer anders sein? Was daran Spaß macht, ist das Rollenspiel. Wenn Sie bereit sind, Ihrem Partner alles zu zeigen und für ihn Sexobjekt zu sein, wie wäre es denn dann, wenn er Ihnen die Kontrolle überließe und einmal für Sie Sexobjekt wäre?

Als Exhibitionist können Sie sich von Ihrer besten Seite zeigen und einen ziemlichen Aufruhr verursachen. Die Macht, die Jennifer (26) empfindet, wenn sie begehrt wird, nährt ihre aktive Fantasie. Sie träumt davon, dass ein wirklich heißer Typ völlig ihrer Gnade ausgeliefert ist. Mit einem einzigen Blick kann sie ihn dazu bringen, dass er vor ihr in die Knie geht. Wie eine Königin lässt sie sich von ihm und seiner magischen Zunge verwöhnen. Dann stellt sie sich vor, dass sie von ihm verlangt, er solle sich nackt ausziehen und vor ihr masturbieren, während sie ihm zuschaut.

Lust-Tipp: Integrieren Sie Masturbation in den Sex mit Ihrem Partner. Es gibt keinen besseren Weg, sich sexy zu fühlen, als sich vor seinem Partner selbst zu befriedigen. Machen Sie eine Show daraus – ziehen Sie sich etwas Tolles an, und strippen Sie für ihn, dann geben Sie sich völlig ungehemmt. Versuchen Sie einmal, Ihrem Partner die Hände zu fesseln, und masturbieren Sie vor ihm, bis er Sie anfleht, ihn loszubinden.

Übung macht den Meister

Üben, üben, üben – legen Sie passende Musik auf, nehmen Sie eine Pose ein, und dann beginnen Sie, sich zu bewegen. Benutzen Sie einen Spiegel, erzählen Sie es einer Freundin. Vergessen Sie nicht, sich Schminke, Kostüme und andere geeignete Kleidungsstücke und Accessoires mitzubringen. Brauchen Sie Inspiration? Hier ist Ihr Auftrag:

Tanzen Sie zu *You can dance,* einer Tanzserie mit den besten Amateur-Discotänzern im ganzen Land.

Lernen Sie ein paar Tanzschritte von John Travolta, indem Sie sich *Saturday Night Fever* oder den Folgefilm *Stayin' Alive* noch einmal anschauen.

Bringen Sie sich in Stimmung mit Madonna-Videos – »Express Yourself« und »Vogue«.

Leihen Sie sich Nina Hartleys *Erotic Dancing* und/oder *Dirty Dancing* aus.

Probieren Sie Ihre Bewegungen an diesem Wochenende bei einem einzigen Zuschauer aus.

Ihr Freund und Sie gehen essen, und Sie haben beschlossen, keine Unterwäsche zu tragen. Die ganze Zeit über können Sie es kaum erwarten, nach Hause zu kommen, um sich gegenseitig die Kleider vom Leib zu reißen. Zu Hause ist das Licht aus, aber die Jalousien sind hochgezogen, und seine Schultern und seine Brust sehen absolut geil aus. Sie stellen sich vor, Sie wären in einem Büro, nachdem alle Kollegen schon nach Hause gegangen sind, und würden es auf einem Schreibtisch miteinander treiben, so dass jeder aus dem Gebäude gegenüber Sie sehen könnte.

Solche voyeuristischen und exhibitionistischen Fantasien machen Carrie (33) ungeheuer an – vor allem, von anderen gesehen zu werden. Gelegentlich »vergisst« sie, ihre Jalousien zu schließen, wenn sie aus der Dusche kommt, sich die verschwitzten Trainingssachen auszieht oder heiße Stellungen vor dem Spiegel einnimmt. Obwohl sie gar nicht weiß, ob man sie überhaupt sehen kann, törnt die Vorstellung alleine sie schon gewaltig an. Es in aller Öffentlichkeit zu tun, ist nur eine Fantasie, aber sie spielt sie im Kopf nur zu gerne durch.

Lust-Tipp: Eine todsichere Methode, exhibitionistische Tendenzen auszuleben, ist, die sexuellen Interaktionen mit einem Partner aufzunehmen. Seien Sie Ihr eigener Filmstar, und beobachten Sie sich immer wieder, wenn Sie zum Orgasmus kommen.

Die richtige Musik

Manchmal sind die Laute Ihrer eigenen Lust die beste Musik, aber wir haben alle auch Lieblingssongs, die uns in die richtige Stimmung versetzen. Es gibt so viele Spielarten von Sex wie es Spielarten von passender Musik dazu gibt. Wir haben sie mal aufbereitet.

Smooth Operators: Toll für schweres Petting, leidenschaftliches Küssen und aaah … Liebesakte. Favoriten sind Miles Davis, Norah Jones und Nina Simone für die Jazz-Liebhaber unter uns; Lenny Kravitz, John Legend und Jack Johnson mit ihren Samtstimmen; Sade, die ultimative Samtkehle; und für Vertreter der alten Schule Marvin Gaye und Barry White.

Schwergewichte: Jeff Buckley, Massive Attack, Mazzy Star, Morcheeba, Radiohead, Portishead und Coldplay sind besonders gut für Sex mit viel Intensität und tiefer, langer Lust.

Booty Callers: Es ist drei Uhr morgens; Sie sind betrunken, und Sex ist wie eine Verlängerung Ihrer Tanzschritte, lustig, kraftvoll und provokativ. Versuchen Sie es mit Outkast, den Beastie Boys, Jay-Z und Prince. Wenn Sie eher auf Disco stehen, nehmen Sie Kool and the Gang, Earth, Wind & Fire, Donna Summer, Blondie, Gloria Gaynor und Chaka Khan.

Straight Shooters: Die Musik zu einem Fick, wie Sie ihn noch nie erlebt haben. Rolling Stones, Hole, Supergrass, Sex Pistols, Cult, Led Zeppelin, Nine Inch Nails und Clash.

Weibliche Unterstützung: Ein offizieller Aufruf an die Frauen, die uns egozentrischen Sex garantieren. Zu den Favoriten gehören die Yeah Yeah Yeahs, Erykah Badu, Jill Scott, Björk, Kelis, Gwen Stefani und natürlich Madonna, »Like a Virgin«.

Erotische Geschichten

Anna, 29: Zu meinen Lieblingssexfantasien gehört es, auf der Bühne zu stehen. Das hat wahrscheinlich etwas mit der Tatsache zu tun, dass ich Sängerin bin und es liebe, wenn der Raum, in dem ich auftrete, vor Energie summt. Ich bin in einem alten Theater mit dunkelroten Samtvorhängen. Der Zuschauerraum ist dunkel, und ein einzelner Scheinwerfer ist auf eine rote Chaiselongue aus Plüschsamt in der Mitte der Bühne gerichtet. Nackt und schön trete ich in schwarzen Stilettos auf die Bühne.

Meine Partnerin, gekleidet wie früher die Assistentinnen von Zauberern in einem bestickten, mit Fransen versehenen Kostüm, führt mich zu der Liege. Sie beginnt, dem Publikum ihre Fähigkeiten vorzuführen, und zeigt den Leuten, wie ich auf ihre Berührungen reagiere. Sie küsst mich und saugt an meinen Nippeln, sie stellt sich hinter mich und streichelt mich am ganzen Körper. Sie spreizt meine Schamlippen, damit die Zuschauer meine Muschi sehen können. Die Aufmerksamkeit des Publikums ist wie ein Adrenalinstoß, der durch meine Adern jagt. Sie schiebt ihre Finger in meine offene, nasse Muschi, und dann kniet sie sich vor mich und beginnt, mich zu lecken. Ich konzentriere mich völlig auf ihren Mund und bin kurz davor zu kommen, als sie plötzlich aufhört.

Ich hocke mich mit gespreizten Beinen auf die Fersen und beginne, mich selbst zu berühren, erforsche meine Muschi, die Falten meiner weichen Haut und die Nässe, die mir über die Finger läuft. Ich werde immer erregter und schaukele vor und zurück, als säße ich in einem Schaukelstuhl. Ich beginne zu stöhnen, wobei ich mein Publikum, das sichtlich unruhiger wird, nicht aus den Augen lasse.

Meine Assistentin holt einen Mann aus dem Publikum (in meiner Fantasie wollen sie alle!), der bereit ist, auf die Bühne zu kommen und mich zum Orgasmus zu bringen. Ich liebe es, mir vorzustellen, wie ein Fremder es mir mit Fingern und Mund macht, während alle Leute im Saal zuschauen. Er hockt sich auf der Bühne zwischen meine Knie, presst seine Lippen auf meine Muschi, leckt meine Säfte und drückt mich dann in die Polster zurück, um mich zu ficken.

Die Zauberassistentin spielt derweil mit meinen Nippeln und küsst mich. Ich fühle mich wunderschön und entspannt. Sie arbeiten an meinem Körper und meiner Muschi, bis mich die heißen Wellen des Orgasmus überfluten. Anschließend bleibe ich noch kurz liegen, bis ich wieder zu Atem gekommen bin, dann verneige ich mich anmutig, küsse meine Gehilfen und verlasse die Bühne.

10

Unverbindliche Begegnungen

Diese Fantasie hatte ich immer schon: Ich gehe die Straße entlang und sehe einen heißen Typen. Ich gehe auf ihn zu und küsse ihn einfach, ohne ein Wort zu sagen. Wir verziehen uns an eine diskretere (aber trotzdem öffentliche) Stelle und fangen an zu vögeln. Danach gehen wir beide unserer Wege, ohne überhaupt ein Wort miteinander geredet zu haben. Ich finde die Vorstellung, mit einem völlig Fremden Sex zu haben, einfach ungeheuer sexy. Es ist geil, keinen Gedanken daran zu verschwenden, sondern es einfach zu tun, um Spaß zu haben.

CAROLYN, 25

Mädels, es ist doch ein unbeschreiblicher Kick, sie zu lieben und dann einfach stehen zu lassen. Natürlich sind Beziehung, Sicherheit, Liebe und Monogamie nicht schlecht, aber auch Sex ohne dieses ganze Drum und Dran kann verdammt gut sein. Sex in einer Beziehung ist erstrebenswert für Männer und Frauen, aber ein guter Fick zwischendurch ist für uns Mädels auch nicht zu verachten. Viele von uns haben Spaß mit Partnern, die wir nicht unbedingt heiraten wollen, und unsere sexuelle Lust ist nicht auf monogame Beziehungen beschränkt.

Unverbindlicher Sex für Frauen tauchte in der kulturellen Szene erstmalig in der Generation unserer Mütter auf. Erica

Jongs Protagonistin Isadora war eine der Ersten, die sämtliche Regeln brach. In Jongs Klassiker *Angst vorm Fliegen* aus dem Jahr 1973 kämpfte Isadora noch sehr mit sich, ihre Ehe und ihren Ruf aufs Spiel zu setzen, um ihre Sexualität frei von allen Zwängen zu erforschen.

Natürlich identifizierten sich die Frauen in dieser Zeit mit dem Verlangen der Heldin. Zugleich jedoch wurde diese neue Denkweise von denen verurteilt, die befürchteten, dass die sexuell befreite Frau den sozialen Status quo bedrohte. Aber es war zu spät, das Schweigen war gebrochen, und Isadoras Begriff »Spontanfick« – perfekter Sex, unbehindert von Knöpfen, Reißverschlüssen oder anderen Verschlussformen – war zu einer kulturell gültigen weiblichen Fantasie geworden.

> Der Spontanfick ist absolut rein. Er ist frei von höheren Motiven. Es gibt kein Machtspiel. Der Mann »nimmt« nicht, und die Frau »gibt« nicht. Niemand versucht, einem Ehemann Hörner aufzusetzen oder eine Ehefrau zu erniedrigen. Niemand will etwas beweisen oder etwas erreichen. Etwas Reineres als einen Spontanfick gibt es nicht.
>
> ERICA JONG, *Angst vorm Fliegen*

Über dreißig Jahre sind seitdem vergangen; heute folgen Frauen Isadoras Spuren mit wachsendem Erfolg. Wir haben mehr Gelegenheiten, diese Option ohne Stigma zu genießen, und es gibt Fortschritte: Der »Spontanfick« dieser Generation wird zum festen Bestandteil unseres sexuellen Repertoires.

Mythos: Frauen können Sex und Liebe nicht trennen und sind von Natur aus monogam.

Wahrheit: Männer und Frauen sind dann monogam, wenn sie es sein wollen, aber in beiden Geschlechtern gibt es das Bedürfnis, Sexualität unabhängig von Beziehungen zu erforschen. Das hängt vom Individuum, nicht vom Geschlecht ab.

Obwohl auch Frauen Sex um seiner selbst willen genießen können, schützt unsere Kultur den Mythos, dass Männer ein Leben lang mit One-Night-Stands auskämen, wohingegen Frauen feste Bindungen brauchen. Eine Frau, die sich gegen diese kulturellen Grenzen auflehnt, ist selbst in der »Post-Madonna-Ära« ein »böses Mädchen«. Aber in unserem wirklichen Sexleben geht es nicht darum, ob wir die Regeln befolgen oder sie brechen. Die Aufteilung in Heilige oder Hure ist obsolet, weil es nicht nur diese eine Regel gibt. Wir bestimmen selber, was wir wollen, und wir können das ganze Spektrum von Fantasien und Erfahrungen außerhalb sozial anerkannter Beziehungen haben. Der One-Night-Stand ist nicht den Männern vorbehalten, auch Frauen können lustvollen, verantwortungsbewussten und sicheren Sex für nur eine Nacht haben.

Die antiquierte Vorstellung »eine Frau, ein Ei« gegenüber »ein Mann, Millionen von Spermien« ist uns von klein auf so eingebläut worden, dass wir sie blind akzeptieren. Es geht irgendwie so: Weil Frauen pro Reproduktionszyklus nur ein Ei haben, ist es für die Frauen von Vorteil, sich denjenigen, der Zugang zu diesem Ei hat, genau auszusuchen. Wir wollen »von Natur aus« mit diesem einen männlichen Partner eine Verbindung eingehen, um ein Kind großziehen zu können. Männer hingegen sind darauf geeicht, die Millionen von Spermien, die sie jeden Monat produzieren, so weit zu verbreiten wie möglich. Daher, so die Theorie, sind Männer biologisch gesehen sexuell abenteuerlustiger als Frauen und Frauen von Natur aus monogamer.

Kann man der Biologie widersprechen? Ja, man kann.

Die oben erwähnte Theorie basiert auf einer selektiven Interpretation von Fakten und der Definition, dass Sex einzig und allein der Fortpflanzung dient und nicht auch der Lust. Bei den meisten Spezies wird unerwünschtes Sperma vom weiblichen Reproduktionstrakt abgestoßen. Das bedeutet, dass es für eine Frau von Vorteil ist, zahlreiche Spermien-Lieferanten zu haben, damit der Beste es an die Spitze schafft. Für jemanden, der nur über ein Ei pro Zyklus verfügt, ist es hinsichtlich der Reproduktion nicht unbedingt die erfolgreichste Strategie, nur einen Partner zu haben.

Auf der anderen Seite haben Männer allen Grund, monogam zu sein. Je mehr sie in ihren Nachwuchs investieren, desto bessere Chancen hat der Nachwuchs zu überleben. Samenausschüttung ohne Folgen ist nicht zwangsläufig der beste Weg, den Bestand der Gene zu sichern.

Spulen wir mal vor auf moderne Zeiten – sowohl Männer als auch Frauen haben sich von schicksalhafter Reproduktion durch Verhütungsmittel und andere medizinische Errungenschaften befreit. Sex ist nicht mehr mit Reproduktion verbunden, und es muss sich nicht mehr alles danach richten, was für das Überleben des Nachwuchses am besten ist. Jetzt könnte man durchaus argumentieren, dass es die Frauen und nicht die Männer sind, die Sex einfach nur um der Lust willen haben wollen, da Frauen nur einmal im Monat einen Eisprung haben, im Gegensatz zum Rund-um-die-Uhr-Zeugungspotential der Männer.

Der sexuelle Akt ist kein biologisches Muss mehr, und der klassische Gegensatz »Heilige« oder »Hure« ist längst überholt. Unser Interesse an Sex um des Sex willen hindert uns nicht daran, Sex zu genießen, wenn Liebe im Spiel ist. Wir haben viel zu lange im Sumpf überholter Moralvorstellungen gesteckt, es ist langsam an der Zeit, die »bösen Mädchen« herauszuziehen und die »braven Mädchen« hineinzubefördern.

Aus zufälligen, unverbindlichen Begegnungen entsteht nicht zwangsläufig Sex oder Geschlechtsverkehr, aber ein bisschen Küssen oder Flirten kann dabei schon herauskommen. Zufällige Sexerlebnisse können die sexuelle Entwicklung einer Frau in vieler Hinsicht befördern. Indem wir erforschen, was und wer uns antörnt, und das Wie, Warum und Wo definieren, machen wir uns unsere Sexualität zu eigen und definieren unsere sexuellen Bedürfnisse und Grenzen. Ist es gut, dass auch Frauen mittlerweile offen unverbindlichen Sex haben können? Wir würden sagen, ja, aber eigentlich sollten wir uns kein Urteil darüber erlauben, weil es keine Frage der Moral ist.

Wir ermutigen Frauen, sich jeden Tag aufs Neue zu überlegen, ob sie einen Spontanfick haben möchten. Dabei geht es nicht darum, die wahre Liebe zu finden (obwohl das natürlich auch bei einer zufälligen Begegnung vorkommen kann), sondern es geht einfach nur um Lust.

Die Regeln

Definieren Sie Ihre Grenzen

Liebe CAKE,

ich habe eine große Frage, auf die es keine einfache Antwort gibt – es geht um One-Night-Stands. Ich bin relativ neu in der Welt der zufälligen Erfahrungen und frage mich, ob es wohl auch Leute gibt, die kein schlechtes Gewissen dabei haben? Und was Sicherheit und Emotionen angeht, frage ich mich, ob man überhaupt unverbindlichen Sex haben sollte. Es interessiert mich, was andere Frauen für Erfahrungen gemacht haben. Samantha, bist du irgendwo da draußen?

Julia, 25

Julia, Sie sind nicht allein. In der stolzen Tradition der oben erwähnten Erica Jong schufen die Autoren von *Sex and the City* eine ganz neue Isadora in Form von Samantha. Dieser fiktionale Charakter genoss trotz der Vorurteile anderer Leute Sex, wann er wollte, wo er wollte und mit wem er wollte. Natürlich sind Samanthas Entscheidungen, die lediglich durch das Drehbuch und das richtige Paar Schuhe definiert sind, wesentlich einfacher als die von realen Frauen. Aber auch im realen Leben kann zufälliger Sex durch selbst definierte Regeln und Vorgaben kontrolliert werden.

Der wichtigste Rat, den Frauen einander geben können, ist, sich selber und den Kontext zu kennen und genau zu wissen, was sie wollen. Setzen Sie emotionale und körperliche Grenzen für One-Night-Stands. Um eine gute unverbindliche Begegnung zu gewährleisten, müssen Sie Ihre eigenen Bedürfnisse schützen und sichern, zugleich jedoch respektieren, was Ihr Partner will.

Schließlich soll es Ihnen ja beiden gut gehen, oder? Wenn wir sicherstellen könnten, dass unser Orgasmus eine Priorität ist, wäre unverbindlicher Sex für viel mehr Frauen wesentlich attraktiver. Ein sexy Lächeln hält nicht lange vor, und wenn es erst einmal zur Sache geht, halten wir nach Fähigkeiten Ausschau, die dem Lächeln entsprechen.

Bei ihrem ersten One-Night-Stand traf Jennifer (24) mitten ins Schwarze. Es war in den Ferien, und die meisten ihrer College-Freunde waren verreist. Ganz alleine in der großen Stadt beschloss sie, zum ersten Mal alleine in ihre Lieblingsbars zu gehen. Nach ein paar Gläsern Wein trat sie zu einer Gruppe von fünf Männern, die gerade nach der Arbeit hereingekommen waren. Selbstbewusst beschloss sie, zum ersten Mal zu versuchen, mit einem Fremden nach Hause zu gehen. Nachdem sie sich etwa eine Stunde mit einem der Männer, zu dem sie sich besonders hingezogen fühlte, unterhalten hatte, fragte sie ihn, ob er mit ihr gehen würde. Er ergriff sofort ihren Arm und zog sie aus der Tür.

Ohne Namen oder irgendeine persönliche Information auszutauschen, stiegen sie in ein Taxi und fuhren Uptown in seine Wohnung. Dort angekommen, zog er sie langsam aus, und als sie auf seinem Bett lag, entledigte er sich ebenfalls seiner Kleidung. Er war ein sehr guter Partner: Er redete beim Sex, was sie sehr erregend fand, nahm sich Zeit und achtete auch auf ihre Befriedigung. Jennifer schwört, dass sie mehr als zehn Mal miteinander geschlafen haben. Danach zog sie sich an und ging, wobei sie leises Schuldgefühl verspürte, weil er sie bat zu bleiben. Am nächsten Morgen konnte sie immer noch nicht fassen, was geschehen war. Sie hätte sich nie träumen lassen, dass sie so etwas fertigbrächte.

Leider haben wir vielleicht nicht alle so viel Glück mit dem Partner, an den wir geraten. Viele Männer haben keine Ahnung davon, wie sie einer Frau Lust bereiten können, und sind bei jemandem, den sie nicht kennen, ebenso ahnungslos wie unaufmerksam. Dann müssen Sie die Dinge in die Hand nehmen. Es liegt an Ihnen, dem Neuen genau zu erklären, wie Sie es haben wollen, auch wenn es nur für eine Nacht gedacht ist. Unverbindlicher Sex kann eine Gelegenheit sein, vom männlichen Partner zu verlangen, dem Orgasmus der Frau die gleiche Priorität einzuräumen wie dem des Mannes.

Dazu gehört, die volle Kontrolle über die körperliche Dynamik zu übernehmen, bis hin zu der Entscheidung, was alles in einer Nacht abgedeckt werden soll. Bianca (21) zog willkürlich die Grenze beim vaginalen Geschlechtsverkehr, aber letztendlich musste sie ihre eigenen körperlichen Grenzen neu überdenken. Bis vor Kurzem war ihr die Vorstellung von unverbindlichem Sex völlig fremd. Aber das wollte sie ändern: Sie war schon seit einiger Zeit sexuell aktiv, und sie sah keinen Grund, damit aufzuhören, nur weil sie Single war. Und außerdem, wenn sie schon einmal so weit war, dass sie mit einem Mann zusammen war und die Hüllen fielen, warum sollte sie dann nicht auch weitermachen?

Biancas letzte zufällige Erfahrung war mit ihrem Ex gewesen, bevor er ihr Freund wurde. Sie war so besessen von der Vorstellung, außerhalb einer monogamen Beziehung keinen Sex zu haben, dass sie ihn bat, mit ihr nur anal statt vaginal zu verkehren! Sie hatte keine Bedenken, ihm einen zu blasen oder sich von ihm lecken zu lassen. Als sie erst einmal darüber nachgedacht hatte, merkte sie, was das für ein Blödsinn war – wenn er sie in den Arsch fickte, konnte er genauso gut in ihre Möse eindringen! Schließlich war ja das eine nicht weniger wert als das andere. Nachdem sie sich von diesem Mann getrennt hatte, begann Bianca ganz anders zu denken: Sie beschloss, lieber noch einmal unverbindlichen Sex haben zu wollen. Dabei hatte sie das Gefühl, ihre Sexualität zu kontrollieren, weil sie wusste, dass sie dann Sex haben konnte, wenn sie es wollte.

Sie allein definieren die körperlichen Parameter, genau wie Bianca. Wer sagt denn, dass Sie »bis zum Letzten« gehen müssen? Was früher einmal nur als Vorspiel galt, kann heute schon das befriedigende Ganze sein; Sie müssen nur wissen, womit Sie sich wohlfühlen. Wenn Lust das Ziel sein soll, gibt es viele Wege dorthin.

Als Laura eines Abends noch spät in ihrem Büro war, kam ihr Chef, der aussah wie Bruce Willis, zu ihr, um sie zu fragen, ob sie Schlüssel zum Abschließen dabeihätte. Sie hatte gerade online schweinische Geschichten gelesen und zeigte ihm einen Bericht über eine Frau, die sich aufgemacht hatte, ihre Fantasien zu erfüllen. Er war 15 Jahre älter als sie, und sie unterhielten sich darüber, was 25-Jährige heutzutage erregt, im Vergleich zu dem, was er mit 25 gemacht hatte. Das Gespräch wurde schnell sehr erotisch, und sie tauschten persönliche Details über Sex und Masturbation aus. Laura erzählte ihrem Chef, wie sehr sie den weiblichen Körper liebte, vor allem ihren eigenen, und sagte, sie würde nie einen Orgasmus ablehnen, wenn sich ihr einer bieten würde.

Da sie ihm gegenübersaß, zog sie ihren Rock hoch und begann, sich selbst zu berühren, und er folgte ihrem Beispiel. Zuerst waren sie noch ein bisschen verlegen, aber dann wurde es ganz leicht, und sie kamen beide. Am nächsten Tag machten sie nebenbei Witze darüber, was sie als Nächstes in Angriff nehmen wollten. In diesem Fall ging es über gegenseitige Masturbation nicht hinaus, so erotisch es auch gewesen war.

Neue sexuelle Begegnungen geben Ihnen immer die Möglichkeit, mit Ihrer sexuellen Persönlichkeit zu experimentieren. Monogame Langzeitbeziehungen oder lange Perioden von Sex mit einem Vibrator mögen gemütlich und bequem sein, aber wenn man sich einmal auf einen bestimmten Stil eingerichtet hat, kann es schwierig sein, sich zu verändern. Attraktiv ist bei der Idee von unverbindlichem Sex vor allem das Neue – ein neuer Körper, eine neue Erfahrung.

Lust-Tipp: Bei einem One-Night-Stand können wir unsere Kreativität spielen lassen, eine großartige Gelegenheit, um neue Techniken, Positionen oder Fantasien auszuprobieren. Vergewissern Sie sich, dass Sie wissen, was Sie wollen, bevor Sie mit jemand Fremdem ins Bett springen. Wenn Sie nur vögeln wollen, ist ein Spontanfick genau das Richtige.

Ich hatte einmal eine Steinmassage, zweifellos die beste Massage, die ich je hatte. Zuerst rieb meine Masseurin die glatten, heißen Steine rhythmisch über meine Muskeln. Die Hitze drang tief in meinen Körper, und ich hatte das Gefühl, vier heiße Hände gleichzeitig würden mich überall streicheln. Und dann massierte sie mich ohne Vorwarnung auf einmal mit einem eiskalten Stein. Es war unglaublich … unglaublich lustvoll! Dieser Wechsel zwischen heiß und kalt, die Erwartung und die tiefe Entspannung waren so intensiv wie Sex! Zum Schluss machte sie noch irgendeine Vibrationstherapie mit Kristallen. Sie hielt ein Kristall an meinen Kopf und ließ es langsam an meiner Wirbelsäule entlang zu meinem Hintern gleiten. Es fühlte sich an wie ein kleiner Vibrator. Als sie mich schließlich nach anderthalb Stunden verließ, damit ich mich auf dem Tisch entspannte, war ich so geil, dass ich es mir auf der Stelle besorgen musste. Ich kam sofort! Ich kann mir nur vorstellen, wie scharf es wäre, wenn ein sinnlicher Mann mich mit heißen Steinen massieren und dann die Sache »zu Ende bringen« würde. Ich würde ihn extra bezahlen, kein Problem. Legal oder nicht, bin ich etwa die Einzige, die so denkt?

MADISON, 27

Peng, Peng

Wählen Sie Ihr Ziel

Es ist zwar ein ernstes Thema und vielleicht die wichtigste Entscheidung des Tages, aber die Wahl eines Partners für einen Spontanfick ist, nun ja, spontaner als die Wahl eines Partners für eine Langzeitbeziehung. Sie brauchen sich weder Gedanken darüber zu machen, ob Sie seine Zahnbürste in Ihrem Badezimmer haben wollen, ob Sie ihn Ihren Eltern vorstellen sollten oder ob er wohl mit Ihren Freundinnen klarkommt. Und wenn Sie immer schön Safer Sex praktizieren, brauchen Sie sich vor allem nicht zu überlegen, ob er ein guter Vater wäre. Ein unverbindlicher Sexpartner braucht eigentlich nur einer Anforderung zu genügen: Sie müssen sich von ihm angezogen fühlen.

Aufgrund spontaner Attraktion zu handeln, kann sehr erregend sein; und umgekehrt ist es auch für Sie eine aufregende Erfahrung, so sexy zu sein, dass ein Fremder darauf überwältigt reagiert. Sexuelle Erregung ist eine ganz normale Reaktion auf körperliche Anziehung, und auch Leute, die wir nicht kennen, können uns antörnen.

Ein heißer Körper und gutes Aussehen können einem natürlich immer Appetit auf ein bisschen Sex machen. Aber darüber hinaus spielt auch Anonymität eine große Rolle in weiblichen Fantasien. Für manche ist gerade die Unverbindlichkeit besonders erregend: die Freiheit, sich mit jemandem einzulassen, dessen Namen man noch nicht einmal kennt. Reine körperliche Lust kann verstärkt werden, wenn wir frei von jeglicher Erwartung sind, was danach passiert. Anonymität löst das Problem mit den Konsequenzen. Es gibt keine Opfer. Niemand wird verletzt.

> *Lust-Tipp:* Wenn Sie das nächste Mal einen heißen Typen auf der Straße sehen, stellen Sie sich vor, Sie könnten die Zeit anhalten und ihn sich auf der Stelle vorknöpfen. Halten Sie ständig Ausschau nach jemandem, der Sie anmacht.

Körperliche Anziehung kann Hand in Hand mit emotionaler Anziehung gehen, und viele fühlen sich auch zu einem Sexpartner hingezogen, der gleichzeitig ein guter Freund ist. Glücklicherweise gibt es unter Freunden, Nachbarn und Kollegen passende Kandidaten!

Lily (24) fand es sehr erregend, als sie mit einem Arbeitskollegen darüber plauderte, wann sie zum ersten Mal an Sex gedacht hatten. Er war fasziniert, als er erfuhr, dass sie regelmäßig masturbierte. Nach ihrer Unterhaltung fantasierte sie über eine zufällige Begegnung mit ihm, bei der er sie beim Masturbieren erwischte. Sie hatte auf der Stelle einen Orgasmus, und keine zehn Minuten später saß sie auf der Damentoilette mit dem Rücken an den kalten Fliesen und besorgte es sich noch einmal mit den Fingern, obwohl sie sonst eigentlich einen kleinen Vibrator braucht, um zum Höhepunkt zu kommen. Später an diesem Abend kam sie noch einmal in der Dusche. Den ganzen Tag über hatte sie das Gefühl, dass alles um sie herum sie liebkoste und streichelte; ihre Kleider, der leichte Windhauch in ihren Haaren und selbst das Essen waren voll sexueller Energie.

Lust-Tipp: Bei Safer Sex geht es auch darum, sich einen Partner auszusuchen, der einen sicheren Eindruck macht. Entscheiden Sie selbst, wer Ihre Sexfantasien wahr machen könnte. Vielleicht ist es ein guter Freund, mit dem Sie herumalbern können, eine völlig anonyme Begegnung oder einfach nur ein Fantasiemann.

Wählen Sie den Ort aus

Unverbindlicher, erregender Sex kann jederzeit und überall stattfinden. Es geht nicht mehr nur um den Freund im Schlafzimmer, sondern auch um den Barkeeper im Badezimmer, den Fremden an der Straßenecke oder den Ex im Aufzug. Nutzen Sie die Gelegenheit, Sexualität zu genießen, wo immer Sie können.

Tun Sie es im Büro

Seit dem ersten Tag in Ihrem neuen Job haben Sie sich unglaubliche E-Mails geschrieben. Als eines Nachmittags alle weg sind und Sie versuchen, in Ruhe zu arbeiten, stehen Sie auf einmal vor seinem Schreibtisch, weil er Papiere unterschreiben muss. Sie nutzen den Augenblick, und während er am Telefon ist und sich nicht verbal zur Wehr setzen kann, drehen Sie seinen Stuhl um und gehen in die Knie. Sein anfänglicher Schock verwandelt sich in ein Lächeln, Sie ziehen langsam den Reißverschluss herunter ...

Treiben Sie es im Sportstudio

Beim Entspannen in der gemischten Sauna Ihres Sportstudios entdecken Sie einen gut aussehenden Mann. Kurz darauf kommt noch ein heißer Typ herein und lässt sich so dicht neben Ihnen nieder, dass Sie seine Hitze trotz der Wärme in der Sauna spüren. Es muss wohl Ihr Glückstag sein. Der Mann neben Ihnen bietet Ihnen an, Ihnen den Rücken zu massieren. Sie willigen ein, und er beginnt, sanft Ihre Schultern zu reiben; Sie schließen die Augen und fühlen, wie sich Ihre Muskeln lockern, während Sie sich völlig entspannen. Als Sie die Augen wieder aufmachen, sitzt der andere Mann zu Ihren Füßen und fragt Sie, ob er sie massieren darf.

Sie sagen ja, und während die Hände des Mannes hinter Ihnen zu Ihren Brüsten gleiten und die Hände des Mannes zu Ihren Füßen über Ihre Beine streicheln, löst sich Ihr Handtuch, und Sie sind völlig nackt, in den Händen von zwei fremden Männern. Einer streichelt über Ihre Brüste und Ihren Bauch, und die Finger des anderen gleiten in Sie hinein. Sie biegen sich ihnen entgegen und sehnen sich nach mehr, ein Mann schiebt Ihnen die Spitze seines riesigen Penis in den Mund, während der andere Ihre Klitoris saugt und leckt. Gemeinsam bringen sie Sie zum Orgasmus, gerade noch rechtzeitig, bevor sich die Tür der Sauna erneut öffnet.

Machen Sie es im Kino

Es ist Wochenende, und im Kinosaal ist es so voll, dass Sie und Ihre beste Freundin ganz vorne an der Leinwand sitzen. Der süße junge Mann rechts neben Ihnen wirft Ihnen ständig Blicke von der Seite zu und lässt Ihnen keinen Platz auf der Armlehne, deshalb beschließen Sie, ihm die Aufmerksamkeit zu schenken, um die er anscheinend bettelt. Während des Films lassen Sie Ihre Hand über die Armlehne zu seinem Oberschenkel gleiten. Er beginnt, schneller zu atmen, wendet aber den Blick nicht von der Leinwand. Ihre Hand gleitet zu seinem Schritt, er zieht sein Jackett darüber. Im Schutz des Jacketts ziehen Sie seinen Reißverschluss auf und lassen Ihre Hand zur Spitze seines Schwanzes gleiten …

In der Bibliothek wird nicht nur gelesen

Er betritt die Bibliothek und schaut sich nach Büchern um, stattdessen sieht er Sie. Er wirft Ihnen einen durchdringenden Blick zu, der so sexy ist, dass Sie fast auf der Stelle einen Orgasmus haben. Während Sie zum obersten Regalbrett blicken, kniet er vor Ihnen und flüstert: »Ich bin sehr gut auf den Knien.« Dabei schaut er Sie nicht an. Sie bekommen plötzlich weiche Knie und werden nass. Rasch blicken Sie sich um. Er lässt seine Hand an Ihrem Bein entlanggleiten und berührt sanft Ihre Muschi durch Ihr Höschen. »Lass uns gehen«, sagt er, Sie folgen ihm. Er nimmt eine Personalkarte und öffnet eine Tür hinter den Regalen, die in ein Treppenhaus führt. Dort drückt er Sie an die Wand, reibt Ihre erigierten Nippel mit den Daumen und sagt: »Das ist für dich, nicht für mich. Du bekommst, was du willst.«

Im Rhythmus der Musik

Es waren zwei harte Wochen: Ihr Freund hat Sie sitzen lassen, Sie hatten Tausende von Prüfungen, und Sie fühlen sich frustriert und unsexy. Um bessere Laune zu bekommen, gehen Sie zum ersten Mal allein in einen Club tanzen, um Ihr Selbstwertgefühl wieder aufzubauen. Man schenkt Ihnen mehr Aufmerksamkeit, als Sie erwartet haben, und selbstbewusst mustern Sie einen großen, muskulösen Typen auf der Tanzfläche. Wortlos schlingt er die Arme um Ihre Taille und zieht Sie an sich. Seine großen Hände gleiten über Ihre Schenkel und umfassen Ihren Hintern, und Sie vergessen jede Scheu. Sie winden sich an seinem Bein herunter, bis Ihr Arsch den Boden berührt, und betrachten die Ausbuchtung an seiner Hose, die sich genau in Ihrer Augenhöhe befindet.

»Wollen wir gehen?«, fragt er. Sie nicken. In seiner Wohnung stellt er Sie hastig seinem Mitbewohner vor, dann gehen Sie in sein Zimmer. Zu Ihrem Entsetzen nimmt er sich die Gitarre und singt eine bewegende, aber leicht schiefe Version von »Lightning Crashes«. Danach küsst er Sie zärtlich, und nur wenige Augenblicke später hat er Ihnen Top und Hose ausgezogen. In einem uncharakteristisch kühnen Moment beginnen Sie, sein Hemd mit den Zähnen aufzuknöpfen und arbeiten sich langsam bis zu seiner Hose vor. Sie holen ein Kondom aus Ihrer Tasche und streifen es ihm rasch über, bevor er in Sie eindringt. Die Bettfedern quietschen sexy, als Sie ihn reiten. Mit seinen unglaublich muskulösen Armen hebt er Sie hoch und legt Sie auf den Rücken, um erneut in Sie einzudringen, und schließlich dreht er Sie noch einmal um, auf alle viere, um Sie von hinten zu stoßen. Aus Ihrem Stöhnen werden bald Schreie, und auch er schreit auf, als Sie gemeinsam kommen. Ihre Arme geben nach, und Sie sinken auf den Kissen zusammen. Er küsst Ihren Nacken und umschlingt Sie mit seinen starken Armen. In dieser Nacht schlafen Sie bei ihm, schmiegen sich an seinen harten Körper und fühlen sich sicher und geborgen. Vor allem fühlen Sie sich endlich wieder sexy.

Flugzeuge, Züge und Autos

Sie sind mit dem Auto unterwegs, und auf der Spur neben Ihnen sitzen zwei gut aussehende, junge Männer im Wagen. Sie zwinkern Ihnen zu und öffnen das Fenster, um während der Fahrt mit Ihnen eine Unterhaltung zu beginnen. Sie nehmen die nächste Ausfahrt, sie folgen Ihnen, und von da an ist es ein komplettes Abenteuer. Sie übernehmen die Führung, und Sie fahren hinter Ihnen her, bis Sie zu einem Ferienhaus kommen. Drinnen fangen Sie sofort an, beide zu küssen, Ihr Höschen wird ganz nass. Sie ziehen sich alle nackt aus, und Sie genießen es, im Mittelpunkt der Aufmerksamkeit zu stehen ... zum ersten Mal werden Sie von zwei Männern penetriert, Sie erleben zahllose Orgasmen. Nach dieser Erfahrung sehen Sie sie nie wieder.

Entspannung im Urlaub

Während Ihres Urlaubs in Genf gehen Sie eines Abends mit Ihrer Freundin Salsa tanzen. Sie lernen ein paar nette Jungs aus Andorra kennen, die im benachbarten Chamonix an einer Slalom-Meisterschaft teilnehmen, und Sie tanzen mit einem, bis Sie beide schweißgebadet sind. Draußen regnet es heftig, als Sie zu Ihrem Auto gehen. Der Typ spricht kaum Englisch, und Sie wissen, dass Sie ihn nie wiedersehen werden, deshalb beugen Sie sich über die Motorhaube und ziehen ihr klatschnasses Kleid hoch. Sie haben unglaublichen Sex, wobei es Ihnen völlig egal ist, ob jemand zusieht. Noch Jahre später macht es Sie geil, daran zu denken.

Werfen Sie Ihre Bedenken über Bord

Obwohl unsere Fantasien und unsere Körper uns etwas anderes sagen, können wir trotzdem fürchten, wegen unseres sexuellen Verhaltens verurteilt zu werden. Die Angst vor Kritik trübt auch die wahnsinnigen Orgasmen, die Kay (35) bei ihren Spontanficks erlebt. Sie erinnert sich noch gut an die 80er Jahre in Südkalifornien, als unverbindlicher Sex an der Tagesordnung war. Wenn man ausging, hatte man einfach Sex, auch wenn die Eltern versuchten, einem einzureden, man solle ein braves Mädchen sein, weil Jungs nur Jungfrauen heiraten würden. Heute, als Erwachsene, spürt Kay, dass eine neue Moral in der Luft liegt; zufälliger Sex gilt als falsch, und sie fragt sich, was die Leute wohl von ihr denken, auch wenn sie den besten Sex ihres Lebens genießt. Manchmal sind wir selber unsere härtesten Kritiker.

In einem heißen Sommer tat Alexandra (22) etwas, was ihre Mutter sicher nicht gutheißen würde. Sie war mit einem prachtvollen Rettungsschwimmer am Strand. Sie hatten intensiven Sex, und zum ersten Mal – und zum zweiten Mal – erlebte sie den Höhepunkt mit ihrem Partner gleichzeitig: für sie eine tolle Erfahrung. Wie viele Frauen war Alexandra in dem Glauben aufgewachsen, als anständige Frau müsse sie ihre Sexualpartner an einer Hand abzählen können, da natürlich kein Mann sie heiraten würde, wenn sie mehr Erfahrung hätte als er. Aber der unglaublich gute Sex am Strand brachte sie umso mehr auf den Geschmack, und mittlerweile kann sie sich nicht mehr vorstellen, nicht viele verschiedene Männer gehabt zu haben.

Lust-Tipp: Denken Sie nicht an doppelte Maßstäbe – haben Sie keine Angst, kulturelle Normen ändern sich, wenn wir ihnen keine Chance geben.

Lana, 25: Ich sehe ihn, und er sieht mich. Ich will seinen Namen nicht wissen, und auch nicht, wo er sich die Haare schneiden lässt, was sein erstes Haustier war oder ob er auf seine Eltern wütend ist, weil sie ihm in seiner Kindheit etwas angetan haben. Rein. Intim. Sauber. Er beginnt zu reden, aber ich schneide ihm mit einem Kuss das Wort ab. Seine Lippen sind schmaler als meine und fein gezeichnet. Ich möchte ihm die Jahre vom Mund küssen, bis er wieder ein Kind ist. Ich trete einen Schritt zurück. Alles an ihm ist elegant – sein Kinn, seine langen, schlanken Finger, sein Nacken, seine welligen Dichterhaare. Ich knöpfe sein Hemd auf und sehe den gestählten Brustkorb, auf den ich gehofft hatte, Nippel in der Farbe von Granatapfelkernen und dunkle, leichte Brustbehaarung, in die ich am liebsten meine Zähne schlagen würde. Seine Hände wühlen in meinen Haaren, als ich ihn aufs Schlüsselbein küsse, sanft an seinem Brusthaar zupfe und mit der Zunge über seine Nippel flattere. Noch ein Kuss, und er gehört mir.

Ich lasse meine Hände in seine Hose gleiten, um seinen Arsch zu fühlen, und fahre der Form seines Schwanzes nach. Seine schöne, blasse Haut errötet, als ich ihm die Hose und die Socken ausziehe, bis er nackt vor mir steht. Sein Schwanz ist genauso schön wie alles andere an ihm. Er beginnt, an meinen Kleidern zu zerren, aber ich schüttele den Kopf. Der Kontrast ist einfach zu wundervoll – seine weiße Haut an meinem schwarzen Kostüm, sein nacktes Fleisch an dem weichen Stoff. Ich reibe mit meinen Aufschlägen über seine Nippel, und er erschauert. Langsam gleiten wir zu Boden, unsere Lippen berühren sich, mein Kostüm drückt sich an seinen Körper. Mein schwarzes Jackett ist mir von den Schultern geglitten, und er küsst meine Brüste und saugt an ihnen durch den Stoff meiner Bluse, bis meine Nippel steif werden. Sie sind hart und groß wie Blaubeeren in seinem Mund. Er drückt die Lippen auf meinen Hals, während seine Fingerspitzen in mein Höschen gleiten.

Mittlerweile hat er den Rhythmus unseres Spiels aufgenommen, mit den Fingern streichelt er meine Klitoris durch die Baumwolle, bis sie anschwillt und sich aufrichtet. Meine Beine in den schwarzen Strümpfen habe ich um seinen nackten Körper geschlungen, und seine eleganten Finger tanzen und streicheln, bis ich nur noch aus Klitoris und pochendem Blut bestehe. Ich stoße die ersten Worte hervor, die zwischen uns fallen: »Dein Schwanz. Jetzt.« Ich schlüpfe aus meinem Höschen, und er schiebt seinen festen Schwanz in meine enge Möse. Ich kann ihn in mir spüren, er bewegt sich mit solcher Eleganz, dass mir ganz schwach wird. Wir sehen so großartig aus – sein nackter Hintern und Rücken, umklammert von meinen Beinen. Die spitzen Absätze meiner Pumps bohren sich in sein Rückgrat, als seine Finger meine Klitoris umkreisen.

Wir atmen schneller, als ich mit meiner Muschi seinen Schwanz umfasse. Ich spüre, wie er in mir pulsiert, als er immer fester zustößt. Die Hitze und die Reibung sind fast zu viel, ich beginne zu kommen. Meine Muschi bebt, und ich keuche und schnurre, als er mit einem tiefen Stöhnen kommt. Einen Moment lang liegen wir still da, aneinander geschmiegt, bis er schließlich aufsteht. Lächelnd schaue ich ihm zu, während er sich anzieht. Er sieht so ähnlich aus wie ich – ein ernsthafter Stadtmensch, ganz in Schwarz. Ich erhebe mich, und mein Rock gleitet zu Boden. Ich ziehe mir auch Jackett, Bluse und Büstenhalter aus, bis ich nur noch Strümpfe und Schuhe anhabe. »Die auch«, sagt er. Er legt den Arm um meine nackte Taille. Wir beginnen von vorne.

Rose, 34: Wenn ich meine Eltern besuche, mache ich in der schönen Gegend, in der sie wohnen, immer eine lange Fahrradtour. Ich stehe früh auf, noch bevor die anderen wach sind, und radele los. Mein Lieblingsplatz, an dem ich immer Rast mache, ist ein Pinienwäldchen an einem kleinen See. Die Wege sind ziemlich steil, und bis ich da bin, schwitze ich vor Anstrengung. Auch die Reibung meiner Muschi am Fahrradsattel erregt mich, vor allem morgens (ich wache immer nass und bereit zum Sex auf). Manchmal stelle ich mein Fahrrad ab, ziehe mich aus und wate in den See, damit das klare Wasser meine Schenkel umspülen kann. Ab und zu törnt mich das so an, dass ich dort masturbieren muss, weil ich es sonst nicht mehr bis nach Hause schaffe.
Es war ein solcher Morgen. Ich kam aus dem Wasser und setzte mich, nur mit meinem weißen Tank Top bekleidet auf einen umgestürzten Baumstamm. Die Rinde kratzte angenehm an der nackten Haut meines Hinterns. Ich spreizte die Beine und ließ die kühle Morgenluft über meine geöffnete Muschi streichen. Ich spannte meine Beckenmuskeln fest an und entspannte sie wieder, wodurch ich mich innen massierte; wenn der Wind ein bisschen stärker wäre, dachte ich, würde ich kommen, ohne mich zu berühren. Als ich mich umblickte, sah ich überrascht, dass ich nicht allein war. Mein erster Impuls war, mich zu bedecken, aber meine Angst verwandelte sich in Neugier, als ich sah, dass ein Mann mit Anglerhose und einer Angel im Wasser stand. Er sah gut aus, mit zerzausten Haaren, als sei er gerade aus dem Bett aufgestanden, gebräunter Haut, einem markanten Gesicht und einem schönen Körper. Er wirkte jung, seine Wangen waren rot vor Verlegenheit oder Erregung … wahrscheinlich von beidem, weil er mich hier in diesem Zustand angetroffen hatte.
Wir blickten uns an, und keiner von uns bewegte sich oder sagte ein Wort. Lächelnd schob ich mein Oberteil hoch und

entblößte meine üppigen braunen Brüste. Die Nippel richteten sich in der kühlen Luft auf. Er kam zu mir, über das Bett aus Piniennadeln, das bald unser Lager wäre. Er ergriff mein Handgelenk, zog meine Handfläche an seinen Mund und leckte mit einer starken, rauen Zunge darüber. Anscheinend gefiel ihm, was er schmeckte, denn er sank auf die Knie, um mehr von mir zwischen meinen Beinen zu schmecken. Ich hatte viel zu geben; als er seine Zunge in mich hineinstieß, fühlte sie sich fast wie ein Schwanz an.

Mein ganzer Körper begann zu beben, und ich spreizte meine Beine noch weiter für sein schönes Gesicht. Kurz schob ich seinen Kopf beiseite, damit ich mich bequem auf den Boden legen konnte. Er lächelte, stieg aus seiner Anglerhose und kniete sich vor mich. Was für einen schönen Schwanz er doch hatte, nicht zu lang, aber sehr dick. Ganz langsam schob er ihn in mich hinein, und ich bettelte keuchend um jeden Zentimeter. Als meine Muschi ihn ganz umschloss, begann er, mich sanft zu stoßen. Ich blickte nach oben und sah einen Engel, der mich unter einem Dach aus Pinien und blauem Himmel fickte – es war himmlisch.

Bei jedem Stoß drückte er gegen meine Klitoris, es dauerte nicht lange, und ich bog mich ihm entgegen, während mich Welle um Welle meiner Klimax überflutete. Er kam sofort nach mir, und wir lagen noch einen perfekten Augenblick beieinander, bis ich schließlich aufstand, mir die Nadeln vom Hintern streifte und mich anzog. Ohne ihn anzuschauen, setzte ich mir meinen Helm auf und stieg auf mein Fahrrad. Aber einen letzten Blick musste ich doch riskieren. Er grinste von einem Ohr zum anderen, seine Anglerhose um die Knie. Das war das Letzte, was ich von meinem Angler sah.

Emma, 24: Als ich gestern Abend spät nach Hause kam, stand ein Mann in einem Frotteebademantel und Pantoffeln in der Lobby und bezahlte den Pizzaboten. Er sah toll aus, aber ich hatte ihn bei uns im Haus noch nie gesehen. Ein neuer Eigentümer? Ein Verwandter zu Besuch? Ein Gast? Er hielt mir die Tür auf, und wir traten in den Aufzug. Verlegen machte er eine lahme Bemerkung über das Wetter, aber ich drehte mich zu ihm und sagte: »Weibliche Neugier treibt mich zu dieser Frage: Haben Sie unter dem Bademantel etwas an?« Er errötete, und ich konnte sehen, dass er eine Menge unter dem Bademantel hatte, aber auf keinen Fall ein Kleidungsstück. Erwischt!

Ich stellte mich vor ihn und zog fragend eine Augenbraue hoch. Er murmelte etwas davon, dass er geglaubt habe, zu dieser Uhrzeit niemanden mehr anzutreffen, aber ich stützte mich mit einer Hand an der Aufzugwand hinter seiner Schulter ab und griff mit der anderen in seinen Bademantel, wobei ich ihn nicht aus den Augen ließ. Seine Tüte fiel auf den Boden, als ich seinen Schwanz drückte. Sein Gesichtsausdruck war unbezahlbar! Als ich seinen Schwanz herausholte und ihn anerkennend rieb, wurde er schnell noch steifer in meiner Hand.

Er war toll gebaut, das würde also bestimmt Spaß machen. Ich spuckte in meine Hand und begann, ihn zu reiben. Ihm wurden die Knie weich, aber er hielt sich rasch am Geländer fest und lehnte sich dagegen, während ich ihn schnell und fest pumpte. Er wurde steinhart, als ich meine Finger über seine Eichel gleiten ließ, seinen Schaft und seine kleinen, festen Eier streichelte. Er stöhnte tief auf, beugte sich leicht vor und spritzte so heftig ab, dass ich es wie einen Stromschlag an der Hand spürte. Das Sperma tropfte ihm von Brust und Bauch, als ich mir die Hand an der Innenseite seines Bademantels abwischte. Dann packte ich ihn wieder ein, schlang den Gürtel um seine Taille und wünschte ihm guten Appetit, als ich auf meiner Etage ausstieg und den Flur entlanglief. Ich musste mich richtig zusammennehmen, um nicht so laut zu lachen, dass er mich hören konnte.

Teil 2 – Auf geht's

Mission Lust

Nehmen Sie sich ein paar Minuten Zeit, um die folgenden Aussagen mit »ja« oder »nein« zu beantworten. Dann schreiben Sie auf, was Sie noch nie getan haben, aber in Ihrer Fantasie schon immer tun wollten, und nehmen Sie es sich als Lustmission für die Woche vor – ein verdeckter Auftrag, um auf eine neue, heiße Art zum Orgasmus zu kommen. Sie haben eine Woche lang Zeit, um die Aufgabe zu erfüllen. Jeder Versuch wird als Erfolg gewertet. Es gibt kein Versagen. Nutzen Sie alle Mittel, die Ihnen zur Verfügung stehen, und berichten Sie uns von Ihren Bemühungen auf www.cakenyc.com.

Ich habe mich für meinen Partner schick angezogen. ___

Ich habe mich beim Sex aufgenommen. ___

Ich hatte Analsex. ___

Ich habe meinem Partner beigebracht, wie er mich besser oral befriedigen kann. ___

Ich habe mir für meinen Partner einen Dildo umgeschnallt. ___

Ich habe einen Vibrator für meinen Partner gekauft. ___

Ich habe einen Vibrator mit einem Partner benutzt. ___

Ich habe meine Lieblingsfantasie ausgelebt. ___

Ich habe über einen Kollegen fantasiert. ___

Ich hatte eine zufällige Begegnung. ___

Ich hatte anonymen Sex. ___

Für mich hat jemand einen Lapdance gemacht. ___

Ich habe für jemanden einen Lapdance gemacht.

Ich habe einen Striptease hingelegt. ___

Ich bin »mit glücklichem Ausgang« massiert worden. ___

Ich habe meinem Partner meine Lieblingsfantasie beschrieben. ___

Meine Lustmission für diese Woche ist: ____________

____

____

____

Oooh baby you want me?

Well you can get this lapdance here for free.

N.E.R.D.

Teil 3

Bei der Sache

11

Der Porno-Mythos

Einige meiner Freundinnen und ich denken, dass Frauen mindestens ebenso visuell sind wie Männer. Das Bild für Männer soll schön, frech, sexy, stark, verletzlich und erregend zugleich aussehen, und bis heute gibt es diese Kombination bei Bildern für Frauen leider noch nicht.

ANGELA, 23

Sie stöbern im Hinterzimmer Ihrer Videothek herum und suchen nach einem scharfen Film, den Sie mit nach Hause nehmen können. Es gibt mehr als 100 000 Pornofilme, da muss doch irgendetwas für Sie dabei sein. Oder sollen Sie mit leeren Händen nach Hause gehen, die *Penthouse* von diesem Monat durchblättern oder die Sexvideos noch einmal anschauen, die Sie und Ihr Freund vor ein paar Wochen gemacht haben? Schließlich entscheiden Sie sich für einen Titel von Jenna Jameson – Sie haben gerade ihren Bestseller gelesen – und gehen zur Kasse, bevor der Mann neben Ihnen Sie um eine Empfehlung bittet.

Wenn wir nach einer kleinen visuellen Inspiration Ausschau halten, stoßen wir auf eine unglückliche Auswahl unbefriedigender Optionen. Einerseits gibt es romantische Filme, deren Stars zwar heiß aussehen, die man aber selten in Aktion zu sehen bekommt, und auf der anderen Seite gibt es jede Menge

Pornos, in denen die weibliche Befriedigung häufig völlig ignoriert wird. Obwohl wir verzweifelt nach visuellem Material suchen, von dem wir auch noch etwas lernen können, richten sich die Filme fast ausschließlich an ein männliches Publikum.

Wenn sie gut sind, erregen sie uns natürlich auch, aber sie sind meistens einfach nicht für das weibliche Auge gemacht. Wir wollen uns auf der Leinwand sehen und uns mit dem Thema identifizieren können, aber das ist meistens nicht der Fall.

Ganz gleich, wie wir dazu stehen, manche Frauen – eigentlich sogar viele – sehen sich Pornos an. Wir Frauen leihen fast ein Drittel aller Pornofilme aus. Dabei drängt sich allerdings eine Frage auf: Was haben Frauen davon, wenn sie sich Filme anschauen, die für Männer gemacht wurden? Wir haben nicht die Absicht, die Arbeitsweise der Pornoindustrie zu analysieren, und wir wollen auch nicht darüber diskutieren, ob die Frauen, die dort arbeiten, glücklich sind oder fair behandelt werden. Wir sehen uns nur an, wie und warum Pornofilme uns erregen.

Nur das Visuelle

Ich liebe erotische Kunst aus allen Epochen in jedem Medium – explizite Zeichnungen, Gemälde, Gravuren, Fotografie und Illustrationen. Ich sehe gerne Abbildungen von Männern und Frauen, die ich attraktiv finde, Abbildungen kopulierender Paare, Frauen mit Frauen, Männer mit Männern. Besonders mag ich Darstellungen von Frauen während des Orgasmus. Für mich ist es wichtig, dass etwas sowohl in künstlerischer wie in sexueller Hinsicht stark und schön ist. Mir gefallen realitätsnahe Darstellungen … Ich finde Japanimation sehr erregend. Manchmal zeichne ich meine eigenen kleinen, perversen Fantasien – ich habe schon in der Schulzeit schmutzige kleine Bildchen an den Rand meiner Schulbücher gemalt, meistens Penetrationsdarstellungen oder typische Stellungen beim Liebesakt.

Ursula, 25

Die Mehrheit der Frauen findet bildliche Darstellungen erregend – laut CAKE-Report über 92 Prozent –, aber was wir gerne sehen, ist sehr unterschiedlich. Wir reagieren auf alle möglichen visuellen Reize, von alltäglichen – wie dem scharfen Trainer im Sportstudio oder dem süßen Paar, das sich auf der Straße küsst – bis hin zu direkt pornographischen Bildern, wie erotische Fotografie, Aktzeichnungen oder Amateurvideos im Internet. Solange es sich nicht um einen Inhalt handelt, der uns spezifisch abtörnt, reagieren Frauen positiv auf visuelle Reize.

Manchmal kann es erotischer sein, wenn ein Bild mehr der Fantasie überlässt, als explizit alles zu zeigen. Von Schatten verdeckte Nacktheit, Kleider, die zu Boden sinken, lange, langsame Einstellungen und Hände auf der Haut können genau das Richtige sein. Aber manchmal mögen wir es auch grob und explizit.

Auch was uns abtörnt, kann unterschiedlich sein. Geschmäcker sind verschieden, und was eine Frau als Trash empfindet, ist für die andere ein Schatz. Viele von uns können vorgetäuschte weibliche Orgasmen und falsche Nägel nicht ausstehen, manche wollen nicht sehen, wie der Mann abspritzt. Jeder auf seine Art.

Im Kino

Wenn der Plot eine Rolle spielt

Es heißt, Männer ließen sich eher durch Bilder stimulieren und Frauen durch Kontext – dass wir also eher eine Geschichte über Sex *lesen* würden, als sie uns anzuschauen. Wer hat dieses Gerücht denn in die Welt gesetzt? Wissen Sie was? Wir mögen beides!

Frauen sind visuelle Geschöpfe, die auf sexuell explizites Material reagieren. Wir reagieren zwar auch positiv auf die Fantasiedarstellung von Liebe in den klassischen Schmachtfetzen, aber für gewöhnlich sind wir wesentlich glücklicher, wenn die Romantik mit einer guten Portion fantastischem Sex gepaart ist. Diese Kombination ist aber noch seltener als natürliche Brüste in Hollywood.

Sie wissen es noch, als sei es gestern gewesen – »Now ... I've had ... the time of my life and I owe it all to you.« Genau, das war 1987, als Patrick Swayze uns halbwüchsigen Mädchen beibrachte, wie eine gute Entjungferung auszusehen hatte. Ob Sie *Dirty Dancing* nun geliebt oder gehasst haben, wenn Sie den Film als Jungfrau gesehen haben, hatte er eine Auswirkung auf Ihre Einstellung zu Sex und Entjungferung. Nicht, dass wir uns falsch verstehen, wir schauen ihn uns immer noch von Zeit zu Zeit gerne an, aber als einer der wenigen zugänglichen Filme über die ersten sexuellen Erfahrungen einer Frau weckt er eher Erwartungen, die im Reich der Fantasie angesiedelt sind.

> Ich war 15 und von *Dirty Dancing* besessen. Ich liebte den Film! Wahrscheinlich habe ich die gleichaltrigen Jungs verschreckt, wenn ich sie mir auf Schulpartys gegriffen und angefangen habe, an ihrem Bein herumzurutschen. Und der Film hat natürlich Sex in einem ganz anderen

> Licht dargestellt, romantisch, leicht, gegenseitig, lang anhaltend und herrlich. Ich habe mir eine ganze Weile eingeredet, mir würde es genauso gehen, wenn ich nur das richtige Aussehen hätte und die richtigen Tanzbewegungen machen würde.
>
> Barbara, 31

Abgesehen von der romantischen Illusion wollte Baby (die weibliche Hauptfigur) ihren Tanzlehrer natürlich hauptsächlich deswegen, weil sie sah, wie er sich bewegte, als sie die Wassermelonen die Treppe hinauftrug. Sie riss die Augen auf, weil die ungehörigen Bewegungen des Personals mitten in der Nacht sie erregten. Oh, Patrick, Patrick ... wie wäre es wohl, nur einen einzigen schmutzigen Tanz mit dir zu tanzen?

Wir wollen Dinge sehen, die uns anregen, neben Dingen, die uns zum Nachdenken bringen. Ist das etwa zu viel verlangt? Wenn wir uns mit einer Figur im Film identifizieren, wollen wir auch sehen, wie sie eine tolle, sexy Zeit hat, damit wir davon träumen können, an ihrer Stelle zu sein.

Body Double

Hier ein paar Filmszenen, in denen sich CAKE-Mädchen wünschen, an Stelle der Schauspielerin zu sein. Sie haben sicher die meisten Filme gesehen, aber ein bisschen Sex im Kopf kann ja nicht schaden. Sie sind allesamt gut für den Anfang. Zum Aufwärmen sozusagen, bevor wir zum härteren Stoff kommen. Ladies, startet die Maschinen.

- Der sonnige Himmel am Mittelmeer in *Lucia und der Sex*
- Pierce und Rene auf der Treppe und auf dem Schreibtisch in *Thomas Crown ist nicht zu fassen*
- Der Dreier mit zwei heißen Jungs und einer erfahrenen Frau auf dem Land in Mexiko in *Y Tu Mamá También*
- Die taffe Gina Gershon, die der unschuldigen Jennifer Tilly in *Bound – Gefesselt* die Ins und Outs von lesbischem Sex beibringt
- Die heiße Mama Frances McDormand in *Laurel Canyon* im Bett mit ihrem jungen Beau, während die Verlobte ihres Sohnes einen Striptease hinlegt
- Tom Cruise, der Kelly Preston vor dem Kühlschrank stehend vögelt, in *Jerry Maguire – Spiel des Lebens*
- Oscar-Preisträgerin Halle Berry mit Billy Bob Thornton auf der Couch in *Monster's Ball*
- Der Regen, der auf Kim Basinger und Mickey Rourke in *9 ½ Wochen* niederprasselt
- Das ritualisierte Spanking für falsch geschriebene Wörter in *Secretary*
- Die vielen Leute, die vorbeigehen, als das französische Schulmädchen und der ältere asiatische Geschäftsmann auf dem Fußboden heißen Sex haben in *Der Liebhaber*
- Was David Duchovny im Originalfilm *Red Shoe Diaries* zu Brigitte Bako sagt – und wie – während er sie in der Badewanne befingert

- Naomi Watts, in *Mulholland Drive – Straße der Finsternis* in ihrer Liebesszene als dralle Brünette
- Nicole Kidman mit Jude Law in den Bergen, nachdem sie vier lange Jahre in *Unterwegs nach Cold Mountain* gewartet hat
- Mark Ruffalo, der *In the Cut* schmutzige Telefongespräche mit Meg Ryan führt und sie gekonnt oral befriedigt
- Nackte Politik zwischen zwei Männern im Bad in *Die Träumer*

Triple X

Ohne jede Handlung

Pornos im Internet haben mich schon immer neugierig gemacht. Wenn Männer, mit denen ich zusammen war, mir davon vorschwärmten, beneidete ich sie darum, dass sie so etwas ohne jedes Schuldgefühl genießen konnten. Ich habe aus moralischen Gründen Pornos im Internet und überhaupt Pornos gemieden – irgendwie kam es mir falsch vor – und zu leicht. Außerdem hätte ich nicht so einfach im Internet surfen können, weil ich seit Kurzem eine neue Zimmergenossin habe. Sie meint es gut, aber sie ist sehr aufdringlich, und ich machte mir Sorgen, was sie wohl von mir dächte, wenn sie es herausfände. Vieles ging mir durch den Kopf, wie »Ich bin so versaut, dass ich mir so etwas anschauen möchte« und »Wenn sie es wüsste, würde sie mich bestimmt für pervers halten«. Na ja, ich habe aber trotzdem Mut gefasst, mich eingeloggt und bin schließlich auf so eine Seite geraten. Zuerst war ich noch ein bisschen schüchtern, aber dann machte mich der Inhalt so an, dass ich mich mit einem Vibrator befriedigte. Ich kam innerhalb von Sekunden, weil ich visuell so stimuliert war. Es schockiert mich selber, dass mich diese Seiten so antörnen, sogar die »am Rande der Legalität«. Ich glaube, ich fühle mich dazu hingezogen, weil ich mich mit den Körpern der Mädchen identifiziere. Wie sie bin ich schlank und habe weniger Busen. Ich bin mittlerweile froh, dass ich diese psychologische Schwelle überschritten und keine Angst mehr vor der unbekannten Welt solcher Websites habe. Und dass ich mich dadurch innerhalb von Sekunden zum Orgasmus bringen kann.

JULIE, 25

Im Allgemeinen werden Pornos für Männer produziert. Uns wurde gesagt, dass es im Schnitt zehn Minuten dauert, bis Männer kommen, wenn sie sich einen Pornofilm anschauen. Maximal! Anregend, was? In der Pornoindustrie geht es nur ums Abspritzen. Weibliche Lust? Weiblicher Orgasmus? Man sollte doch meinen, dass es Männer auch anmacht, wenn sie sehen, wie Frauen richtig erregt werden, aber das ist anscheinend nicht der Fall. Und um ehrlich zu sein, kennen wir uns damit nicht aus.

Wir haben den Auftrag, nach Material zu suchen, das auf die spezifischen Bedürfnisse von Frauen zugeschnitten ist. Die Auswahl ist zwar nicht groß, aber es gibt bereits eine neue Generation von Unterhaltung von und für Frauen. Mit Carol Queens Lehrvideos über den G-Punkt, Candida Royalles Hausfrauenfantasien, den modernen Pinups der Suicide Girls, den nackten Jungs in der Zeitschrift *Sweet Action*, Playgirl TV und dem Erotik-Magazin für Studentinnen der Harvard University erobern Frauen die visuelle Domäne von den Männern zurück, mit Pornos nur für Frauen!

Feministinnen beklagen zwar die menschenverachtenden Produkte dieser von Männern dominierten Industrie, aber

Der Jackpot

Das goldene Zeitalter der Pornofilme mag vorüber sein, aber der Goldrausch geht weiter. Die Pornoindustrie wird immer größer; sie ist eine der profitabelsten Branchen Amerikas. Lassen Sie uns mal einen Blick auf die harten Fakten werfen. Laut Frank Rich in *The New York Times Magazine* nimmt die amerikanische Pornoindustrie jedes Jahr zwischen 10 und 15 Milliarden Dollar ein, was uns nicht weiter überraschen sollte, wenn man bedenkt, dass jeden Tag Pornos konsumiert werden. *Deep Throat* alleine hat seit seinem Erscheinen über 600 Millionen Dollar eingespielt. Das ist eine Menge Geld. Jedes Jahr werden mehr als 10 000 Pornofilme gedreht, ungefähr 30 pro Tag. Amerikaner kaufen oder leihen sich Sexvideos im Wert von 4 Milliarden Dollar pro Jahr aus. Einer von vier Internet-Usern besucht pro Monat zumindest eine der 60 000 Sexsites im Web. Sexsites bringen einen Ertrag von 1 Milliarde Dollar pro Jahr. Amerikaner geben für Pornos ebenso viel aus wie für Sportereignisse, Musik-CDs und Kino zusammen.

Trotz der minderen Qualität des Inhalts werden Pornos regelmäßig konsumiert. Auf dem Land ist es zwar noch ein Tabu, aber Millionen von Amerikanern gucken regelmäßig in ihren vier Wänden Pornofilme. Und wer vertreibt die meisten Pornos? Ob Sie es glauben oder nicht, es ist General Motors, die neben anderen großen Markennamen wie Marriott und Time Warner Millionen verdienen, indem sie Pornomaterial via Satellit und Kabel senden. Der American Way of Life!

zahlreiche Frauen bekennen öffentlich, dass sie Pornos lieben. Zum ersten Mal schauen Frauen bei Pornographie wirklich hin (und zwar von innen wie von außen) und entdecken ihre Geheimnisse. Auch wenn wir die meisten Pornos kritisieren, weil sie die weibliche Lust ignorieren, können wir nicht übersehen, dass Frauen Lust beim Betrachten empfinden.

Porno kann visuell erregend sein; er kann sexuelle Interaktionen mit einem Partner inspirieren oder bei Solo-Sitzungen stimulieren. Porno verändert die Sichtweise der Frauen, wie Sex sein und aussehen sollte. Mal im Ernst: Wo sonst könnten wir Sex sehen? Deshalb sind Pornofilme auch immer lehrreich, ganz gleich, wie sehr sie Lust und Orgasmus der Frau vernachlässigen.

Beim Zuschauen stellen wir uns wahrscheinlich eher vor, die Frau im Film zu sein, und nicht der Mann, der sie fickt. Damit wir diese Erfahrung genießen, muss die Frau im Film Spaß haben. Ihre Erfahrung ist unsere Erfahrung, und nur wenn sie tatsächlich erregt ist, können wir es nachempfinden. Wir wollen sympathische Darstellerinnen sehen, die wir verstehen können. Karen (27) ist es leid, dass in Pornos immer nur so getan wird als ob. Sie will reale Frauen und Männer sehen, die realen Sex miteinander haben. Karen weiß genau, dass es im wahren Leben mit fünf Mal Lecken nicht getan ist, und sie will sehen, wie lange es wirklich dauert, bis eine Frau einen Orgasmus hat.

Vor allem fordern wir Nahaufnahmen vom weiblichen Orgasmus in all seiner Pracht. Wenn Alexa (27) ihren eigenen Pornofilm drehen würde, wäre der Höhepunkt jeder Einstellung die Frau, die einen Orgasmus hat, und nicht der Mann, der auf die Frau abspritzt! Der Orgasmus der Frau wäre das Ergebnis der Anstrengungen aller Männer, die sich darauf konzentrieren, die Frau kommen zu lassen. Die besten Pornos sind mit Frauen besetzt, die Spaß haben, und mit Männern, die sich zu den schönen Frauen, mit denen sie Sex haben, hingezogen fühlen.

Pornos machen mich stark. Ich fühle mich abenteuerlustig, mutig und neugierig, wenn ich sie mir ansehe. Pornos wecken in mir den Wunsch, eine bessere Liebhaberin zu sein. Sie helfen mir dabei, meinen Körper und die Körper aller möglichen anderen Frauen zu akzeptieren. Ich habe nicht nur tollen Sex, wenn ich mir Pornos angeschaut habe, sondern empfinde auch Lust, während ich sie anschaue.

TARA, 24

Trotz aller Makel schauen viele Frauen sich Pornos an, um erregt und unterhalten zu werden. Auch ohne Handlung, Personenentwicklung und Fokus auf die weibliche Lust sind wir durchaus in der Lage, auf explizite visuelle Eindrücke ungeachtet ihres Inhalts zu reagieren. Auch wenn es nicht um die weibliche Lust geht, stimuliert uns doch der Anblick von Leuten, die Sex vor der Kamera haben.

Als Grundsatz gilt, dass Frauen ein besseres Sexleben haben, wenn sie positive sexuelle Bilder vermittelt bekommen. Die Pornoindustrie mag zwar nicht die gesamte Bandbreite abdecken, aber sie ist trotzdem ein wichtiger Bestandteil der Gleichung.

Lust-Tipp: Betrachten Sie Pornos als Lehrmittel. Der Inhalt kann Ihnen verdeutlichen, wie Sex tatsächlich vor sich geht, und er kann Ihnen als Anregung dienen. Ein paar neue Stellungen möchte doch jeder gerne lernen. Lassen Sie sich von unerwarteten Dingen, die Sie scharf machen, überraschen. Irgendetwas, das Ihnen gefällt, werden Sie in dem großen Angebot schon finden, wenn Sie sich mal anschauen, was es alles gibt – Amateurpaare zu Hause, Lesben in der Kabine einer öffentlichen Toilette, Blondinen mit großen Brüsten im Konferenzraum, die Herrin und ihr Sklave im Kerker.

Lassen Sie sich von der ganzen Bandbreite erregen! Finden Sie heraus, was Ihnen gefällt und was nicht. Sie können alles probieren und brauchen nichts zu kaufen!

Und denken Sie daran, wir behaupten nicht, dass das Anschauen von Pornos eine vollkommen befriedigende

Erfahrung für Sie ist. Wir bitten Sie sogar, kritisch damit umzugehen und Ihrem Ärger Luft zu machen. Ihnen gefällt nicht, was Sie sehen? Dann unterschreiben Sie den offenen Brief an die Pornoindustrie.

Offener Brief an die Pornoindustrie

Betreff: Mehr Lust

Es ist an der Zeit, dass wir den Mund aufmachen. Mit dem Vortäuschen muss jetzt Schluss sein! Wir ziehen unseren Hut vor der kleinen Gruppe von Frauen, die fest entschlossen sind, Pornos für Frauen zu machen, und vor jedem anderen, dem es um die weibliche Lust geht. Die überwiegende Mehrheit von Pornofilmen wird leider immer noch von Männern für Männer gemacht, Frauen werden einzig und allein als Gefäße für die männliche Lust dargestellt. Wir haben ganz bestimmt nichts gegen männliche Lust, aber wir wollen auf keinen Fall die weibliche Lust völlig unter den Tisch fallen lassen! Auch weibliche Lust darzustellen, wird die Marktsituation nicht verändern; Männern gefällt es sicher auch, eine Frau in echter Ekstase zu sehen – im Schlafzimmer ist das jedenfalls so.
Generell wollen wir echte weibliche Orgasmen sehen. Als bewusste Zuschauer protestieren wir gegen den Mangel an weiblichen Orgasmen und weiblicher Lust in der Pornofilmindustrie. Wenn Frauen realer dargestellt würden, hätten die Filme für uns einen größeren Reiz.

Wir möchten auch, dass Sie die blond gefärbten, chirurgisch veränderten Starlets, so süß sie sein mögen, zumindest zum Teil durch »echte« Frauen ersetzen. Machen Sie welche von uns zu Stars, Sie werden sehen, wie Ihre Verkaufszahlen steigen. Zu zeigen, wie unterschiedlich Aussehen und Körper von Frauen, die Sex lieben, sein können, wäre eine Bereicherung unseres Sexlebens.

Mit freundlichen Grüßen
(Ihr Name)

Von CAKE geprüfte Pornos

Wir mögen es echt und abwechslungsreich

Wo sollen wir anfangen? Es fällt schwer, sich durch die unzähligen *Schmutzige Schulmädchen* und *Rocco kann immer* zu wühlen. Geschmack ist subjektiv, auch wenn es um Pornos geht. Manche mögen es scharf. Manche mögen es nass. Manche mögen es scharf *und* nass. Wir haben Stunden damit verbracht, die köstlichsten Bissen für Ihre Schaulust herauszusuchen. Nach sorgfältiger Analyse, viel Vorspulen, einigem »Oh, mein Gott, was war das denn?« – Zurückspulen und ein paar langen Pausen freuen wir uns nun, Ihnen eine detaillierte Aufstellung der Pornos geben zu können, die uns gefallen.

Ja, ja, ja, wir müssen es noch einmal sagen. Wir wollen echte Frauen sehen, echte Lust und echte Orgasmen erleben, in realistischen Szenarien. Wir wollen uns in die Darstellerinnen hineinversetzen können. Wir wollen als Zuschauer behandelt werden und nicht nur als Objekt.

In den meisten Pornos ist die Action nur vorgetäuscht. Sie können das Timing des Orgasmus außer Acht lassen, ebenso wie die Tatsache, dass die männlichen Darsteller überhaupt nichts zur Erregung der Frauen beigetragen haben. Sie legen einfach den Schalter um, und schon ist alles klar. Achten Sie nicht auf sie. Sie arbeiten bloß. Hier sind ein paar ausgesuchte Szenen für diejenigen unter Ihnen, die es gerne *real* haben:

Eyes of Desire, produziert und gedreht von einem Expornostar, Candida Royalle. Sollten Sie jemals geglaubt haben, der weibliche Orgasmus sei leise, höflich oder zimperlich, dann beweist Royalle Ihnen das Gegenteil. Diese Orgasmen toppen alles! Die Stars in diesem Streifen kommen gewaltig, und es ist alles so echt, dass Sie den Ton leiser drehen müssen. Viel gutes Liebesspiel! Wir empfehlen Ihnen, den Film neben einem Spiegel anzuschauen, damit Sie Chloes Orgasmusgesichter imitieren und sie beim nächsten Mal im Bett ausprobieren können.

I Dream of Jenna. Laut ihren eigenen Aussagen können Sie zuschauen, wie viele Orgasmen Jenna hat, wenn sie mit ihrem – tatsächlichen – Freund zusammen ist.

Wir möchten lernen

Pornos für Männer sind immer wieder der gleiche aufgewärmte Kram. Alle Darsteller haben ähnliche sexuelle Techniken (sie hatten bestimmt alle denselben Lehrer), sie sind vorhersagbar und sehr langweilig. Es würde mich so anmachen, wenn ich Frauen sehen könnte, die sich so verhalten, wie Frauen sich beim Sex tatsächlich verhalten – unterschiedliche Stellungen, Nahaufnahmen von Frauen, die oralen Sex geben oder empfangen. Es wäre nicht nur erregend, sondern auch lehrreich. Was sie mit ihren Händen, Zähnen, Lippen und Zungen machen – mmmh!

INDIA, 34

Es gibt nichts Besseres als einen kleinen Porno für eine schnelle Lektion über die Vögel und die Bienen – und Sexspielzeug und Rollenspiele. Eine neue Generation von Filmemacherinnen hat Ratgeber und Porno zur perfekten Mischung aus Inspiration und Instruktion verbunden. Lehrpornos können eine ganz neue, lustvolle Erfahrung sein.

Empfohlen für diejenigen unter Ihnen, die etwas *lernen* wollen:

Fanny Fatale's How to Female Ejaculate. Sie wissen natürlich über weibliche Ejakulation Bescheid, vielleicht haben einige von uns es auch schon am eigenen Leib erfahren, aber glauben Sie mir, der Anblick einer Frau, die in einem perfekten Bogen quer durchs Zimmer ejakuliert, ist unschlagbar. Außerdem sagt Fanny Fatale Ihnen in der Einleitung und während des Vorgangs alles Wissenswerte darüber. Zwar ist der Film stilistisch 80er Jahre (die ulkigen Hüte und Strumpfgürtel müssen Sie einfach übersehen), aber die Frauen sind echt sehenswert.

G Marks the Spot. Die kluge, wundervolle Carol Queen zeigt Ihnen alles, was Sie über den G-Punkt wissen müssen – wo er ist, wie Sie ihn finden und wie Sie ihn berühren müssen. Dieser Film ist mehr Realität als Fantasie, und Sie sind der große Star.

Wir mögen es altmodisch

In den siebziger Jahren war der Pornokitsch auf dem Höhepunkt. Es war die Zeit der Discos, von Kokain und wild wuchernden Schamhaaren. *Hinter der grünen Tür* und *The Opening of Misty Beethoven* sind Klassiker, nach denen vor allem die Frauen masturbiert haben, die auf diesen fluffigen, buschigen, rehäugigen Look der guten alten Zeit stehen.

Wir empfehlen für die, die es *retro* mögen:

The Opening of Misty Beethoven. Die Erschaffung einer Sexgöttin im Stil der 70er Jahre. Der Plot ist ziemlich überholt – Mistys Status als Göttin hängt von der Befriedigung ihres Partners ab – aber die Szenen sind absolut scharf. Lassen Sie sich von der gesunden Dosis Kitsch nicht täuschen. Mitten im Film schlüpft Misty in einen mit Nägeln bestückten Lederharnisch, und dann wird ein absolut inspirierender Dreier hingelegt. Wenn Sie sich das nur einmal ansehen, werden Sie noch tagelang den Soundtrack singen!

Hinter der grünen Tür. Stellen Sie sich vor, Sie seien in einem Sextheater, dessen Hauptattraktion eine genügsame Frau ist, die zum ersten Mal wirkliche sexuelle Lust verspüren will. Gefällt Ihnen der Gedanke? Die Show kulminiert in Gruppensex, an dem sich auch Zuschauer beteiligen. *Hinter der grünen Tür* basiert auf den Konzepten von Erfahrung, Interaktion, Evolution und Freiheit, und noch heute stößt der Film an sämtliche sozialen Grenzen, weil er vor allem auf sexy visuelle Stimulation Wert legt.

Manchmal bringt einen die Filmgeschichte weiter. Ebenfalls aus den 1970er Jahren stammt *Unersättlich,* in dem John Holmes einen seiner besten Auftritte hat. Tun Sie nicht so, als wüssten Sie nicht, von wem (oder was) wir sprechen!

Ein weiterer Straßenfeger war *Emmanuelle.* Wer kann schon dem Charme der reizenden Sylvia Kristel widerstehen, die in Thailand die Macht ihrer Sexualität zu verstehen lernt. Sylvia Kristel hat beinahe das Format einer Hollywood-Schauspielerin, und sie ist ein bemerkenswerter Anblick, ob sie nun selber verführt oder verführt wird.

Wir mögen es edel

Frauen mögen schäbigen Porno genauso wenig wie schäbige Kleider. Stilempfinden mag zwar der Mode unterliegen, aber man sollte sich trotzdem Gedanken darüber machen. Erst seit Kurzem verstehen Pornofilmproduzenten, dass Frauen heutzutage keine Verwendung mehr für Typen mit Schnurrbart und Netzunterhemd haben, die es auf der Motorhaube eines getunten Camaro treiben. Wir wollen die Frau in Manolo Blahniks und Seidenstrümpfen sehen, die es genießt, in den Arsch gefickt zu werden.

> Die Beleuchtung ist wichtig. Der Gegensatz von Dunkelheit und direktem Licht von einer Seite kann den Körper wunderschön umschmeicheln. Kerzenlicht ist vielleicht ein Klischee, aber dieses Klischee hat auch seinen Grund. Es hat vermutlich etwas mit dem flackernden Licht zu tun. Schatten sind wie eine unberührbare Verlängerung des Körpers. Ich würde gerne die Schatten von Leuten, die sich lieben, beobachten; ich finde die Vorstellung sehr verführerisch und voyeuristisch. Es wäre eine sexy Szene. Auch Gewebe ist sehr wichtig. Ich stelle mir Leute mit schöner, schimmernder Haut auf weißen Laken vor, mit natürlichem Licht, das durch die Fenster dringt. Schönes Bettzeug bringt die Körper erst richtig zur Geltung.
>
> NICOLE, 26

Es gibt keine festen Regeln. Manche Frauen wollen nur Schwarz-Weiß-Filme sehen, andere lieben bunte Hochglanzbilder und eine Kameraführung in Zeitlupe. Manche wollen rote Samtvorhänge und viele Kerzen, während andere sich eine tropische Fantasie wünschen. Auf diese besonderen visuellen Elemente sollte man eingehen, sie betreffen allerdings nicht den »Kontext« in emotionaler oder romantischer Hinsicht.

Für die, die es *edel* lieben, empfehlen wir:

Regisseur Andrew Blake ist der König des Glamour-Pornos. In seinen Filmen, die allesamt in edlem Ambiente spielen, gibt es nur attraktive Frauen mit natürlich schönen Körpern. Die Darstellungen sind zwar nicht immer besonders realistisch, aber dafür heiß wie die Hölle. Blake achtet sehr auf Stil und überlässt den Kontext völlig der Fantasie des Betrachters. Hier zählt nur Sex – häufig wunderschöner lesbischer Sex.

Justine. Ständig werden wir gefragt: »Wo kann ein anständiges Mädchen scharfen, guten, lesbischen Sex sehen?« *Justine*, der in der New Yorker Underground-Szene spielt, ist der reine Augenschmaus für alle Mädchen, die es heiß macht, wenn zwei Frauen es miteinander treiben.

House of Dreams. Ein früher Film von Andrew Blake, in dem für Zara White, die die Hauptrolle spielt, alle Masturbationsträume wahr werden. Törnt einen definitiv an; in der Neonlicht-Szene der 1980er geht es schnurstracks zur Sache.

Wir gucken uns gerne Jungs an

Was bei Sexfotos und Pornos im Allgemeinen fehlt, sind *heiße Männer*. Glauben Sie bloß nicht, dass es einen logischen Grund dafür gibt. Es hat sich im Laufe der Zeit nur gezeigt, dass Männer nicht durch Männer in Pornofilmen eingeschüchtert werden wollen. Sie wollen lieber in eine Fantasiewelt eintauchen, in der jeder arme Trottel die heiße Superfrau ficken kann, die er im Waschsalon sieht – und zwar schon wenige Minuten, nachdem er ihr begegnet ist. Deshalb gehören zu den erfolgreichsten Pornostars der dicke, behaarte Ron Jeremy (alias der Igel) sowie der gemütliche Ed Powers. Seltsam ist jedoch, dass männliche Darsteller in Pornos immer riesige Sexorgane haben und damit alle anderen Männer in den Schatten stellen. Aber das ist wohl eher Wunschdenken.

Wenn wir gerne scharfen Männern auf der Straße nachschauen oder die nackten scharfen Männer in unserem Bett betrachten, warum sollten wir dann nicht den Wunsch haben, uns einen scharfen, nackten Mann auf einer großen Leinwand anzugucken? Offensichtlich betrachten wir doch Männerkörper zu unserem persönlichen Vergnügen, und jedes heterosexuelle Mädchen kann Ihnen sagen, welcher Teil der männlichen Anatomie ihr am besten gefällt. Manche mögen die Hüftknochen zu beiden Seiten eines Sixpacks, andere die glatten Rundungen eines hübschen Hinterns oder Schlüsselbeine, die zu breiten Schultern und muskulösen Armen führen.

Wir wollen mehr sehen, aber mehr von dem, was wir auf der Straße oder in unseren Betten zu sehen bekommen. Frauen sagen: Lasst es gut sein mit dem Öl, der falschen Sonnenbräune und dem Airbrushing, und gebt uns ein bisschen was von dem, was wir wirklich wollen. Allerdings kann man auch hier nicht verallgemeinern. Manchen Frauen gefällt der Bauarbeiter oder der Feuerwehrmann. Andere stehen auf hagere Rockertypen. Jess (23) mag am liebsten ultra-maskuline Männer, mit Körperbehaarung und Stoppeln am Kinn, die sich vor der Kamera selbst befriedigen. Wer jemals behauptet hat, dass Frauen die männlichen Genitalien nicht gern zum Objekt machen, hat sich ziemlich geirrt.

Genau, Mädels. Über diese schlaffe Penis-Nummer in *Playgirl* sind wir schon lange hinaus.

Wir mögen es ausgefallener: Jungs, die Jungs mögen

Wollen nicht *alle* Frauen zwei Hetero-Männer zusammen sehen, genauso wie alle Kerle Jenna mit ihren Freundinnen erleben wollen? Für Mädchen, die Jungs mögen, die Jungs mögen, ist es toll zuzuschauen, wenn zwei Männer sich lieben. Der Anblick von zwei Männern, die sich gegenseitig erregen, ist hundert Mal besser als zuzusehen, wie die Typen mit Hengstschwanz in Hetero-Pornos beim Orgasmus grunzen. Zwei Männer zusammen können auch für heterosexuelle Frauen äußerst sexy sein.

> Ich finde zwei Männer zusammen sogar noch toller als Mann mit Frau. Viele Hetero-Frauen, die ich kenne, sehen das genauso. Zwei Männer zusammen, das entspricht

dem männlichen Wunsch zuzuschauen, wenn zwei Frauen sich lieben. Das Beste an Schwulen-Pornos ist, dass die Männer okay sind, sie sehen erregt aus und sind wirklich bei der Sache, während in Hetero-Pornos die Typen immer ein bisschen abwesend wirken, so wie Models oder Puppen. Ein Mann, der erregt seinen Schwanz streichelt, bringt mich auf der Stelle zum Siedepunkt. Das ist unschlagbar! Wenn er mir dazu noch direkt in die Augen schaut, so dass ich jede Empfindung erkennen kann, dann ist es noch besser.

ANNE, 32

Vielleicht können Frauen dem Anblick nicht widerstehen, weil es immer noch als Tabu gilt, wenn Männer sich gegenseitig Lust schenken. Dabei findet eine gewisse Umkehrung der Machtdynamik statt – die Frau als Zuschauerin sitzt am Steuer. Sie kann sich zudem noch vorstellen, wie es sich wohl anfühlen mag, sich dazwischen zu befinden.

Wir haben es gern live

Sie haben also all unsere Empfehlungen befolgt. Und jetzt? Geht man davon aus, dass die Auswahl an heißen Pornos für Frauen beschränkt ist, müssen wir uns vielleicht auf die Jagd nach anderen Quellen machen.

Warum sollen wir uns Filme anschauen, wenn wir live zuschauen können? Vielleicht haben Sie ja einfach Glück und Ihr Nachbar vergisst, die Jalousien herunterzulassen. Manche Frauen brauchen sich jedoch nicht auf die Nachbarn zu verlassen – ihnen reichen ein Partner, ein Spiegel und voilà: Live-Porno zu Hause!

Lust-Tipp: Rezept für eine Pornoparty im CAKE-Stil: Holen Sie schon einmal das Popcorn heraus, Sie werden es lieben. Gehen Sie in den Videoladen um die Ecke, holen Sie sich ein paar von unseren Vorschlägen, und veranstalten Sie in Ihrem Wohnzimmer Ihre eigene Pornoparty. Reden Sie über das, was Sie mögen und was nicht – Sie werden erstaunt sein, wie viel Neues Sie über Ihre Freundinnen erfahren. Oder noch besser: Legen Sie eine DVD ein und kuscheln Sie mit Ihrem Partner – mal sehen, wo das endet.

Die visuelle Vorstellungskraft

Wir setzen Sie in den Regiestuhl. Wie würde ein sexy Film aussehen, wenn Sie das Sagen hätten? Überlegen Sie sich mögliche Themen (Hardcore-Szenen, unschuldiges Flirten), Figuren (männliche Models, die Ihnen zu Diensten sind, geheime Bewunderer, die Ihnen Liebesbriefe auf den Körper schreiben), den Soundtrack (lautes Stöhnen, Heavy Metal), Requisiten (Stricke, exotische Blumen, Schokoladensauce), Kostüme und Locations … und dann drehen Sie!

Elle, 23: Das ist eine Szene aus meinem Sexleben, aus der man einen tollen Pornoclip machen könnte.
Du öffnest hastig die Tür, schiebst mich vor dir her in dein Haus und machst die Tür wieder hinter dir zu. Dann drückst du mich mit dem Gesicht zur Wand – nicht gewalttätig, nur drängend. Ich stütze mich mit den Händen ab; als du dich an meinen Hintern presst, erwidere ich den Druck.
Du wühlst in meinen Haaren und drehst meine Locken um deine Finger, dann ziehst du mir den Kopf zurück, und ich biege mich dir noch mehr entgegen, die Titten flach an die Wand gedrückt. Mein heißer Atem geht schneller, als du deinen Mittelfinger in mich schiebst. Dein Daumen reibt über meinen Bauch, und du machst winkende Bewegungen in meiner Möse. »Oh, Gott!« Stöhnend reibe ich meinen Arsch an deinem Schwanz.
Du küsst mich fest, mit offenem Mund, und deine Zunge wickelt sich um meine. Mit einer einzigen fließenden Bewegung wirfst du mich über deine Schulter und trägst mich die Treppe hinauf, während ich dir den Nacken lecke und eine heiße kleine Spur zu deinen Ohrläppchen ziehe. In deinem Zimmer wirfst du mich aufs Bett und wendest dich ab, um Musik einzuschalten. Metal: hart, schnell und laut. Du drehst dich wieder zu mir. Aus meinem Zimmer hast du die schwarze Schlafmaske und die Handschellen gestohlen. Du ziehst mir die Bluse aus und öffnest den Reißverschluss meines Rocks, damit du ihn über meine Stiefel ziehen kannst. Jetzt trage ich nur noch einen Strumpfgürtel, Netzstrümpfe, schwarze Stiefel, eine pinke Krawatte und völlig unnütze und sehr feuchte Unterwäsche.
Du ziehst mir das Höschen herunter und lässt mich wieder auf das Bett sinken. Dann blickst du mich an und sagst mir, dass du mich liebst, bevor du mir die Arme über den Kopf ziehst und sie mit den Handschellen am Bett befestigst. Du

setzt mir die Augenbinde auf, ich kann nichts mehr sehen. Ich höre, wie deine Kleider zu Boden fallen. Interessant. »Hi«, sage ich zögernd. Meine Beine sind gespreizt, die Handgelenke gefesselt, mein Körper liegt entblößt vor dir. Du packst mir fest an die Oberschenkel (das gibt bestimmt blaue Flecken, denke ich). Gut: Ich will es jetzt auch grob, hart und schnell. Etwas tropft auf meine Klitoris. Deine warme Zunge gleitet durch meine Falten und leckt einmal fest über meine Klitoris. »O Gott!«, stöhne ich und winde mich, aber die Handschellen lassen mir nicht viel Spielraum, du drückst noch zusätzlich deine Schultern gegen meine Oberschenkel, damit ich mich nicht zu sehr aufbäume. Du rutschst hoch zu meinen Titten und knabberst mit den Zähnen daran, bis ich vor Schmerz aufschreie, dann massierst du sie.

Dein Schwanz drückt sich immer fester an meine Muschi, und du schiebst deinen Körper über meinen, als du mit deinen Lippen wieder tiefer gleitest. »Bitte, bitte«, keuche ich und stemme mich mit den Fußsohlen gegen das Fußende des Bettes.

»Was willst du, Baby? Soll ich dich in den Arsch ficken?«, fragst du.

»O ja«, hauche ich. Du schiebst mir fest deinen Finger in die Möse und beugst dich dicht über mein Gesicht. »Oder soll ich deine Muschi ficken?« Du zwingst deine Zunge in meinen Mund, bevor ich antworten kann. »Sag es mir, sag es mir«, befiehlst du. »Ich will hören, wie du es sagst. Sag mir, was du willst, dann sehen wir mal, was du bekommst.« Du packst meine Titten und reibst deinen Schwanz an meiner Klitoris, und ich antworte heiser: »Nein, fick mich in den Arsch.«

»Du willst es in den Arsch? Soll ich dich von hinten stoßen? Sag es mir!«

»Fick mich von hinten, bitte, beug mich über das Bett, und

ramm deinen riesigen Schwanz in mich, bis ich schreie.« Du stöhnst laut und nimmst mir die Handschellen ab. Dann drehst du mich grob auf den Bauch und ziehst mich an den Knöcheln zur Bettkante. Dort packst du meine Oberschenkel und befiehlst mir, die Beine breit zu machen. »Noch weiter. Oh, verdammt, du bist so scharf. Du siehst aus wie ein Traum, so nass und offen. Ich will, dass du schreist.«

Du beugst dich über mich und ziehst mir die Arschbacken auseinander und drückst dein Gesicht in meine Ritze. Mit deiner starken Zunge dringst du in mich ein, während ich mich auf dem Bett winde. Während deine Zunge bis nach vorne zu meiner Muschi leckt, ziehst du unter dem Bett meinen Rabbit Vibrator hervor. »Heilige Scheiße!«, sage ich.

»Ich werde dich ganz füllen, ich will fühlen, wie du kommst, Baby.« Du ölst deinen Schwanz ein, reibst die Creme über den Schaft und schiebst deinen eingeölten Finger in mein Arschloch. Erst einen, dann zwei. Noch mehr Gleitmittel; dann nimmst du erneut den Rabbit zur Hand, schaltest ihn auf der untersten Stufe ein und reibst mir damit vorne über die Muschi.

»Oh, ich will spüren, wie du mich ausfüllst, ich will, dass du in mir abspritzt«, sage ich.

»Gut, wie fühlt sich das an?«, sagst du und beginnst, in mein Arschloch einzudringen. Ich stöhne und drücke mich gegen den Vibrator, mit dem du meine Möse fickst. Ich stoße zurück, damit dein Schwanz besser in mein Arschloch hereinkommt. Du schiebst ihn tief rein und hebst eine Hand, um sie auf mein Hinterteil zu klatschen. Ich schreie auf: »Fester!« und schalte den Vibrator auf höchste Stufe. O Mann, du explodierst gleich! Du fickst mich so fest, ziehst deinen Schwanz fast ganz raus und rammst ihn wieder tief hinein. Der Rabbit läuft auf höchster Stufe, und du packst mich an den Hüften, um noch rasender in mich hineinzustoßen, während ich den Vibrator hin und her schiebe.

»O Gott, ich komme, ich komme!«, schreie ich, und während ich explodiere, schlägst du noch einmal zu. Dann ziehst du deinen Schwanz heraus, zerrst mich an den Schultern auf den Fußboden, reißt mir die Augenbinde herunter und spritzt mitten in mein Gesicht ab. Dein Orgasmus dauert ungefähr dreißig Sekunden, und dein Sperma läuft mir über Gesicht und Brust. Ich lecke mir über die Lippen und massiere meine Muschi, während du neben mir auf die Knie sinkst, mir übers Gesicht streichst und mich dann leidenschaftlich küsst.
Du zitterst am ganzen Körper, aber du fragst mich: »Bist du immer noch geil, Baby?« »Willst du zuschauen oder lieber helfen?«, frage ich. Grinsend hilfst du mir zurück aufs Bett. Dir zittern die Beine, also legst du dich hin und schiebst dir ein Kissen unter den Kopf. Dann setze ich mich auf dich und lasse deinen Mund die Arbeit tun. Nach solchen Vorübungen komme ich in weniger als einer Minute, und seufzend sinke ich aufs Bett zurück. Ich kuschele mich an dich, und du ziehst meine Hände an deinen Mund und küsst die roten Striemen an meinen Handgelenken, bevor du mich auf die Lippen küsst und mich umarmst.
»Danke.« Ich lächele.

Amanda, 29: Meine Fantasie-Pornoszene findet auf einem großen Segelschiff in der Karibik statt, ich bin die Hauptdarstellerin. Der Tag ist heiß, aber der Wind macht die Hitze angenehm. Die Sonne brennt und bräunt unsere Haut. Ich genieße das Schaukeln der Wellen, während ich in der Sonne liege und mich entspanne. Meine Haut beginnt, sich ein wenig rötlich zu färben, deshalb nehme ich die Flasche mit dem Sonnenöl, das angenehm warm geworden ist, weil es in der Sonne gestanden hat. Ich gieße etwas Öl in meine Hand und verteile es auf meinen Beinen. Ich fange an den Füßen und Knöcheln an und lasse die Hände über meine Waden und die Knie bis zu meinen Oberschenkeln gleiten.

Ich trage einen Bikini mit blauweißem Blumenmuster und einen blauen Sarong um die Taille.
Du siehst, wie ich das warme Öl auf meiner gebräunten Haut verreibe, und bietest mir an, das zu übernehmen. Natürlich bin ich einverstanden. Ich gebe dir die Flasche, und du gießt ein wenig Öl in deine Handfläche. Du reibst dir die Hände, um das nach Kokosnuss duftende Elixier zu verteilen. Ich drehe mich um, so dass ich dir den Rücken zuwende, du beginnst an meinen Schultern, wobei du meine Haare auf eine Seite schiebst. Deine Hände gleiten über meine Wirbelsäule bis kurz vor meinen Po, weil du weißt, wie sehr ich es liebe, dort zart berührt zu werden. Meine Wirbelsäule prickelt, als du das Öl über meinen ganzen Rücken und meine Arme verteilst. Du gießt dir noch mehr Öl in die Handflächen und küsst mich auf den Nacken, während deine Hände nach vorne über meinen Bauch, meinen Brustkorb und meinen Hals gleiten.
Die Körperteile, die nicht der Sonne ausgesetzt sind, darfst du auch nicht vernachlässigen, damit sie nicht eifersüchtig werden. Also schiebst du deine Hände unter mein Bikini-Oberteil und massierst meine Brüste, kneifst mir in die Nippel, bis sie hart sind. Du löst mein Oberteil und knabberst an meinem linken Ohr. Ich biege mich dir entgegen, recke dir meine Brüste entgegen und lege den Kopf zurück, damit du mich besser auf den Hals küssen kannst. Dann drehe ich mich um, schlinge die Beine um deine Taille und schmiege mich an dich, wobei ich die ganze Zeit küsse. Ich nehme die Ölflasche und gieße mir ebenfalls Öl in die Handflächen. Ich reibe es dir auf Brust und Schultern, auf Hals und Gesicht. Ich spüre, wie du hart wirst, und das törnt mich noch mehr an als deine Berührungen. Ich führe deine Hand unter meinen Sarong, damit du fühlen kannst, wie nass du mich gemacht hast. Du lässt einen Finger hineingleiten, dann zwei, spielst mit mir, lockst und neckst. Deine Lippen senken sich über meine Brust, und

du beißt in die harten Nippel. Dann küsst du eine heiße Spur hinunter zu meinem Bauch, hältst aber kurz vor meiner Möse inne. Du weißt, wie sehr sie sich danach sehnt, geleckt zu werden, aber du quälst mich noch ein bisschen.

Du löst meinen Sarong und küsst mich leicht auf die Innenseite meiner Schenkel. Mit leichtem Zungenschlag umrundest du die Konturen meiner Muschi. Ich vergehe vor Verlangen und will, dass du mich auf der Stelle nimmst, direkt hier. Endlich, endlich umfasst du meine Klitoris mit dem Mund und lässt deine Zunge darum kreisen. Sie ist ganz hart, und du leckst meine Säfte auf. Ich kann mich nicht mehr zurückhalten und komme heftig, immer und immer wieder, während deine Zunge mich stößt und du meine Klitoris mit dem Finger reibst. Ich keuche vor Verlangen, ich will, dass du die gleiche Lust spürst wie ich, deshalb richte ich mich auf und gleite von deinem Schoß. Durch deine Badeshorts kann ich sehen, wie hart du bist. Ich ziehe dir die Shorts herunter, bis zu deinen Knöcheln, gebe Öl in meine Hand, umfasse deinen steifen Schwanz mit den Händen und lasse sie daran auf und ab gleiten, bis der Schaft ganz eingeölt ist. Dann massiere ich deine Eier, während ich deinen Schwanz mit der Zunge massiere. Ich lasse sie um deine Eichel kreisen, dann umfasse ich deinen Schaft mit den Lippen. Langsam zuerst, dann immer schneller wirbelt meine Zunge daran entlang. Ich packe deinen Hintern und stoße dich tiefer in meinen Mund. Sanft massiere ich deinen Arsch, knete die Muskeln. Ich umfasse deine Eier mit den Lippen und massiere auch sie mit der Zunge.

Du sagst, du kommst gleich, und du willst in meinen Mund abspritzen, ich sauge an deinem Schwanz, bis du vor Lust zitterst und dein Sperma aus dir herausschießt. Für den Moment sind wir beide befriedigt. Wir legen uns hin und lassen unsere nackten Körper von der Sonne wärmen. Bis erneut Hunger in uns aufsteigt …

12

Völlig »hetero«?

Liebe CAKE,

ich habe mich schon immer sexuell zu Frauen hingezogen gefühlt und glaube, bisexuell zu sein, da mich beide Geschlechter interessieren. Auf dem College habe ich mich mal kurz mit der Frage herumgeschlagen, ob ich vielleicht lesbisch bin, aber dann habe ich es wieder verworfen, denn wenn meine Gefühle Frauen gegenüber als lesbisch gelten würden, wären die meisten Frauen auf der Welt lesbisch. Ich habe nie darüber fantasiert, eine Beziehung mit einer Frau einzugehen, sondern wollte immer nur wilden verrückten Sex mit einer Frau, die genauso sexy und attraktiv ist wie ich. Also habe ich mich mit mir auf »bisexuell« geeinigt, wobei der Schwerpunkt vermutlich aber eher auf »normal und heterosexuell« liegt. Ich glaube wirklich, dass die meisten Frauen davon träumen, einmal mit einer anderen Frau zusammen zu sein, wobei das nicht zwangsläufig jemand sein muss, den sie kennen. Helft mir, CAKE – könnt ihr das bestätigen?

Elizabeth, 22

Ja, Elizabeth, das können wir bestätigen! Viele Mädchen, die nach eigenen Aussagen hetero sind, haben sexuelle Fantasien über andere Frauen, und manche haben sogar sexuelle Erfahrungen mit anderen Frauen, was die Frage aufwirft: Wie »hetero« ist eigentlich heterosexuell?

Die erregende *Vorstellung,* Sex mit einer anderen Frau zu haben, gehört schon seit Langem zum sexuellen Repertoire heterosexueller Frauen. Die Berichte in Nancy Fridays *Die sexuellen Fantasien der Frauen* enthüllten, was damals als sexuelle Fantasie noch ein völliges Tabu war. Was früher einmal strikt in das Reich der Träume verwiesen wurde, gehört heute zum kulturellen Zeitgeist.

In unserer Kultur wird gerade der scharfe Anblick von Frauen, die einander erregen, gefördert. Madonna, Vorreiterin und Sexikone seit zwanzig Jahren, hat in aller Öffentlichkeit mit ihrer Sexualität experimentiert. Ihr Auftritt mit Britney Spears bei den MTV Video Music Awards im Jahr 2003 war mehr ein Zeichen dafür, was heute akzeptabel ist, und weniger ein Symbol für ein Tabu. Ihr Kuss zeigte nicht nur, dass es für eine verheiratete, heterosexuelle Frau in Ordnung ist, eine andere Frau zu küssen, sondern er machte den Akt an sich auch noch attraktiv.

Auch die männliche Fantasie von Frauen, die sich gegenseitig erregen, hat eine Rolle dabei gespielt, dass Sex unter Frauen kulturell akzeptabel ist. Männer sind integraler Bestandteil unseres Sexuallebens, und unsere Partner beeinflussen, wie wir uns selber sexuell wahrnehmen. Wenn also unser männlicher Partner davon träumt, zwei Frauen beim Sex zu beobachten, dann erhöht das unser Interesse, seine Fantasie wahr zu machen. Allerdings steckt hinter unserem eigenen Verlangen danach mehr als der Wunsch, dem Mann zu gefallen.

In *Friends, Will and Grace* und *Sex and the City* hat die Vorstellung von Frauen mit Frauen den Weg in den amerikanischen Mainstream gefunden, und das nicht nur in Form männlicher Fantasien. In den letzten Jahrzehnten haben es in zahlreichen Filmen einige der schärfsten weiblichen Hollywoodstars auf der Leinwand miteinander getrieben. Wir reagieren auf diese Bilder, weil sie unser eigenes Leben und unsere eigenen Wünsche widerspiegeln.

Heute genießen wir aktiv sexuelle Erfahrungen mit anderen Frauen unter unterschiedlichen Voraussetzungen. Es gibt Frauen, die sich mit einer anderen Frau einlassen, auch wenn sie in einer glücklichen, monogamen Beziehung mit einem Mann leben; andere Frauen sind wieder Single und erleben unverbindliche Affären mit Freundinnen, und dann gibt es Frauen, die eigentlich auf Männer »stehen«, aber trotzdem weibliche Sexualpartner hatten und haben. Unsere Erfahrungen reichen von der Kindheit über die Schulzeit bis zum Erwachsenenalter.

Keine Etiketten

Wenn die meisten Menschen zu 100 Prozent ehrlich auf die Frage nach ihren Fantasien und ihrem tatsächlichen Verhalten antworten würden, wäre fast niemand völlig hetero oder schwul. Viele Frauen heutzutage könnten nach traditioneller Definition als bisexuell gelten, und manche Frauen sind auch froh darüber. Aber zwischen »heterosexuellem« und »bisexuellem« Verhalten ist ein großer Spielraum, und es gibt keine klare Linie, wo das eine endet und das andere anfängt.

Lola sieht es so:

> Man könnte mich als heterosexuell bezeichnen, weil ich lieber mit Männern als mit Frauen sexuell aktiv bin. Man könnte mich als heterosexuell bezeichnen, weil ich noch nicht so viele Begegnungen mit Frauen hatte. Man könnte mich als heterosexuell bezeichnen, weil ich mit Frauen keine Beziehungen eingehe. Aber ich bezeichne mich lieber als bisexuell, weil ich Frauen gerne anschaue, einige begehre, ab und zu auch mal mit einer zusammen

bin und mit einer Handvoll schon sexuell verkehrt habe. Ich bezeichne mich lieber als bisexuell, weil Frauen zu lieben, Frauen zu verehren und Frauen zu ficken immer eine Konstante in meinem Leben gewesen ist (wenn es auch nicht so häufig vorgekommen ist).

Trotz der ersten Erfahrungen in der Grundschule, des Duschens mit meinen Mitschülerinnen in der Highschool, dem ersten Kuss im College und dem Dreier, den ich kürzlich ins Leben gerufen habe, ziehe ich Schwänze vor. Ich ziehe die breiten Schultern von Männern vor. Ich ziehe es vor, dass Männer in Beziehungen leichter zu durchschauen sind. Ich ziehe es vor, mit jemandem zusammen zu sein, der nicht mein Geschlecht hat, nicht blutet, nicht die gleichen körperlichen Merkmale hat. Aber ich liebe es, die weichen Lippen einer Frau auf meinen zu spüren, die gleichen Gedanken und Gefühle mit ihr zu teilen, ihre runden Hüften und Schenkel, ihre Brüste und ihren Arsch zu fühlen. Ich bin bisexuell, weil ich eine Frau nicht von vorneherein als Partner ausschließe, nur weil sie das gleiche Geschlecht hat wie ich. Vielleicht bin ich bis jetzt nur noch nicht der Richtigen begegnet.

Lola, 27

Leigh Ann (25) weiß nicht genau, wie sie sich sexuell einordnen soll. Sie ist gerne mit Männern zusammen und will letztlich auch einen heiraten, aber sie fantasiert über Frauen und war, hauptsächlich wegen der sexuellen Erfahrung, auch schon mit Frauen zusammen. Sie findet Sex mit einer Frau weicher, leichter und sinnlicher, aber auch weniger emotional und abgeklärter. Auf Dauer hält sie sich eher für hetero als für bi, aber eigentlich beschreibt nichts von beidem ihre Sexualität wirklich.

Etikettierungen wie »heterosexuell« versagen, wenn Frauen

Die CAKE-Skala

Diese Skala ist für Frauen bestimmt, die unerforschtes Gebiet erkunden und ihre normalerweise »hetero« Sexualität ausdehnen wollen. Die Kategorien dienen nur als Gerüst für die fließende weibliche Sexualität, Sie können sie nach Belieben mischen und mixen.

Die Starren: Diejenigen unter uns, die absolut heterosexuell sind und sich überhaupt nicht zu anderen Frauen hingezogen fühlen. Nun, es gibt Neuigkeiten für Sie: Nach jüngsten Erhebungen sind die Starren mittlerweile in der Minderheit. Ihr seid einfach zu hetero für dieses Kapitel.

Die Nachdenklichen: Diejenigen unter uns, die beim masturbieren regelmäßig über andere Frauen fantasieren, aber nicht vorhaben, diese Fantasien auszuleben.

Die Hoffnungsvollen: Diejenigen unter uns, die fantasieren und sich eigentlich wünschen, mehr Erfahrungen mit anderen Frauen ausleben zu können, aber noch nicht den nächsten Schritt getan haben.

Die Flexiblen: Diejenigen unter uns, die schon sexuelle Interaktionen mit anderen Frauen hatten, aber trotzdem auch mit Männern ausgehen und sich als hetero bezeichnen.

sich nicht strikt nur zu Männern hingezogen fühlen. Wir können eben unsere Identität nicht mit einem Punkt auf einer Skala bestimmen, vor allem dann nicht, wenn sich diese Identität im Laufe eines Lebens wandelt.

Die tatsächlichen Erfahrungen »heterosexueller« Frauen können sehr unterschiedlich sein. Wir wollen einmal versuchen, dies mit der CAKE-Skala auszudrücken.

Sapphos Rätsel

Die Entwicklung sexueller Identität

Sexuelle Identität ist ein relativ modernes Konzept. Die Verwendung von Etiketten – wie heterosexuell, schwul oder lesbisch – ist ein soziales Konstrukt, eine Methode, um Menschen aufgrund ihrer sexuellen Vorlieben zu gruppieren und diesen Gruppen dann soziale Bedeutung zu geben.

Im Griechenland der Antike, Liebe ohne Etikett: Das Wort »lesbisch« bezieht sich ursprünglich auf eine Person von der griechischen Insel Lesbos. Die Dichterin Sappho lebte auf Lesbos und unterrichtete an einer Schule für Frauen. Sie schrieb Gedichte, die in manchen Übersetzungen die Liebe zwischen Frauen zum Thema hatten. Noch heute streiten sich die Gelehrten, ob Sappho heterosexuell, bisexuell oder lesbisch war. Trotzdem ist der Begriff »Sapphismus« ein Synonym für lesbische Liebe geworden, und Sappho wurde de facto zur ersten Lesbe der Geschichte.

Frühes 20. Jahrhundert: Anfang des 20. Jahrhunderts tauchte Heterosexualität zum ersten Mal formal auf, unter dem obskuren medizinischen Begriff »abnorme oder perverse Gelüste auf das andere Geschlecht«. Es dauerte noch 30 Jahre, bis der Begriff entstand, den wir heute kennen. *Webster's New International Dictionary* erklärte 1934, Heterosexualität sei »eine Manifestation sexueller Leidenschaft für das andere Geschlecht; normale Sexualität.« Ah, das ist ja beruhigend, nicht wahr?
Die Wurzeln sexueller Identität dienten also zur Trennung, damit die »Normalität« erhalten blieb. »Heterosexuell« war der Standard, an dem alles andere gemessen wurde. Vor allem politische und religiöse Einrichtungen haben die Kon-

zeption sexueller Identität genutzt, um Individuen zu ächten, die einen abweichenden, unerwünschten Lebenswandel pflegten, also Schwule und Lesben.

In den 1940ern: Erst gegen Mitte des 20. Jahrhunderts begann man, fortschrittlicher zu denken. Alfred Kinseys Untersuchung war der erste Versuch, sexuelles Verhalten zahlenmäßig zu bestimmen. Die Kinsey-Skala ist in sieben Felder unterteilt, mit Punkten von 0 bis 6, wobei »völlig heterosexuell« ganz links der 0 entspricht und »völlig homosexuell« ganz rechts der 6. Dieses System erkannte zumindest an, dass sexuelle Identität durch Verhalten variiert werden kann. Mit anderen Worten, das Verhalten der Menschen erzählt unter Umständen eine andere Geschichte als das Etikett, das sie sich selber geben.

Es war zwar ein Schritt in die richtige Richtung, aber Kinseys lineares System hatte auch seine Grenzen, vor allem, da es immer noch eine Schwarz-Weiß-Definition von Sexualität zuließ und Menschen einordnete, je nachdem zu welcher Seite sie mehr neigten.

In den 1960ern kämpften homosexuelle Männer und Frauen gegen die Diskriminierung, dass nur Heterosexualität als normal angesehen wurde. Dabei gelang es ihnen, eine wirkliche Gemeinschaft zu bilden, allerdings wurde dadurch auch die Mentalität »wir gegen sie« verstärkt.

Die Übertragung sexuellen Verhaltens auf eine öffentliche und persönliche Identität dient mehreren Zwecken – Solidarität mit anderen, eine Botschaft für Familie und Freunde, irgendwo hineinzupassen, eine soziale Gruppe zu bilden und, was am wichtigsten ist, der Diskriminierung für die persönliche sexuelle Wahl ein Ende setzen. Der politische Aktivismus der Schwulen hat bewiesen, dass eine klare Definition sexueller Identität sexuelles Verhalten kulturell sichtbar macht, und dass Verhalten und Identität schließlich akzeptabel werden, wenn nur genug Leute für ihr Recht auf sexuelle Freiheit eintreten. Die Welt könnte so wundervoll sein!

In den 1980ern kam Fritz Klein und brachte Klarheit ins Bild. In seinem Buch *The Bisexual Option* nahm er die Kinsey-Skala und arbeitete sie um. Er verwandelte die horizontale Linie in ein komplexes, dreidimensionales Raster und fügte Kategorien wie Fantasie, Verhalten, Attraktion, emotionale und soziale Vorlieben, Selbst-Identifikation und Lebensstil auf der X-Achse hinzu und auf der Y-Achse eine Zeitlinie mit Vergangenheit, Gegenwart und Ideal. Bisexualität wurde zwar nie so richtig modern, aber Klein hat sicherlich eine neue Option ins Gespräch gebracht.

2005: Die CAKE-Skala. Heute stellen wir das Tun über die Worte. Bei den Möglichkeiten, die uns offenstehen, liegt die Zukunft unserer sexuellen Identität in unseren Händen.

Die Regeln der Anziehung

Erforsche dein Geschlecht

Wir haben festgestellt, dass das Konzept der sexuellen Identität komplex ist. Jetzt wollen wir noch ein wenig tiefer gehen und uns anschauen, wie wir unsere gegenseitige Anziehung beschreiben. Direkt von Anfang an können wir erkennen, welche Vorteile oder Alternativen diese Erfahrung uns außerhalb unserer Interaktion mit Männern bietet.

So wie Männer Frauen lieben, lieben auch Frauen Frauen – als sexuell begehrenswerte Geschöpfe. Einige sind der Meinung, andere Frauen würden die weibliche Anatomie besser verstehen, andere wollen sanften, gefühlvollen Sex erfahren, und wieder anderen geht es nur darum, ein Tabu zu brechen.

Sie gehören vielleicht einfach zu den nachdenklichen Frauen, die sichergehen wollen, dass alle ihre Bedürfnisse abgedeckt werden und deshalb Erfahrungen mit Männern wie mit Frauen sammeln wollen. Was sollte dagegen einzuwenden sein?

Ob Sie den Hintern Ihrer besten Freundin bewundern oder gerne etwas mit dem Mädchen aus der Bar gestern Abend hätten, wir fragen uns ständig, wie wir Frauen gegenüber empfinden. Aisha (25) liebt Frauen. Sie hält sie für unglaublich schön, sexy und wundervoll, aber damit hört es für sie auch schon auf. Sie wollte niemals Sex mit einer anderen Frau haben. Sex gibt es für sie nur mit Männern. Sie fühlt sich von weiblichen Körpern angezogen, weil sie gerne so aussehen oder sein möchte, aber nicht, weil sie sie begehrt. Rachel (28) hingegen findet Frauen wunderschön und fantasiert darüber, Sex mit einer anderen Frau zu haben. Sie bezeichnet sich selber als »hetero«, fragt sich jedoch manchmal, ob es wohl normal ist, beim Masturbieren an nackte Frauen (statt an nackte Männer) zu denken. Andererseits genießt sie die Freuden einer Beziehung mit einem Mann.

Wenn Sie sich mit Ihren sexuellen Wünschen aussöhnen, ist

es kein Widerspruch, in Gedanken mit Frauen und in der Realität mit einem Mann zu schlafen. Lillys (25) Masturbationsfantasie kommt ihr selber ungewöhnlich vor, aber sie findet sie trotzdem unwiderstehlich. Die Kusine Ihres Freundes ist bisexuell, in Lilly vernarrt, schön und blond, und sie hat einen wundervollen Körper. Wenn Lilly nachts alleine im Bett liegt, fantasiert sie darüber, dass die Blonde nackt bei ihr ist. Sie küsst Lilly leidenschaftlich auf den Mund und zieht sie aus. Mit ihren weichen Händen reibt sie über ihren Körper, sie kneift Lilly in die Nippel und saugt an ihnen. Dann senkt sie ihren Kopf über Lillys nasse Muschi, leckt sie und saugt an ihrer Klitoris, die zu pochen beginnt. Sie streicheln sich gegenseitig, und bald schon bringt die Blonde Lilly ein ums andere Mal zum Orgasmus. Aber das geschieht nur in ihrer Fantasie.

> *Lust-Tipp:* Wenn Ihnen ein Mädchen im Kopf ausreicht, genießen Sie die Früchte Ihrer mentalen Anstrengung. Akzeptieren Sie, dass Sie diese Fantasie nur in Gedanken haben, und nutzen Sie sie zum Besten Ihrer sexuellen Erfahrung.

Viele Frauen würden sich freuen, wenn diese Fantasie Realität würde – aber sie sind noch nicht so weit. Chloe (27) ist an Sex mit einer anderen Frau interessiert, ihre bisherigen Erfahrungen jedoch beschränken sich nur auf Küsse. Sie beschreibt den Kuss einer anderen Frau als sanft und weich, so wie ein Mann nie küssen würde. Die Erotik von Frauen liegt nicht nur in der Bewunderung für eine andere Frau, sondern auch darin, dass wir in ihr unsere eigenen Qualitäten sehen. Was könnte sexier sein? Chloe bekam ihre Chance bei einer Vorführung, bei der das Publikum mitmachen musste. Eins der Mädchen auf der Bühne kam zu ihr und küsste sie mit einer Zärtlichkeit, die sie bei einem Mann noch nie erlebt hatte. Die Erinnerung an diese Erfahrung erregt sie immer noch.

Der Gedanke, eine Fantasie in die Realität zu übertragen, ist mit vielen Fragen behaftet. Wo beginnt man? Frauen haben nicht viele Gelegenheiten, etwas auszuprobieren. Soll man bei seinen Freundinnen anfangen oder lieber bei jemand völlig Fremdem? Mit oder ohne Partner? Sollte man es online versuchen oder sich auf das unvertraute Terrain einer Lesbenbar wagen? Wie geht man mit potentieller Zurückweisung und Demütigung um? Vivianne beschloss, ihre Fantasie in einem Frauenclub wahr werden zu lassen. Nach einem langen Arbeitstag …

> Ich gehe in eine Bar, die nur von Frauen besucht wird. Ich sitze alleine, trinke meinen Cosmopolitan und fühle mich sehr sexy. Da sehe ich eine schöne Brünette; ihre Augen und ihr Lächeln fesseln sofort meine Aufmerksamkeit. Sie ist ein bisschen größer als ich, mit schönen dunkelbraunen Augen, schlank und fit, mit großen, vollen Brüsten, langen, gebräunten Beinen und einem schönen Hintern. Sie sitzt allein auf einem Sofa in einer dunklen Ecke, trägt einen schwarzen Rock, ein enges, ausgeschnittenes Top und tolle Stilettos. Ihre Beine öffnen sich leicht, und ich sehe wahrhaftig genau auf ihren Schritt!
>
> Als ich die Augen schließe, kann ich ihre Haut, ihre Brüste und ihre Säfte fast schmecken. Ich gehe zu ihr. Sie lächelt und drückt wortlos ihre Lippen auf meine. Ich bin ein bisschen verlegen. Ich hatte gedacht, wir könnten uns ein bisschen unterhalten, aber anscheinend will sie nicht reden. Ich versuche, mich vorzustellen, aber als ich den Mund aufmache, schiebt sie mir einfach einen Finger hinein, und ich beginne langsam, daran zu saugen. Ihre Hand umfasst meine Brüste und drückte meine harten Nippel; ich kann kaum glauben, was hier geschieht. Ich versuche zu widerstehen und presse meine Beine zusammen, aber andererseits fühlt es sich so gut an. Ihre Lippen gleiten weich über meine Haut. Sie nimmt meine Finger und führt sie an ihre

Möse, sie ist so nass und heiß, und ich will mehr. Sie spürt meine Unschuld und meine Neugier und nutzt sie zu ihrem Vorteil. Sie hebt meinen Rock, und ich ziehe mein Höschen zur Seite. Sie drückt mich auf das Sofa, damit ich mich entspanne. Ich zögere, aber sie lächelt mich an und schiebt ihre Finger in meine Muschi. Ich gebe mich ihr hin.

VIVIANNE, 32

Sie können es nicht glauben – Sie haben eine Frau gevögelt. Sie haben immer Männer geliebt, und Ihr wundervoller Freund gibt Ihnen alles, was Sie brauchen, aber dieses Mädchen hat Sie von Anfang an erregt. Ihre Titten bettelten geradezu darum, dass Sie an ihnen saugten, ihr Arsch bettelte darum, versohlt zu werden, und ihre Möse, Gott, ihre Möse war großartig. Sie fickte Ihre Muschi wie noch kein Mann zuvor, leckte Ihre Klitoris sanft, aber bewegte ihre Zunge so schnell durch Ihre Möse, dass Sie nie wussten, wo sie im nächsten Moment wäre. Sie stieß sie herein und zog sie wieder heraus, und Ihrer Klitoris blies sie einen. Sie wusste genau, was Sie wollten, und Sie rieben sich an ihr und genossen es, dass sich ihr Körper genauso anfühlte wie Ihr eigener. Sie taten es in der 69er-Position, und sie brachte Sie zu einem harten, schnellen Orgasmus. Ihr Körper, wie sie schmeckte, wie sie roch, wie ihre nasse Muschi sich anfühlte – Sie wollten nie wieder aufhören, sie zu ficken.

Kurven, Hüften, Brüste, Mund und Schamlippen können sich unter unseren Händen gut anfühlen. Rose (34) findet nichts sexier als den Kopf einer Frau zwischen ihren Beinen. Wenn sie über ihren Körper schaut, sieht sie nur die Augen der anderen Frau, die zu ihr hochblickt, mit langen, dunklen Wimpern und geröteten Wangen. Alles an ihr ist weich – die Haut an ihren Oberschenkeln, ihre Berührungen, ihr Atem an ihren Haaren, ihre Lippen auf ihren. Der Anblick bringt Rose jedes Mal beinahe zum Orgasmus.

Einige Frauen sind genauso besessen von Brüsten wie Männer. Diese großen oder kleinen und meistens sanft gerundeten Symbole der Weiblichkeit spielen eine große Rolle beim Sex unter Frauen. Wenn Maggie (33) geil wird (was verdammt häufig vorkommt), denkt sie gerne an andere Frauen. Sie stellt sich vor, wie sie ihre Brüste an denen einer anderen Frau reibt, leicht zuerst und dann fester. Sie setzt sich auch gerne auf eine andere Frau, um sich an ihr zu reiben.

Bei Ihren Fantasien und Erfahrungen geht es vielleicht gar nicht um das Geschlecht, zu dem Sie sich hingezogen fühlen, sondern darum, wie Sie sich selber fühlen, wenn Sie mit einer Frau zusammen sind. Die Vertrautheit des Bildes ist erregend, und es kommt Ihnen so vor, als sähen Sie sich beim Sexualakt im Spiegel.

Lust-Tipp: Na los! Fahren Sie mit den Händen über Ihre eigenen Brüste, und stellen Sie sich vor, es seien die Brüste von Angelina Jolie. Fühlt es sich gut an?

Erfahrene Frauen

Nichts ist besser, als mit jemandem zu schlafen, der Ihren Körper wirklich gut kennt. Allein schon die Vorstellung, dass eine andere Frau sich mit dem weiblichen Körper gut auskennt, weckt bei manchen Frauen das Interesse, es einmal mit einer anderen Frau zu versuchen. Eine Frau, die masturbiert, hat Orgasmen und kennt ihren Körper so gut, dass sie sicher einige ihrer Errungenschaften mit Ihnen teilen kann. Und warum sollte man sein Wissen für sich behalten, wenn man jahrelang mit Sexspielzeug und Technik experimentiert hat, so dass man schnell zum Orgasmus kommt?

Als Ursula (25) zum ersten Mal mit einer Frau zusammen war, war es sehr seltsam für sie, weil sie das Gefühl hatte zu masturbieren, wenn sie den Körper der anderen streichelte. Sex mit Männern stimuliert sie zwar mehr, aber mit einer Frau ist es für sie eine doppelte Art von Lust. Wenn die andere einen Orgasmus bekommt, kommt sie beinahe auch, weil sie genau weiß, wie es sich anfühlt.

Zwar fühlt sich nicht jeder Orgasmus gleich an, aber Sie können es bei einer anderen Frau doch gut nachvollziehen, weil Sie genau wissen, wie sich die Spannung aufbaut und schließlich entlädt. Sie können Schritt für Schritt folgen, so als ob Sie es gleichzeitig erlebten.

Emotionale Unterstützung

Körperliche Anziehung reicht sicherlich für manche aus, aber sexuell kann man sich auf vielen verschiedenen Ebenen angezogen fühlen, und Weiblichkeit ist mehr als nur ein hübsches Gesicht. Die Idee der Frau als sensibles, emotionales Wesen ist ein weiterer Grund, um neugierig zu sein. Für Bree (31) ist Sex mit Frauen immer sanfter und hat sofort eine emotionale Komponente, während Männer distanzierter sind. Sie findet, bei Frauen dauert es länger und ist sinnlicher, aber ihrer Meinung nach geht nichts darüber, von einem Mann penetriert zu werden.

Mit einer anderen Frau zusammen zu sein, kann uns von den körperlichen Idealvorstellungen befreien, die die Norm geworden sind. Als Frauen müssen wir alle mit den unrealistischen Maßstäben für schöne Körper umgehen. Manche Männer und Frauen glauben immer noch, diesen idealisierten Körper zu erlangen, sei physisch möglich, obwohl sie in der Realität sehen, wie der durchschnittliche gesunde Körper aussieht. Bei einer anderen Frau, die versteht, wie unerreichbar physische Perfektion sein kann, sind Sie vielleicht weniger verlegen.

Und schließlich gelten Frauen als intuitive Geschöpfe, und daher hoffen manche, dass sie ihrer Lust mehr Aufmerksamkeit schenken. Natürlich ist es erregend, sich einen Partner vorzustellen, der instinktiv genau weiß, was man will und wie man sich fühlt – und der spürt, wenn der Orgasmus einsetzt, und dann genau das Richtige tut.

> *Lust-Tipp:* Bei Ihren emotionalen Bedürfnissen können Sie bei Frauen erforschen, was Sie vom Sex erwarten. Aber hören Sie auf Ihre innere Stimme, ganz gleich, welches Geschlecht Ihr Partner hat.

Tabu, Macht und reiner Sex

Abgesehen von Emotionen und Körperlichkeit ist es eine heiße, erregende Erfahrung an sich, ein Tabu zu brechen. Wenn Sie sich selber als heterosexuell sehen, ist das Zusammensein mit einer anderen Frau wie ein Ausflug in ein verbotenes Land, in dem Sie eine neue sexuelle Rolle spielen können. Kay (42) wird geil, wenn sie daran denkt, eine andere Frau zu befriedigen. Sie stellt sich gerne vor, die andere zu dominieren, indem sie sich einen Dildo umschnallt und sie fickt wie ein Mann. So viel zu traditionell männlich/weiblichen Sexrollen!

> Ich hatte mindestens ein Jahr lang eine Fantasie, die damit beginnt, dass ich lange und sinnlich eine Frau küsse. Ich ziehe sie aus und berühre ihren weichen, schönen Körper. Meine Hände streicheln über ihre Brüste, ihren Bauch und hinten über ihren Rücken. Ihre Nippel richten sich auf, und ich umfasse sie mit den Lippen. Ich lecke und sauge. Sie stöhnt, als meine Finger in die seidige Nässe ihrer Muschi dringen. Als ich den Kopf zwischen ihre Beine senke, stöhnt sie noch lauter. Meine Zunge gleitet über ihre aufgerichtete Klitoris. Ihre Muschi ist geschwollen und nass. Sie lässt ihr Becken kreisen und drückt mir ihr Juwel ins

> Gesicht. Sie steht kurz davor und stöhnt immer heftiger. Auch ich bin ganz erregt, aber ihr Orgasmus wird noch intensiver sein, wenn ich ihn hinauszögere. Sie senkt den Kopf zwischen meine Beine. Meine Klitoris fühlt sich riesig an; sie saugt und leckt sie rhythmisch – langsam zuerst, dann immer schneller. Ich stöhne. Es ist fast schmerzhaft, so kurz vor dem Orgasmus zu stehen. Dann sage ich ihr, sie soll aufhören, weil ich sie mit meinem Strap-on ficken will. Ich sterbe vor Verlangen, in sie einzudringen. Sie hat die Schenkel gespreizt. Keuchend und stöhnend stoße ich tief in sie hinein, und auf einmal fühlt sich der Strap-on an wie mein Schwanz, der sinnlich in sie hineingleitet. Mit den Fingern liebkose ich ihre Klitoris. Ich weiß, wie es sich anfühlt, in ihr zu sein. Alle Grenzen verschwimmen, und als sie kommt, stehe auch ich vor dem Orgasmus. Sie kommt laut – sie schreit und wirft ihren Kopf hin und her. Sie ejakuliert über meinen Schwanz.
>
> Clarissa, 33

Das Zusammensein mit einer Frau können wir auch deshalb unbeschwert genießen, weil der Sex kein Ende haben muss. Beim traditionell männlich/weiblichen Sex wird der Orgasmus als das Ende der Interaktion betrachtet. Weil wir jedoch im Allgemeinen schneller als Männer wieder bereit sind zu kommen, kann der Sex unter Frauen länger dauern, weil wir rein theoretisch die ganze Nacht kommen können.

Die Vorstellung einer emotionalen Bindung ist für manche Frauen strikt auf Interaktionen mit Männern begrenzt, und das Zusammensein mit Frauen bietet lediglich eine sorglose, angenehme Erfahrung ohne die Erwartungen und Herausforderungen einer Beziehung. Mit einer anderen Frau kann es beim Sex nur um Sex gehen. Und wir brauchen keine Angst vor unerwünschten Schwangerschaften zu haben! Es ist kein Zeugungssex, aber schöpferisch ist er dennoch!

India, 33: Als ich den Salon betrete, begegnen sich unsere Blicke sofort, und wir erkennen uns. Sie ist allein und hat auf mich gewartet. Sie ergreift meine Hand und tritt ein paar Schritte zurück, bevor sie mich zu dem Becken hinten im Salon führt. Ihre klassischen Züge erinnern an eine japanische Kurtisane in Holzschnitten. Sie hat beneidenswerte Haare, zu einem langen, dicken Pferdeschwanz zusammengebunden, der ihren elfenbeinfarbenen Nacken streichelt und ihr bis zur schmalen Taille reicht. Ich lege meinen Nacken in die Mulde des Waschbeckens, und sie fährt sanft mit den Fingern durch meine Haare. Meine Haut glüht unter ihrer Berührung, und meine Muschi erwacht.
Wasser rauscht über meinen Kopf. »Ist die Temperatur gut so?«, fragt sie, und ich schnurre zustimmend. (Mir hat es die Sprache verschlagen.) Lächelnd massiert sie meine Schläfen und meinen Nacken, wobei das Gewicht meines Kopfes ganz in ihrer Hand ruht. Ich stelle mir vor, wie sie meine Muschi umfasst, und spanne die Muskeln an, als ich merke, wie sie pocht. Als sie sich vorbeugt, um nach der Shampooflasche zu greifen, schiebe ich ihr winziges schwarzes Top über ihre Brust. Ihr entblößter Bauch, weich, aber flach, und ihr gepiercter Nabel machen meine Zunge ruhelos. Ihre Brüste sind rund und üppig, ihre Nippel haben sich aufgerichtet.
Während sie mir die Haare shampooniert, beobachte ich, wie sich ihre Brüste im Einklang mit ihren Gesten bewegen – im Kreis, vertikal, dann bewegungslos, als sie meine Haare ausspült. Mit einer Hand fahre ich ihr über den Rücken, mit der anderen umfasse ich ihre Brüste über meinem Gesicht. Sie nickt zustimmend und senkt den Oberkörper auf mein Gesicht, bis ich ihre Brüste in den Mund nehmen kann. Als sie ihre Hände über meinen Körper gleiten lässt, hebe ich die Hüften, damit sie meinen Rock hochschieben und meine

Knie auseinanderdrücken kann. Das Dreieck meines Stringtangas ist völlig durchnässt von meinem Saft, und sie fährt mit dem Daumen darüber, jedoch nur bis kurz vor meiner pulsierenden Klitoris. Ich keuche, als Luft an meine Labien dringt, weil sie den Schritt meines Höschens zur Seite zieht. Mit breiter, flacher Zunge leckt sie gierig von meinem Arsch, um meine Vagina herum, über meine aufgerichtete Klitoris bis hin zu meinem Nabel. Ich löse das Band um ihren Pferdeschwanz, während sie immer wieder mit der Unterlippe über meine Klitoris fährt. Ihre offenen Haare fluten wie heißes Öl über meinen Bauch. Ich schiebe es zur Seite und schaue sie an. Ihre geröteten Wangen glänzen vor Schweiß, und sie atmet leise keuchend.
Als ich kurz davor stehe, in ihren Mund zu kommen, führt sie mich in ein kleines Nebenzimmer, in dem ein Pediküre-stuhl steht. Ich setze mich auf die Kante, die Füße auf dem Becken für das Fußbad, so dass sie meine weit offene Muschi vor Augen hat. Mit Daumen und Zeigefinger der einen Hand spreizt sie meine Lippen und entblößt meine Klitoris. Sie richtet den warmen Wasserstrahl aus der Handbrause über meine Schenkel. »Ist die Temperatur gut so?«, fragt sie. Ich keuche: »Perfekt.« (Mittlerweile kann ich wieder sprechen.) Sie richtet den Strahl auf meine Muschi, verändert den Druck, führt die Handbrause mal weiter weg, mal näher heran.
Sie bittet mich, ihr zu zeigen, wo ich den Strahl am liebsten hätte, und ich lege meine Hand über die Brause. »Ja, hier, genau. So ist es richtig …« Mit den Händen wühle ich in ihren Haaren, und ich kann mich nicht mehr zurückhalten. Ich lehne mich zurück und winde mich, während unkontrollierbare Laute aus meinem Mund kommen. Sie ist eine Löwin und hält die Brause wie eine Peitsche, mit der sie mich zähmt. Welle um Welle überflutet mich, dann erwartet sie sofort eine Gegenleistung. Sie zieht ihren knappen Jeans-

rock (kein Höschen) hoch und steigt auf den Stuhl, wo sie schamlos die Beine spreizt. Ich blicke sie verzückt an. Ihre Möse ist praktisch nackt, nur ein paar schwarze Härchen weisen zu einer verführerischen Spalte. Hinter den samtigen, plumpen Lippen verbirgt sich eine nasse Auster – perfekt. Ich puste darauf, und ihre Muschi zieht sich zusammen, entspannt sich wieder und drängt meinem Mund entgegen.

Ich schließe meine Lippen darum, tauche mit meiner Zunge in sie ein, schmecke Karamell, ihr flüssiger Zucker dringt in meinen Mund, tröpfelt mir die Kehle herunter. Ich reibe sie mit der Spitze meines Kinns. Ihre Wangen brennen, Haarsträhnen kleben ihr im Gesicht – exquisit. Ich lecke über ihre Klitoris und mache einen kleinen Abstecher in ihre enge kleine Muschi – sie hält es kaum noch aus! Die roten Steine in ihrem Nabelring glitzern, als sie sich aufbäumt, ich nehme den Ring in den Mund und reibe mit dem Daumen über ihre Klitoris. Mit den Zähnen ziehe ich vorsichtig an dem Ring. Einmal, zweimal – beim dritten Mal öffnet sich die Tür. Sie richtet sich auf, drückt meinen Kopf gegen ihren Bauch und legt ihre Hand auf meine. Sie schiebt meine Finger in ihr enges Loch, und unsere Finger schlingen sich ineinander, als die Muskeln in ihrer Muschi sich darum zusammenziehen. Sie zittert und stöhnt von ganz tief innen.

Natalie, 34: Ich habe drei Freundinnen, mit denen ich mich einmal im Monat zum Abendessen treffe. Wir essen, trinken und reden viel. Wir sind eine lustige Truppe, alle sehr verspielt, attraktiv und witzig. Wir machen Witze über Sex, und manchmal reden wir über Vibratoren und Orgasmen, aber bis vor Kurzem sind wir nicht so häufig auf das Thema eingegangen. Gestern Abend waren wir im Haus meiner Freundin Donna, und nach einigen Gläsern Wein beschlossen wir, uns in der Hot Tub zu entspannen. Donna meinte,

sie hätte Badeanzüge für uns alle, aber ich schlug vor, dass wir doch auch nackt in die Wanne gehen könnten. »Wir sind doch unter uns, was ist denn schon dabei?«
Die anderen waren einverstanden, wir zogen uns drinnen aus und marschierten dann in den Pool hinaus.
Ich ging als Letzte aus der Tür, und während ich hinter ihnen her schlenderte, bewunderte ich ihre Körper. Ich habe in meinem Leben schon viele nackte Frauen gesehen, aber ich muss sagen, wir vier sahen besonders fit und sexy aus. Wir laufen alle, und meine drei Freundinnen schwimmen auch regelmäßig. Ich wusste immer schon, dass sie lange, schön geformte Arme und Beine und einen flachen Bauch hatten, aber erst jetzt fielen mir ihre hübschen Hinterteile auf. Ich stehe durch und durch auf Männer, aber ihr Anblick machte mich so an, dass ich am liebsten gleich ausgeplaudert hätte, was ich gerne tun wollte. Wir gingen alle in den Pool. Es war eine dieser kristallklaren Nächte mit Vollmond, und der Himmel war von Sternen übersät. Die Atmosphäre war fast magisch.
Christy begann, vor Lust zu stöhnen, als sie eintauchte, und meinte, das Wasser täte so gut, weil sie solche Rückenschmerzen hätte. Ich bot ihr an, sie zu massieren, und sie schien die Berührung meiner Hände zu genießen, mir ging durch den Kopf, ob sie wohl das Gleiche dachte wie ich. Ich saß hinter ihr auf der Bank im Pool, meine Beine um sie geschlungen, und auf einmal rieb sie ihren Hintern an meiner Muschi. Sie legte den Kopf in den Nacken und rutschte ein wenig herunter, so dass ihre Haare über meinen Brüsten lagen.
Verstohlen griff sie mit der Hand nach hinten und schob mir zwei Finger in die Muschi. Die anderen beiden plauderten munter weiter, sie hatten nicht gemerkt, was bei uns vor sich ging. Zuerst machte ich mir Gedanken, wie sie reagieren würden, wenn sie es merkten, aber irgendwann

war die Lust stärker, und genau in dem Augenblick drehte Christy sich zu mir um, als ob sie meine Reaktion spüren könnte, und küsste mich sanft. Sie umschlang meinen Nacken, als wollte sie sagen: »Wir tun das, ob es dir gefällt oder nicht. Und es wird dir gefallen, glaub mir.« Es war tatsächlich so. Ich war so erregt, ich kann es gar nicht beschreiben. Wir waren beide heiß und nass, und sie fickte mich mit den Fingern. Ich streichelte ihre Brüste und saugte daran. Sie schlang ihre Beine um meine Taille und rieb ihre Möse an meiner, so dass ich ihre Lippen an meiner Klitoris spürte. Ich steckte ihr einen Finger in die Muschi. Das hatte ich noch nie zuvor getan, und es war ein schönes Gefühl, sie so zu erregen.

Christy und ich merkten etwa zur gleichen Zeit, dass Donna und Angie aufgehört hatten zu reden. Zuerst machte ich mir wieder Sorgen, aber ich sah ihnen an, dass sie eifersüchtig, vielleicht auch schockiert waren, dass die Situation sie aber total anmachte. Wortlos kam Donna zu uns herüber und steckte Christy einen Finger in den Arsch. Christy begann, sich langsam vor und zurück zu bewegen, und auch Angie gesellte sich zu uns und fing an, meine Brüste zu küssen. Es war alles so natürlich und leicht, ich wunderte mich, dass wir das nicht schon viel früher gemacht hatten. Bald schon spielten wir alle miteinander, bewegten uns von einer zur anderen, in einer Kette der Ekstase. Jede von uns wurde von einer anderen befingert, wir küssten einander und streichelten uns.

Rose, 34: Ich hatte diese Fantasie schon seit einer alkoholseligen Nacht auf der Examensfete einer Freundin. Du konntest nicht mehr nach Hause fahren, deshalb bot ich dir das Gästezimmer an, aber du sagtest, du könntest nicht alleine schlafen. Ich schlug dir vor, bei mir zu schlafen. Kichernd zogen wir uns aus und gingen ins Bett, mit verschmiertem Make-up

und in der Unterhose. Ich trug noch meinen durchsichtigen schwarzen Büstenhalter, und du hattest einen weißen Spitzen-BH mit dazu passendem Spitzenhöschen an.
Auf einmal wurde ich nüchtern und blickte dich an. Am liebsten hätte ich dich aufs Bett gedrückt und dir mit den Zähnen die Spitze von der Unterhose gerissen. Ich wollte deine Geheimnisse sehen, deinen Duft einatmen und deinen Ozean mit der Zunge auslecken. In meiner Fantasie tue ich es auch, du biegst dich mir entgegen, und deine Klitoris glänzt vor Nässe.
Ich beginne, dich zu erforschen. Ich reibe mich am Bett, meine Lust brennt, und mein Höschen ist ganz feucht. Als du kommst, ist es so wie bei mir. Du bist nicht mehr überrascht, du biegst dich mir entgegen. Kleine Tierlaute dringen aus deinem Mund, Satzfragmente und einzelne Silben. »Mmm, ja, oh, bitte ... ja ja ja jetzt ja bitte ooh mmmmmm oooohhhh hhhh.« »Ich will, dass du kommst. Komm für mich, Baby!«, flehe ich im Kopf. Du ermutigst mich mit deinen Lauten und deinen Händen, und ich packe deine Brüste, knete sie, reibe sie. Ich möchte dich so schrecklich gerne küssen, kann mich aber nicht überwinden, deine Muschi zu verlassen. Deine Klitoris drängt sich gegen meine Zunge, und ich knabbere sanft an salzigen Rändern und lecke über pulsierende, rosige Wände.
Du bist so hungrig, so geschwollen. Ich schiebe meine Hände unter deinen Arsch und hebe ihn leicht an. Jetzt ist der Winkel steiler, und meine Bewegungen werden schneller. Ich lecke immer schneller, immer schneller, spüre, wie du erschauerst, und dann überflutet mich Nässe. Deine Dämme sind gebrochen, und ich gleite zu Boden. Du legst dich zu mir, küsst mich und nimmst mich in die Arme. Du öffnest meinen Büstenhalter, und meine Brüste quellen heraus. Ich seufze erleichtert. Du nimmst einen harten Nippel in deinen heißen Mund und saugst daran. Deine Finger gleiten

zu meiner nassen Muschi, aber ich trage immer noch ein Spitzenhöschen.
Du lässt mich zu Boden sinken wie eine welke Blume. Jetzt hast du das Kommando übernommen. Du legst dich auf mich und küsst mich. Deine Hände zerren an der Spitze. Du dringst mit deiner Zunge in meine Muschi ein, indem du ein kleines Loch in das Spitzenhöschen bohrst. Bei jedem Stoß deiner Zunge wird es größer, bis du es ganz aufgerissen hast. Mit dem Finger kreist du um meine Klitoris, drückst dich an mich; dann kreisen zwei Finger um meine schmerzende Klitoris, bis ich fast explodiere, und als du mich mit der Faust reibst, komme ich schnell. Schweigend legst du dich auf mich. Ich spüre, dass deine Muschi immer noch nass ist und in meine tropft. Gebadet in Mondlicht schlafen wir so ein.

13

Machtspiele

Ich lasse mich gerne beim Sex fesseln – die Vorstellung der Unterwerfung erregt mich am meisten. Ich finde es köstlich, dass ich die Hände, Lippen, Zunge oder Zähne meines Geliebten nicht von meinen empfindlichen Punkten wegschieben kann. Ich liebe es, wenn ich gefesselt bin und mich nicht gegen die Lust zur Wehr setzen kann. Das erregende Gefühl, nicht zu wissen, ob er mich neckt, berührt, kitzelt, leckt, saugt oder penetriert, macht mich so nass. Gebt mir einen Strick, eine Augenbinde und einen offenen, bereitwilligen, kundigen Liebhaber, und ihr macht mich zu einem glücklichen Mädchen.

FRANCINE, 26

Im ganzen Buch ist die Rede davon, wie stark es uns macht, wenn wir unsere eigene Anatomie kennen, was für machtvolle Instrumente für den Orgasmus Vibratoren sind, dass die Pille am Morgen danach uns erlaubt, unser Leben zu kontrollieren, und wie stark wir uns fühlen können, wenn wir Tabus brechen. Für sexuelle Macht müssen wir wissen, was wir wollen, damit wir es uns holen können.

Manchmal wollen wir Macht auf sehr explizite Art und Weise erforschen, lassen uns im Bett fesseln, praktizieren Spanking beim Partner oder fantasieren über unseren Chef. Wenn man auf Gleichberechtigung der Geschlechter besteht, heißt das zum Glück nicht, dass wir auch auf die Powerdynamik von Sex verzichten müssen. Im Gegenteil, Gleichberechtigung ist der beste Ausgangspunkt.

Das Thema Sex und Macht hat den Feminismus sehr beschäftigt, und wir waren so darauf fixiert, Frauen von repressiver Macht zu befreien, dass wir dabei übersehen haben, dass Machtspiele auch positive Auswirkungen auf die Sexualität haben können. Bei Machtdynamik muss es nicht immer nur darum gehen, dass einer den anderen ausnutzt. Wenn man dem anderen die Kontrolle überlässt, dann bedeutet das nicht automatisch Schwäche, und umgekehrt gilt das Gleiche. Auch wenn wir die traditionell devote Rolle einnehmen, kontrollieren wir unsere Lust. Als devoter Partner hat man mindestens so viel Macht wie der dominante Partner, und letztendlich wird die Aktion vom devoten Part diktiert.

Diese Philosophie wird von den sadomasochistischen Gruppen (S&M) vertreten. Die amerikanische Öffentlichkeit wurde damit in der frühen Phase der sexuellen Revolution konfrontiert, als 1965 *Die Geschichte der O* erschien. »O« sucht durch Sadomasochismus nach einem neuen Selbst, und ihre Unterwerfung entsteht allein aus ihrem Verlangen.

Sich beim Sex zu unterwerfen und das erregend zu finden, ist für diese Generation von Frauen ein allgegenwärtiges Thema. Da wir in der Öffentlichkeit die Dinge in der Hand haben können, können wir uns bewusst dafür entscheiden, beim Sex die Kontrolle abzugeben. Manchmal will man am Ende eines langen Arbeitstages einfach von jemandem dominiert werden, so wie es einem gefällt. Ob man beherrschen oder beherrscht werden will, Machtspiele können nur lustvoll sein, wenn jede Partei deutlich formuliert, was sie will.

Unsere Motivationen und Wünsche, mit Beherrschung und Unterwerfung zu experimentieren und Fantasien zu entwickeln, sind nur ein Teil dessen, wie wir Sexualität definieren. Schauen

Sie sich an, was andere Frauen wollen, um neue Fähigkeiten zu lernen und das Spanking richtig zu genießen.

Die Macht des Sex

S&M für alle!

Im Alltag ist Michelle (31) eine sehr dominante Frau; ihr Beruf erfordert es, dass sie die Arbeit vieler Männer beurteilt, eine Aufgabe, die sie immer genossen hat. Weil sie im Alltag bestimmend auftritt, mag sie es ab und zu im Schlafzimmer gerne devot; das ist eine schmutzige, geheime kleine Seite ihrer Persönlichkeit, die sie nur zeigt, wenn sie wirklich erregt ist und sich sicher fühlt. Sie hat auch keine Angst davor, ihrem Partner aggressiv zu sagen, was sie von ihm erwartet, obwohl sie sich nicht als Domina bezeichnen würde.

Bondage/Disziplin, Beherrschung/Unterwerfung oder Sadomasochismus – BDSM – gilt als extreme sexuelle Spielart für eine kleine Gruppe Gleichgesinnter, die mit Leder, Latex, Peitschen und Kreuzen arbeiten. Natürlich gibt es solche Gruppierungen, aber Elemente von BDSM sind auch in den meisten »normalen« Sexspielen und den typischsten Fantasien vorhanden.

Peitschen und Ketten haben Julie (27) noch nie gereizt, aber Machtstrukturen und die Vorstellung, Rollen in der Öffentlichkeit umzustoßen, fand sie immer schon erregend. Einige ihrer Lieblingsfantasien spielen in einem Büro, wo ein Vorgesetzter seine Macht missbraucht. In einer Fantasie sitzt sie in einem Bewerbungsgespräch mit zwei wirklich gut aussehenden Typen in einem Medienunternehmen. Nach dem Gespräch steht einer der Männer auf und geht. Der andere sagt: »Wenn du den Job wirklich haben willst, musst du mir einen blasen.« Nervös lässt sie sich in ihrem Kostüm auf die Knie nieder und tut, was er sagt.

Dann wird sie den Flur entlang in einen großen Konferenzsaal geführt, wo der andere Typ wartet, sie befehlen ihr, sich auszuziehen. Der erste Mann küsst sie und drückt sie auf den Tisch. Er setzt sich auf einen Stuhl vor sie und leckt ihre Muschi. Danach nimmt der andere seinen Platz ein. Dann sind sie alle auf dem Tisch, und sie hat den Schwanz des einen im Mund, während der andere sie von hinten nimmt. Als alles vorbei ist, führen sie sie durchs ganze Büro, und sie hat das Gefühl, jeder starrt sie an.

In der Sicherheit unserer Gedanken erforschen wir Dinge, die wir von einem Partner nie verlangen würden oder auch gar nicht umsetzen wollen. Aber so mächtig Gedanken auch sind, manchmal reichen Fantasien nicht aus, und wir müssen handeln! Für Spanking, Sex mit Augenbinde oder um mit Handschellen ans Bett gefesselt zu werden, brauchen wir nur einen Gespielen, der unsere Bitten respektiert und uns die Freiheit lässt, genau zu formulieren, was wir wollen.

Lust-Tipp: Sie brauchen nicht ins Extrem zu gehen und vollständige Herr/Sklavin-Sequenzen durchzuspielen. Stellen Sie sich die extremste Version von BDSM einfach vor, und nehmen Sie ein kleines Element von diesem Bild mit ins Schlafzimmer – einen Stachelgürtel, einen Schreibtischstuhl oder ein bisschen Dirty Talk.

Devot dominieren

Gefesselt und mit verbundenen Augen hängen Sie in einer Schlinge von der Decke. Sie befinden sich in einem Zimmer in einem Liebeshotel, in dem alle Türen offen stehen und jeder jederzeit hereinkommen und mitmachen kann. Sie wissen nicht, wer aktuell ihr Liebhaber ist. Er macht köstliche Dinge mit Ihrem Körper – küsst Sie sanft auf die Lippen, lässt seine Lippen zu Ihrem Hals und Ihrer Brust gleiten, knabbert an Ihren Nippeln, saugt und leckt sie. Im Zimmer ist ein sehr dominanter Mann, der Regie führt. Er weist Ihren Partner an, Sie nur zu necken und Sie noch nicht kommen zu lassen. Langsam bewegt er sich tiefer, leckt Ihren Bauch und gleitet zwischen Ihre Beine, berührt Ihre Klitoris mit seiner Zunge, massiert sie und saugt daran. Sie stöhnen und atmen schwer, als er einen Finger in Ihre Möse schiebt.

Er steckt Ihnen seinen Schwanz in den Mund und hält Ihren Kopf fest. Der Regisseur sagt: »Ja, so ist es gut, du kleine Schlampe, saug an ihm. Nimm seinen Schwanz in den Mund.« Sie sind so scharf, dass Sie auf der Stelle kommen könnten, aber Sie dürfen nicht. Dann spüren Sie, dass ein riesiger Gummischwanz in Sie hineingleitet, und schreiend und spritzend kommen Sie. Als Sie sich wieder beruhigt haben, bindet der Regisseur Sie los und befiehlt Ihnen, sich auf alle viere zu begeben, damit er Sie mit seinem langen, harten Schwanz bespringen kann.

Unterwerfung ist eine meiner Hauptfantasien, aber Schmerzen spielen dabei keine Rolle. Mich erregt der Austausch von Macht und die Tatsache, jemand anderem Kontrolle über mich zu geben. In einer meiner Fantasien kommt ein Mann vor (manchmal auch eine Frau), der mir alles befehlen kann. Ich muss ihn irgendwohin begleiten – auf eine Party, zum Haus eines Freundes, in einen Club oder so, und er weist mich an, keine Unterwäsche unter der Kleidung zu tragen. Ich muss mich so hinsetzen, dass alle es sehen. Er befiehlt mir zum Beispiel, meinen Rock hochzuziehen und mich zu berühren. Und weil ich nass vor Verlangen bin, erregt von meiner Demütigung, muss ich meine Beine weit spreizen und meinen Finger in meine Nässe tauchen, um ihn anschließend abzulecken. Ich bin nackt vor den anderen, kann aber nicht sehen, wer mich anfasst, weil ich eine Augenbinde trage. Dann beginnt irgendjemand, mich zu ficken, aber ich darf mich nicht bewegen oder irgendetwas tun, um schneller zu kommen. Das Verlangen zu kommen, macht mich wahnsinnig, aber ich will nicht, dass die anderen mich so unkontrolliert sehen. Als ich dann schließlich kommen darf, ist es so explosiv, dass ich mich völlig verausgabe.

MIRTA, 48

Haben Sie jemals davon geträumt, mit Gewalt genommen zu werden? Es ist eine der ältesten Fantasien der Welt, und die meisten Frauen haben Sie schon einmal gehabt. Bei Unterwerfung geht es möglicherweise darum, dass Sie alles bekommen, was Sie brauchen, ohne auch nur einen Finger krumm zu machen. Sie müssen nur Ihre Wünsche klar definieren, bevor Ihnen die Hände gebunden werden.

Alice (22) liebt es, wenn ihr Freund ihr die Handgelenke festhält, während er sie vögelt. Er lässt nicht zu, dass sie sich bewegt, das gibt ihr das Gefühl, er habe alles unter Kontrolle. Ihr Job ist lediglich, seinen steifen Schwanz in ihre Muschi aufzunehmen. Sie mag es auch, wenn er sie zwingt, ihm einen zu blasen, und ihren Kopf an den Haaren heranzieht, damit sie weiß, was er von ihr will. Sie findet es zwar auch geil, wenn sie die Kontrolle übernimmt und ihm sagt, was er tun soll, aber geiler ist es für sie, wenn er die Führung hat.

Ihre Machtgedanken erstrecken sich auch auf ihre Masturbationsfantasien. Sie stellt sich vor, dass eine attraktive Frau ihr und ihrem Freund beim Sexualakt zuschaut. Alice sitzt auf ihm, die Frau kommt hinzu und befiehlt ihr, was sie tun soll. Dann will die Frau geküsst werden, und Alice erfüllt ihr den Wunsch, wobei sie hofft, dass ihr Freund nicht merkt, wie sehr sie es genießt. Auf Befehl der Frau vögelt Alice mit ihr vor ihrem Freund, danach wird Alice von ihrem Freund und der Frau dominiert und muss alles tun, was sie ihr sagen. Sie findet das gesamte Szenario unbeschreiblich heiß.

Lust-Tipp: Schreiben Sie einen Brief an Ihren Liebhaber, in dem Sie ihm genau Ihre Unterwerfungsfantasie erklären, in der Kontrollverlust (und ein bisschen Spanking) die Grundlage für Ihre Lust bilden. Zur Inspiration können Sie den Brief von Fran lesen:

Wir kommen nach der Party zu dir nach Hause. Du packst mich um die Taille und fragst, warum ich nicht das getragen habe, was du mir gesagt hattest. Bevor ich antworten kann, küsst du mich; deine Hände gleiten zu meinen Titten, und du kneifst mir in die Nippel, fester als gewöhnlich, aber es fühlt sich immer noch gut an. Deine Zunge spielt mit meiner, während deine Hände an meinem Körper heruntergleiten und du mir die Bluse ausziehst. Dann kommt meine Hose an die Reihe, schließlich stehe ich in schwarzem Büstenhalter, Tanga und hohen Absätzen vor dir. Du hörst auf, mich zu küssen, und fragst noch einmal, warum ich nicht das getragen habe, was du mir gesagt hattest. Wieder will ich antworten, aber du packst meine Haare und erklärst, du wolltest meine Antwort nicht hören. Du führst mich ins Esszimmer, befiehlst mir, mich mit den Händen auf der Tischplatte abzustützen und still stehen zu bleiben, ohne ein Wort zu sagen. Es brennt, als du mir auf die rechte Hinterbacke schlägst, aber der Schmerz vergeht rasch, es bleibt ein prickelndes Gefühl. Du schlägst mich auf die andere Hinterbacke und sagst, das sei erst der Anfang. Zwischen den einzelnen Schlägen listest du auf, was ich auf der Party falsch gemacht habe: Ich habe mit anderen Männern geflirtet, habe die falsche Kleidung getragen, habe dir nicht rechtzeitig was zu trinken geholt, und deshalb musst du mir jetzt beibringen, wie ich mich als deine Hure zu verhalten habe. Insgesamt hast du mir etwa sechs Schläge versetzt, und ich spüre die Wärme auf meinem Arsch. Ich habe die Augen geschlossen und spüre nur, wie du mein Höschen beiseite ziehst und mit der Zunge über meine Klitoris fährst. Ich bin so nass, dass ich das Gefühl habe, jeden Moment kommen zu müssen. Dein Gesicht ist zwischen meinen Beinen, und meine Nässe tropft dir aufs Kinn, als deine Finger in meine Muschi eindringen. Ich stöhne, aber genau in diesem Moment hörst du auf, stellst dich hinter mich, und erneut schlägt deine Hand auf meinen Hintern. Du erinnerst mich daran, dass ich erst etwas sagen darf, wenn du es mir erlaubst, und ich nicke. Wieder packst du meine Haare und befiehlst mir aufzustehen. Du küsst mich, und ich kann meine Muschi auf deiner Zunge spüren. Du ziehst den Reißverschluss an deiner Hose auf und schiebst mir deinen steifen Schwanz in den Mund. Ich stehe kurz davor zu kommen und sauge an deinem harten Schwanz. Du stößt in meinen Mund, und ich bemühe mich, deinen Schaft ganz aufzunehmen. Deine Hand hält immer noch meine Haare gepackt, und du sagst, ich sei deine Hure und ich solle dir einen blasen. Wieder erinnerst du mich daran, dass ich nichts sagen darf, du drückst mich auf den Tisch und stößt deinen harten Schwanz in meine geschwollene Muschi. Ich keuche, und du schlägst mich wieder auf den Hintern. Du sagst, gute kleine Huren müssten Respekt lernen, und du wirst jetzt nicht noch einmal wiederholen, dass ich still sein soll. Du fickst mich so fest wie noch nie, ich werde fast ohnmächtig, und dann spüre ich, wie ich komme und komme.

Fran, 31

Werden Sie Domina

Was könnte Ihnen mehr Macht geben, als einen Mann am Kragen zu packen und seinen Kopf zwischen Ihre Beine zu drücken? Was könnte lustvoller sein als ein Mann, der jeden Ihrer Wünsche erfüllt? Dieses Glück hat eine Frau, wenn sie ihre Fähigkeit und ihren Wunsch zu dominieren erforscht. Eine Domina will das Sagen haben, und sie ist sexuell selbstbewusst.

In ihrer Machtfantasie stürmt Lola (22) in das Haus ihres Freundes. Er und alle seine Freunde sitzen da, sie tut so, als sei sie wütend wegen irgendwas, und verlangt von ihm, er solle mit ihr ins Schlafzimmer kommen. Verwirrt und verärgert, weil er keine Ahnung hat, was sie so wütend macht, packt er sie am Arm, geht mit ihr ins Schlafzimmer und knallt die Tür hinter ihnen zu. Sie reißt die Tür sofort wieder auf und sagt ihm, was sie zu sagen hat, so laut, dass auch seine Freunde es hören können.

Sie schlüpft aus ihren Schuhen und zieht ihre Bluse aus, bevor er protestieren kann, beginnt sie ihn leidenschaftlich zu küssen und zieht ihm das Hemd aus. Er wehrt sich ein bisschen, als sie seine Hose aufknöpft, da seine Freunde ja zuschauen, aber sie schiebt seine Hände beiseite und zieht ihn aus. Sein Schwanz ist steif, als sie ihn aufs Bett drückt, sich auf ihn setzt und ihn reitet. Der lustvolle, aber verlegene Ausdruck auf seinem Gesicht und die erstaunten Blicke seiner Freunde machen sie an.

Er hat sich nicht mehr unter Kontrolle und stöhnt so laut, wie sie ihn noch nie hat stöhnen hören, als er schließlich kommt. Sie kommt gleichzeitig, und sie sind beide völlig überwältigt. Sie zieht sich wieder an, nimmt ihre Tasche, dann wendet sie sich zu ihm und sagt, dieses Thema wolle sie nie wieder diskutieren. Als sie geht, bekommt sie von seinen Freunden stehenden Applaus.

Frauen machen die Regeln, und Männer befolgen sie: Normalerweise hält man das für eine männliche Fantasie, die in einem Kerker ausgelebt wird, wo Männer für die Dienste einer Domina bezahlen. Aber auch wenn die Domina bezahlt wird, weil sie eine männliche Fantasie erfüllt, so hat sie doch die Kontrolle über die Situation und drückt damit auch ihre eigene Sexualität aus. Es gibt keinen Sieger, keinen Verlierer. Für jeden ist etwas dabei.

Männer und Frauen kommen zu Layla (28) und bezahlen eine irrsinnige Summe Geld, um bei ihr ihre Fantasien auszuleben. Das macht sie unglaublich geil. Sie ist professionelle Domina und hat die absolute Kontrolle über ihre Kunden. Ganz gleich, was der Klient für eine Rolle von ihr erwartet – Hausmädchen, Sekretärin oder Lehrerin –, sie ist immer der Charakter ihrer Träume, das Objekt der Begierde.

Lust-Tipp: Spielen Sie den Boss. Überlegen Sie sich, wie viel Ihr Partner verträgt, und dann fangen Sie an. Setzen Sie sich in den Regiestuhl, und sagen Sie ihm genau, wie schnell oder wie fest Sie es haben wollen. Und er darf nie, nie vor Ihnen kommen!

Die Mischung macht's

Es kann geil sein, die Lust Ihres Partners völlig zu kontrollieren. Aber ebenso sexy kann es sein, der Gnade des Partners ausgeliefert zu sein. An einem Tag wollen wir vielleicht gefesselt werden, am nächsten möchten wir mit den Stricken jemand anderen fesseln. Wir können über Beherrschung oder Unterwerfung fantasieren, aber wirklichen Spaß macht es, beide Rollen zu erforschen. Tatsächlich kann es der heißeste Aspekt von BDSM sein, sich zwischen beiden Bereichen hin und her zu bewegen.

Einen willigen Partner zu haben, der sich ihr ausliefert, oder ihren Herrn zu bitten, sie zu bestrafen, törnt Missi (24) gleichermaßen an. Bei Dreiern kommt sie sich für gewöhnlich vor wie beim Tauziehen, weil die anderen beiden Partner »guter Cop, böser Cop« spielen, wobei der eine sich gnädig erweist und der andere sie beißt und ihr den Hintern versohlt. In ihrer liebsten Sexerfahrung tauschten eine schüchterne, ruhige Freundin von Missi und ihr bestimmender Freund die Persönlichkeiten. Als alle drei zusammen im Schlafzimmer waren, legte Missis Freundin sie übers Knie und versohlte ihr den Hintern, bis ihr die Tränen in die Augen traten, ihr Freund kämmte ihr die Haare, streichelte sie und küsste ihr die Tränen weg. Obwohl sie nicht mehr so abenteuerlustig sind, seit sie verheiratet sind, liebt Missi es immer noch, wenn ihr Freund ihre Handgelenke ans Kopfteil fesselt und ihr sagt, sie dürfe nicht loslassen, weil er sonst aufhört, sie zu vögeln.

Lust-Tipp: Experimentieren Sie mit einer Rolle, die neu für Sie ist. Wenn Sie daran gewöhnt sind, die Kontrolle zu übernehmen, dann geben Sie sie einmal für eine Nacht ab. Wenn Sie daran gewöhnt sind, Regeln zu befolgen, machen Sie einfach ein paar eigene. Bei der Umsetzung einer Realität ist es in der Welt des BDSM üblich, ein Sicherheitswort zu etablieren. Wenn sie dann mitten im Vorgang Ihre Meinung ändern, müssen Sie nur das Wort sagen, und beide Partner stoppen die Aktion. Rasche Kommunikation in ihrer besten Form.

Alle Sinne beisammen

Sie liegen nackt auf einem weichen Satinlaken, und er liebkost jeden Zentimeter Ihres Körpers mit sanften Küssen. Mit verbundenen Augen und an den Bettpfosten gefesselt, müssen Sie die intensivsten Empfindungen über sich ergehen lassen, die Sie bis an den Rand des Orgasmus bringen. Aber kurz vorher hört er immer auf, um dann nach einer Weile von vorne anzufangen. Die Luft streicht wie Seide über Ihre Haut, und Sie betteln, er möge nie mehr aufhören.

Wenn Sie nicht wissen, was als Nächstes passiert, sind Sie bereit, jede körperliche Empfindung mit allen Sinnen zu erleben. Dabei sind Sie völlig devot, und Sie genießen es. Er fickt Sie fünfzehn Minuten lang, dann hört er auf, löst Ihre Fesseln und streichelt über die Abdrücke an Ihren Handgelenken. Er streift Ihnen Stilettos über die Füße und dreht Sie auf den Bauch, so dass Sie ihm Ihren Arsch präsentieren. Dann packt er Sie an den Hüften und dringt, zunächst sanft, in Ihren Anus ein. Er beginnt, Sie zu necken, bis Sie es nicht mehr aushalten. Sie flehen ihn an, er solle seinen dicken Schwanz in Ihren Arsch stoßen, aber er befiehlt Ihnen, still zu sein. Als seine Sexsklavin gehorchen Sie ihm. Schließlich dringt er fest in Sie ein und beginnt, Ihnen aufs Hinterteil zu schlagen, wobei er Ihnen sagt, wie ungezogen Sie gewesen sind. Ihre Hinterbacken werden rot und beginnen, vor Lust und Schmerz zu prickeln. Er zieht seinen Schwanz heraus und masturbiert über Ihnen, so dass er über Ihrem Hintern kommt. Dann säubert er Sie, setzt Sie auf einen Stuhl und nimmt Ihnen die Augenbinde ab. Er geht, ohne ein Wort zu sagen.

Rose und ihr Mann gerieten eines Abends in eine S&M-Bar. Auf einer Bühne war ein Tisch mit allen Vorrichtungen aufgebaut, eine Domina gab 20 Minuten lang eine professionelle »Bestrafung«, eine Versuchung, der Rose erlag. An Handgelenken und Knöcheln gefesselt, stand sie mit gespreizten Beinen und dem Rock bis zur Taille hochgezogen da. Man verband ihr die Augen, und sie wurde ausgepeitscht, verbrannt (leicht) und von einer großen, muskulösen, attraktiven Frau vor den Augen ihres Ehemannes (und zahlreicher anderer Männer in der Bar!) mit der Hand versohlt. Noch drei Tage danach wurde sie jedes Mal nass, wenn sie sich setzte. Ihre brennenden Hinterbacken waren ein großartiges Souvenir!

Lust-Tipp: Erforschen Sie Ihre körperlichen Empfindungen mit Utensilien wie Federn, Peitschen, Lotionen und Paddeln. Oder folgen Sie Roses Beispiel, und lassen Sie sich in einem Dungeon von einer erfahrenen Domina richtig den Hintern versohlen.

Dieses kleine perverse Schweinchen

Streng genommen ist ein Fetisch ein Objekt oder ein Körperteil, der im Alltag für gewöhnlich als nicht sexuell angesehen wird, und ein Fetischist ist jemand, der ohne das Fetischobjekt nicht zum Orgasmus kommt. Im Kontext weiblicher sexueller Lust ist es sinnvoll, den Begriff weiter zu fassen, als etwas, das erregend ist. Früher einmal galten Fetische als männliches Phänomen. Das ist nicht mehr so.

Sie liegen auf dem Bauch, mit Händen und Füßen ans Bett gefesselt. Drei Frauen betreten das Zimmer und setzen sich neben Sie. Eine der Frauen beginnt, Ihnen langsam die Füße zu kitzeln. Eine andere Frau kitzelt Ihren Brustkorb, wobei ihre Hände langsam zu Ihren Achselhöhlen gleiten. Die letzte kitzelt Sie am Nacken. Alle drei achten aufmerksam auf Ihren Körper, vor allem die sexy Rothaarige, die Sie an den Fußsohlen kitzelt. Sie weiß genau, was Sie mögen. Die Frauen halten in der erotischen Tortur inne und beginnen, eine Lotion auf Ihrem Körper zu verteilen; als sie damit fertig sind, fahren sie mit dem Kitzeln fort. Das geht stundenlang so, bis Sie von Ihren Lustgefühlen so erschöpft sind, dass Sie ohnmächtig werden. Sie binden Sie los und lassen Sie schlafend auf dem Bett zurück.

Das Konzept eines Fetischs kann jeder verstehen, aber die Besonderheiten sind natürlich sehr persönlich. Es kann ein spezifischer Körperteil sein, der Sie erregt. Jennifer (34) hat eine Vorliebe für den Lendenmuskel des Mannes. »Oh, Gott! Wenn ich einen Mann in tief hängenden Jeans mit nacktem Oberkörper sehe oder einen Typ am Strand, der gut gebaut ist, dann sehe ich nur diesen Muskel, der in seine Hose führt. Der Anblick macht mich einfach wahnsinnig.«

Lange bevor Victoria (25) die Freuden der Masturbation entdeckte, arbeitete sie in einem Stoffladen. Sie glaubt, dass ihre Zeit dort ihre Fantasien beeinflusst hat, da schöne Stoffe dazugehören: Samt und Seide in üppigen Farbkombinationen. Jeder schöne, besondere Stoff erregt sie. Manchmal wird sie in ihren Fantasien von Hunderten von Händen gestreichelt, während sie gefesselt und mit Augenbinde auf einem seidenglatten Laken liegt. Manchmal befindet sie sich auch auf einer Bühne hinter einem Vorhang, wo sie einer Fremden mit komplizierten Tätowierungen die Möse ausleckt. Dabei streifen ihre Körper immer wieder den Vorhang. Es mag für andere Leute seltsam klingen, wie sehr Stoffe sie erregen, aber beim Sex geht es eben vor allem um Berührung.

Lust-Tipp: Wählen Sie eine sexy Aktivität, die Sie sehr persönlich und ungewöhnlich finden, und erklären Sie sie zu Ihrem Fetisch. Glauben Sie, Sie sind damit allein? Gehen Sie online, Sie werden ganze Welten voller Stiefel leckender, Nylon zerreißender oder Latex tragender Mädchen finden!

Olivia, 31: Seit meiner Kindheit habe ich Spanking-Fantasien. Mich erregt es, keine Kontrolle zu haben. Im wirklichen Leben habe ich immer alles im Griff und treffe alle Entscheidungen, in meinen Fantasien will ich das genaue Gegenteil.

Wir sind auf einer Party, und ich habe schamlos mit einem anderen Mann geflirtet. Ich habe etwas getrunken und bin sehr fröhlich. Es ist schon spät, als wir aufbrechen. Im Auto sagst du zu mir, ich sei ein unartiges Mädchen gewesen und müsse bestraft werden. Das erregt mich. Du sagst mir, ich solle meine Kleider ausziehen und nackt nach Hause fahren. Ich gehorche und werde bei dem Gedanken an meine Bestrafung immer erregter.

Während der Fahrt kneifst du fest in meine Nippel und befiehlst mir, die Beine zu spreizen. Du sagst mir, du willst meine Muschi sehen. Als du merkst, wie nass ich geworden bin, kündigst du an, dass ich zu Hause meine Bestrafung bekommen werde. Zu Hause fesselst du mir die Handgelenke hinter dem Rücken. Du spielst mit meinen Nippeln, kneifst, beißt und saugst an ihnen, was mich wild macht. Dann setzt du dich auf einen Stuhl, ich muss mich über deinen Schoß beugen, und du versohlst mir so fest den Hintern, dass meine Arschbacken rot werden und in Flammen stehen. Die Innenseiten meiner Schenkel sind klatschnass.

Dann muss ich aufstehen, du löst meine Fesseln und befiehlst mir, mich mit gespreizten Beinen vornüber zu beugen. Du sagst mir, wie unartig ich bin, dass ich eine Hure bin und diese Bestrafung verdient habe. Du holst ein Holzpaddel, und ich muss laut die Schläge zählen, die du mir verabreichst. »Eins, Sir. Zwei, Sir.« Mit jedem Schlag fällt es mir schwerer, laut zu zählen. Nach dem zehnten Schlag winde ich mich vor Schmerzen und Erregung, aber du erlaubst mir noch nicht zu kommen. Du kniest dich vor mich und beginnst, meine Möse zu lecken. Ganz sanft fährt deine Zunge um meine schmerzende Klitoris, du befingerst mich, reibst meinen G-Punkt. Sanft zupfst und saugst du an meiner Klitoris. »Habe ich die Erlaubnis zu kommen, Sir?«, frage ich. »Nein«, antwortest du. Ich kann mich nicht konzentrieren, ich muss jetzt einfach kommen, sonst sterbe ich. Du spielst mit meinen Nippeln und saugst weiter an meiner Klitoris. Ich halte das nicht aus. »Habe ich die Erlaubnis zu kommen, Sir?«, frage ich wieder. »Nein.« Aber ich kann nicht anders. Während du weiter meine Muschi leckst, überwältigt mich ein heftiger Orgasmus. Mein ganzer Körper zuckt, mir zittern die Beine. Es ist fantastisch.

Du weißt, dass ich gekommen bin. Du erhebst dich und schimpfst mich für meine Schwäche aus. Du sagst, ich muss noch einmal bestraft werden. Du holst deinen wundervollen Schwanz heraus und befiehlst mir, ihn zu lecken. Ich knie mich hin und blase dir einen, schließlich befiehlst du mir, aufzustehen und mich über die Couch zu beugen. Zuerst dringst du nur langsam in mich ein und presst meine Schamlippen zusammen, um meine Möse enger für deinen dicken Schwanz zu machen, aber dann hältst du es auch nicht mehr aus und stößt fest in mich hinein. Als du kommst, ziehst du mich heftig an den Haaren, und mein Rücken biegt sich dir entgegen. Du küsst mich auf den Nacken und sagst mir, ich solle mich für die Bestrafung bedanken, was ich tue.

Daphne, 25: Ich habe schon viele verschiedene Fantasien ausprobiert. Ich bin sadomasochistisch veranlagt und stehe auf Unterwerfung und Bondage. Im Allgemeinen liebe ich es grob. In meiner Fantasie bin ich eine Domina in einem engen Vinylkorsett, Spitzenstrumpfgürtel und Tanga. Meine langen Haare fließen offen über meine Schultern und Brüste, und ich trage spitze, hochhackige, geschnürte Vinylstiefel.

In der Hand habe ich eine Peitsche, die ich sanft gegen meinen Schenkel schlage. Mein Mann ist kräftig gebaut, muskulös und sehr sexy. Ich habe ihn an die Bettpfosten gefesselt, der Schweiß läuft ihm über die Brust bis zu seinem flachen, definierten Bauch. Er trägt eine dieser süßen weißen Calvin-Klein-Unterhosen und atmet schwer, weil ich ihm die Augen verbunden habe und er nicht weiß, was mit ihm geschieht.
Ich trete ans Bett und ziehe meine Peitsche über seinen feuchten Körper. Sein Atem wird schwerer, als ich ihm zuflüstere: »Willst du meine Muschi schmecken?« »Ja«, antwortet er, ich schlage fester zu. »Ja, was?« Keuchend antwortet er: »Ja, Göttin.« Ich setze mich auf sein Gesicht und gebe ihm meine nasse Muschi; selig leckt und saugt er mich, und meine Säfte laufen ihm übers Gesicht. Ich sage zu ihm: »Du magst die nasse Möse im Mund, was?« Er stöhnt wie ein gefangenes Tier und zerrt vergeblich an seinen Fesseln.
Ich gleite an seinem harten Körper herunter, lecke ihm über die Lippen, damit ich mich an seinem Mund schmecken kann, und reibe meine nasse Muschi über seinen großen, harten Schwanz in seiner Unterhose. Er stöhnt und windet sich, seine offensichtliche Erregung erregt auch mich. Ich sage zu ihm: »Wessen Schwanz ist das?«, und er keucht: »Deiner.« Wieder schlage ich ihm mit der Peitsche über die Brust und schreie ihn an: »Antworte mir richtig!« Er stöhnt: »Es ist deiner, Göttin.« Dann befreie ich seinen steifen Schwanz aus der Unterhose und lasse ihn über meine nasse Möse gleiten. Er stöhnt laut auf.
Wieder necke ich ihn und grinse, als ich seinen Gesichtsausdruck sehe. Es erregt mich, wie sehr er mich begehrt. Ich ramme seinen Schwanz in mich und beginne, ihn zu reiten. Als ich ihm ansehe, dass er gleich kommt, gleite ich von ihm herunter und nehme ihm die Augenbinde ab, damit er zuschauen kann, wie ich seinen großen Schwanz lutsche und ihn dann auf mein Gesicht abspritzen lasse.

Alison, 32: Es ist mein erstes Jahr als Lehrerin, und die halbwüchsigen Schüler sind unbeschreiblich schön. Ich kann mich gar nicht mehr daran erinnern, dass ich auch einmal so jung, frisch und perfekt war. Ich mache mir Sorgen, sie könnten glauben, ich hielte mich für eine von ihnen, weil ich Tattoos habe. Auch meiner Brüste bin ich mir mehr als bewusst, ich kann nur hoffen, dass es warm bleibt, weil man bei Kälte meine Nippel sieht. Und was sollen die Schüler dann von mir halten? Mitten in meinem Vortrag über Hamlet merke ich, dass die Typen in der letzten Reihe nicht schlafen. Sie haben ihre Hände in den Hosen und streicheln sich. Ich kann deutlich ihr lautes Atmen hören und werde ganz nass.

Ich denke: Sie können doch nicht mitten im Unterricht kommen, oder? Meine Möse pocht so sehr, dass ich mich am Pult festhalten muss. Die Heizkörper im Gebäude summen, und das Podium scheint ein einziger Vibrator zu sein. Am liebsten möchte ich mir auch die Hand in die Hose schieben. Als ich diesen Gedanken zulasse, stelle ich auf einmal fest, dass ich mich am liebsten von jedem dieser Achtzehnjährigen ficken lassen würde – nein, nicht ficken lassen, ich möchte sie reiten, mit all meiner Erfahrung. Ich möchte auf jedem von ihnen kommen.

Ich möchte jeden Einzelnen von ihnen. Ich weiß, dass sie schöne Schwänze haben, dass sie nach abgestandenem Bier, Zigaretten und Blowjobs von Mitschülerinnen riechen. Sie brauchen mich. Sie müssen wissen, wie eine echte Frau riecht, sie müssen wissen, wie ich zittere und bebe, wenn ich komme, und wie die Wände meiner Muschi sich um ihre Schwänze zusammenziehen. Sie müssen erfahren, wie es sich anfühlt, wenn der Orgasmus naht, müssen lernen, wie sie ihn aus mir herausholen können. All das ist wesentlich wichtiger als die Struktur und der Aufbau klassischer Theaterstücke.

Es passiert natürlich nichts, ich fahre nach Hause und befriedige mich selber, und bevor ich es verhindern kann, komme ich vier oder fünf Mal. Natürlich glaube ich, dass es damit getan ist, dass ich irgendwie dieser Fantasie entkommen bin. Ich will nicht wirklich die gesamte Lacrosse-Mannschaft aus der letzten Reihe vögeln, beziehungsweise, ich will es vielleicht, will aber lieber meinen Job behalten. Dann sitze ich in der U-Bahn, Kopfhörer auf dem Kopf und lese Klassenarbeiten, wobei ich nicht darauf achte, was um mich herum vorgeht. Auf einmal verändert sich die Energie im Waggon leicht, so als ob ein Obdachloser einsteigt oder so.

Es sind meine Jungs. Weiße Kappen, tief hängende Jeans. Sie setzen sich mir gegenüber. Als ich aufblicke, lächeln sie. An diesem Punkt habe ich die Wahl. Ich könnte einen Scherz machen, sagen: »Ihr habt mich erwischt, ich korrigiere Klassenarbeiten in der U-Bahn!« Oder ich könnte auch einfach nur »Hey, Jungs« sagen und mich wieder in die Arbeiten vertiefen. Ich könnte an der nächsten Station aussteigen. Ich könnte … Meine Lippen sind trocken. Ich möchte mir über die Lippen lecken. Ich tue, was jede New Yorkerin mit Selbstachtung tun würde. Ich schiebe meine rechte Hand vorsichtig zwischen die Beine und drücke, erst leicht, dann immer fester gegen den Saum meiner Jeans.

Ich lecke mir über die Lippen. Meine Brüste schmerzen, ich bin tropfnass, und meine Klitoris reckt sich meinem streichelnden Daumen entgegen. Die Jungs geben keinen Laut von sich. Bei mir bin ich da nicht so sicher. Eine Sekunde lang blicke ich auf, erwarte – ach, ich weiß nicht, ein spöttisches Lächeln oder so etwas. Stattdessen stoße ich auf den Gesichtsausdruck, den meine Schwester in der Kirche hat. Sie schauen mich an, als sähen sie zum ersten Mal in ihrem Leben wahre Schönheit. Sie berühren sich nicht, aber heute Nacht werden sie es tun. Und sie werden davon träumen, meine Muschi zu ficken.

14

Das Cake-Sandwich

Schon mit Anfang 20 habe ich über einen Dreier mit zwei Männern nachgedacht. Ich bin seit 15 Jahren mit demselben Mann zusammen (verheiratet seit fast 13 Jahren), und in den letzten 10 Jahren habe ich ernsthaft darüber nachgedacht. Ich möchte es wirklich. Allein schon der Gedanke daran, dass zwei Männer verschiedene erogene Zonen zugleich stimulieren, erregt mich. Ich möchte zwischen zwei starken, muskulösen Männern liegen und ihre Körper auf beiden Seiten spüren. Das muss einfach toll sein. Sie könnten so viele unterschiedliche Sachen gleichzeitig machen.

Tara, 34

Wir alle wissen zumindest ein bisschen oder vielleicht auch viel über Dreier. Entweder haben Sie die Erfahrung schon einmal gemacht und fanden es toll, oder es war eine Katastrophe, oder aber Sie wollten es schon immer mal ausprobieren und haben nur noch nicht den richtigen Zeitpunkt gefunden. Vielleicht hat Ihnen auch mal jemand davon erzählt, und Sie sind neugierig geworden. Unser erster Dreier auf der Leinwand war der zwischen Elizabeth Berkley, Gina Gershon und Kyle MacLachlan in *Showgirls*. Für die »Kulturbeflisseneren« unter uns seien noch zwei ausländische Filme erwähnt, die sich des Themas ebenfalls annahmen: *Y Tu Mamà También* und *Die Träumer.*

Ganz gleich, ob es um zwei Frauen und einen Mann oder um zwei Männer und eine Frau geht, es ist an der Zeit, den Dreier aus weiblicher Perspektive zu definieren. Stellen Sie sich vor, Sie stehen im Mittelpunkt, und vier Hände berühren Ihren Körper. Stellen Sie sich vor, Sie schauen als ultimativer Voyeur live zu, wie sich der Liebesakt vor Ihren Augen entfaltet. Nur wenige Augenblicke später sind Sie die verführerischste Exhibitionistin der Welt, die einem Beobachter, oder vielleicht auch zwei, ihre ganz besonderen Tricks zeigt. Bedenken Sie, welche Möglichkeiten sich Ihnen bieten. Sie können mit einer anderen Frau zusammen sein, zugleich aber die Aufmerksamkeiten eines anderen Mannes genießen, oder Sie können zwei Männern zuschauen. Stellen Sie sich ineinander verschlungene Körper, simultane Sexualakte und überwältigende Lust vor. Alle diese Möglichkeiten und mehr entzünden die Fantasie.

Der Dreier galt lange als Kirsche auf dem Kuchen sexueller Fantasien von Männern. Mit zwei Frauen gleichzeitig zusammen zu sein, wird als ultimativer Beweis männlicher Virilität angesehen. Aber auch Frauen verspüren den Wunsch, von mehr als einer Person verwöhnt zu werden, und viele suchen diese Erfahrung aktiv. Wir möchten noch eine Frau oder einen Mann in das Zusammensein mit unserem Partner einbeziehen, oder wir machen uns allein auf die Suche nach einem Paar oder nach zwei Männern. Ganz gleich, welche Konstellation Sie bevorzugen, es ist eine scharfe Angelegenheit.

Einige Hindernisse können der Umsetzung der Dreier-Fantasie entgegenstehen. Manche Frauen wollen ihre Beziehung einfach nicht teilen, ganz gleich, wer der Dritte im Bunde ist. Wenn das auf Sie zutrifft, dann bleiben Sie am besten auch dabei, denn Eifersucht kann ein Problem werden, ebenso wie technische Aspekte, ganz zu schweigen von der Suche nach den richtigen Teilnehmern. In gewisser Weise ist es mit dem Dreier wie beim Schwimmen. Stecken Sie den Fuß ins Wasser, um die Temperatur zu prüfen, dann springen Sie einfach hinein. Wir passen schon auf.

Nur für ihre Augen bestimmt

Die üblichste Kombination bei einem Dreier ist Frau-Mann-Frau, bei dem ein Paar sich noch eine Frau sucht. Die Ménage à trois ist der ultimative Gewinn für eine Frau, eine unendliche Nacht (oder Tag) der Entdeckungen. Es ist die klassische Gleichung 3x2x1 = 6. Mathematisch gesehen gibt es also *mindestens* sechs Kombinationen, die man ausprobieren kann. Hier ein Insider-Blick auf diese dreifache Kombination:

1. Sie können vor Ihrem Freund mit einer anderen Frau zusammen sein.
2. Sie können Ihrem Freund mit einer anderen Frau zusehen.
3. Sie werden beobachtet, während Sie mit Ihrem Freund zusammen sind.
4. Außerdem können Sie und Ihr Freund natürlich gemeinsam die andere Frau befriedigen.
5. Sie und eine andere Frau können Ihren Freund befriedigen.
6. Und vor allem können Sie von zwei Personen gleichzeitig befriedigt werden.

> Ich fantasiere oft über einen Dreier mit einer anderen Frau, manchmal aus Verlangen nach sinnlicherem Sex und manchmal, um meinen Partner zu necken. So viele Männer lieben den Gedanken, zwei Frauen beim Liebesspiel zu beobachten oder mitzumachen, und ich möchte seine voyeuristische Fantasie gerne erfüllen. Es tut mir leid,

wenn das vielleicht selbstsüchtig klingt, aber ich wäre auf jeden Fall diejenige, die am meisten davon hat.

CHRISSIE, 30

Emma (25) hat schlauerweise ihren ersten Dreier mit einer anderen Frau arrangiert, von der sie wusste, dass sie hinter ihrem Freund her war. Er machte Emma gegenüber ständig Witze darüber, dass sie drei sich doch zusammentun sollten, deshalb machte Emma das andere Mädchen scharf, indem sie ihr heimlich von den Talenten ihres Freundes im Bett erzählte. Schließlich war die andere Frau so erregt, dass es kein Zurück mehr gab. Sie und Emma packten den jungen Mann, schleppten ihn nach Hause, zogen ihn aus und kamen direkt zur Sache. Emma fand die Situation ungeheuer erregend. Jetzt möchte sie so schnell wie möglich wieder einen Dreier mit ihrem Freund arrangieren, aber dieses Mal mit einem Mädchen, das sie für heiß hält und das auch scharf auf *sie* ist!

Da Dreier-Fantasien bei Frauen beliebt sind, überrascht es nicht, dass ein Partner, der bereit ist, sie wahr werden zu lassen, hoch im Kurs steht. Für Susan (29) begann alles nach dem Ende einer langen, langweiligen Partnerschaft, als sie einen unglaublich offenen, aufrichtigen Mann kennenlernte, der ihr dazu verhalf, sich sexuell zum ersten Mal zu verwirklichen. Sie redeten über alles, sogar über sexuelle Dinge, die sie noch nie jemandem anvertraut hatte, aus Angst, zu viel von sich preiszugeben. Sie hatte ihm erzählt, dass sie insgeheim schon immer mal von einem Dreier geträumt hatte. An seinem Geburtstag meinte er im Scherz, dass dies doch die richtige Gelegenheit wäre, ihre Fantasie auszuprobieren, in diesem Moment konnte Susan endlich ihren Wunsch akzeptieren. Jetzt machte sie sich auf die Suche nach der richtigen Frau.

»Es gab eine bisexuelle Frau auf der Arbeit, die mir immer sagte, wie sehr meine Kleidung im Büro (Kleider und Kostüme) sie anmachte. Wir hatten immer darüber gelacht. Nachdem ich eine Zeitlang darüber nachgedacht und geprobt hatte, was ich sagen wollte, fragte ich sie, ob sie Lust hätte, es mal mit einem Paar zu machen. Ihre Antwort war ja. Ich wartete ein bisschen, bis ich es meinem Freund erzählte, weil ich mir erst sicher sein wollte, dass ich es auch ganz bestimmt wollte. Als ich es ihm dann schließlich sagte, reagierte er genau so, wie ich es mir vorgestellt hatte: Er fragte mich, ob es genau das sei, was ich immer gewollt hätte, oder ob ich das nur für ihn täte. Er versicherte mir, dass ich meine Fantasien nicht unbedingt für ihn realisieren müsste, aber ich wollte die Erfahrung machen. Als der Tag kam, war ich nervös und sagte es ihm auch. Er sagte, ich könnte immer noch meine Meinung ändern, aber das tat ich nicht. Und es war großartig, überhaupt nicht so, wie ich erwartet hatte. Jeder kümmerte sich um jeden. Es dauerte den ganzen Tag. Ich muss zugeben, dass ich mir anschließend Sorgen machte, ob ich meinem Freund alleine überhaupt noch reichen würde. Aber darüber hätte ich mir keine Gedanken zu machen brauchen. Der Sex war auch hinterher toll, und er schlug von sich aus keine weitere Begegnung vor. Na, was habe ich wohl mit diesem Mann gemacht? Ich habe ihn geheiratet.«

Wir konkurrieren ständig in vieler Hinsicht und leider vor allem unter Mitgliedern des gleichen Geschlechts. Aus der weiblichen Perspektive ist ein Dreier eine wundervolle Methode, um den traditionell heterosexuellen Wettbewerb in gutes, altmodisches Verlangen umzusetzen. Melissa (31) fantasiert darüber, ihrem Freund eine andere Frau zuzuführen – eine einschüchternde, attraktive Frau – und ihn dabei zu beobachten, wie er dieser Frau seinen harten Schwanz in die Möse rammt, während sie vor Lust schreit. Sie stellt sich vor, dass ihr Freund sie dabei anschaut, weil er eigentlich sie will, sich aber mit der anderen Frau zufrieden gibt, weil Melissa es so will. Statt sich durch die Anwesenheit einer anderen, schönen Frau einschüchtern zu lassen, hat Melissa das Gefühl, die Situation unter Kontrolle zu haben, weil sie bestimmt, wann und ob ihr

Freund kommt. Beim Dreier kann man seine Kräfte vereinen und den Wettbewerb unter Frauen zugunsten von gegenseitiger Lust außer Acht lassen.

Man kann einen Dreier als Geburtstagsüberraschung arrangieren. Auch Feiertage eignen sich gut dazu. Ein bisschen Eierpunsch, auf einmal wirft sich Ihre Freundin Ihnen und Ihrem Freund an den Hals, und Sie haben jede Menge Spaß.

Der beste Aspekt an einem Dreier ist, dass er das Potential besitzt, Männer und Frauen zusammenzubringen! Und ganz gleich, ob Sie Darsteller, Regisseur oder Zuschauer sein möchten – bei einem Dreier ist ein bisschen was für jeden dabei.

> *Lust-Tipp:* Wenn Sie sich erst einmal anschauen wollen, wie ein Dreier funktioniert, ohne ihn gleich am eigenen Leib auszuprobieren, können Sie mit Ihrem Partner einen Strip-Club besuchen, damit Sie sich andere Frauen in sexueller Interaktion anschauen können. Gönnen Sie sich einen Lapdance. (Tänzerinnen sind für weibliche Klientel sehr empfänglich). Dann drehen Sie den Spieß um und schenken ihm einen Lapdance. Reden Sie ein paar Minuten lang darüber, was Sie angemacht hat, dann fahren Sie mit Ihrem Freund wieder nach Hause, nutzen die ganze gute Energie und bereiten sich eine unvergessliche Nacht.

Die Regeln

»Attraktives, intelligentes Paar sucht neues Abenteuer!« Die Regeln sind unterschiedlich, je nachdem, ob ein einzelnes Mädchen sich eine schöne Zeit mit einem Paar machen will oder ob ein Paar nach einem einzelnen Mädchen sucht. (Warum gibt es eigentlich keine Vermittlungsagenturen für Dreier?)

Wenn es um die dritte Person geht, kann ich aus eigener Erfahrung nur zu jemandem raten, den man gut kennt. Ich habe eine meiner Freundinnen aus einer anderen Stadt ausgesucht, weil ich tiefe Zuneigung für sie empfand, auch wenn wir noch nie intim miteinander waren. Sie kam fürs Wochenende zu Besuch, so dass sie in Ferienstimmung war, und musste wieder fahren, bevor die Sache peinlich werden konnte. Jetzt will sie heiraten, und wir lachen heute noch über unseren Dreier.

CAROLYN, 25

Jetzt sind Sie also bereit, einen Dreier zu wagen. Sie haben es im Kopf immer wieder durchgespielt und wollen endlich loslegen. Wie sollen Sie nun vorgehen? Die Herausforderung beim Dreier besteht darin, den passenden Dritten zu finden.

Es ist schon schwer genug, einen Partner zu finden, geschweige denn zwei auf einmal. Aber mit ein bisschen Mühe ist auch das zu bewerkstelligen. Wenn Sie schon einen Partner haben und Sie beide mehr wollen – nun, dann sollten Sie sich auf die Suche begeben. Manchmal führt es schon zu Ergebnissen, wenn man bloß an einen Dreier denkt.

Einer der sichersten Orte, an denen Sie suchen können, ist Ihr Freundeskreis. Manchen mag das seltsam vorkommen, aber Sie wären überrascht, wenn Sie wüssten, wie viele Ihrer Freunde einem kurzen Abstecher nicht abgeneigt wären. Die richtige Einstellung ist alles, und wenn Sie erst an Dreier denken, dann bietet sich auch rasch eine Möglichkeit.

Die Single-Frau

Wenn Sie als alleinstehende Frau Ausschau nach einem Dreier halten, könnten Sie Glück haben – im Grunde genommen will jedes Paar da draußen sich mit Ihnen einlassen! Sie haben jede Menge Möglichkeiten. Sie können sich zwei Männer einladen; Sie und Ihre Freundin können sich einen einzelnen Mann teilen; spät in der Nacht entdecken Sie vielleicht auch bei Ihren Freundinnen geheime Wünsche; oder Sie können die wahr gewordene Fantasie eines Paares sein.

Es hat viele Vorteile, die einzelne Frau zu sein. Betrachten Sie es einmal so: Alleinstehend bedeutet unabhängig, daher können Sie morgens als Erste gehen. Klar, Sie sind allein und die anderen beiden sind zusammen, aber Sie lassen alle eventuellen Probleme hinter sich zurück.

> *Lust-Tipp:* Wenn Sie die Dritte im Bunde sind, tragen Sie die Verantwortung für das heikle Gleichgewicht zwischen wildem Sex und eingeschlafener Beziehung. Schenken Sie der anderen Frau genügend Aufmerksamkeit, und lassen Sie sie Ihre Liebe spüren. Feuern Sie sie an, wenn Sie nur zuschauen und Ihre voyeuristischen Tendenzen ausleben. Beobachten Sie das Paar bei ihrem intimsten Tun – und überlassen Sie ihnen die letzten Augenblicke der Nacht.

Das Paar

Wenn Sie Teil eines Paares sind, wird es ein bisschen komplizierter, weil Sie sich sehr genau überlegen müssen, wer die dritte Person suchen soll. Es kann nicht angehen, dass Ihr Partner nach Hause kommt und verkündet: »Hey, Baby, ich habe gerade so eine scharfe junge Frau kennengelernt. Sie hat mich angebaggert, und ich möchte gern mal einen Dreier probieren – wie ist es mit dir?« Also, wir sind der Meinung, dass hier eher die weibliche Initiative gefragt ist. Wenn Sie sich mit dem Mädchen, das sich zu Ihnen in Ihr Bett gesellen soll, nicht wohlfühlen, wird auch nichts passieren. Deshalb sollten Sie sich im Vorfeld schon mal Gedanken darüber machen, wer als dritte Person in Frage käme, und dann Ihrem Partner Vorschläge unterbreiten.

Sollen Sie diejenige sein, die das Eis bricht, gehen Sie geradlinig vor, und fragen Sie Ihren Freund, ob er mit Ihnen und einer anderen Frau zusammen sein möchte. Wahrscheinlich lautet die Antwort ja. Wenn Sie sich jedoch nicht zu fragen trauen, dann schwärmen Sie in seiner Gegenwart von einer anderen Frau. Wenn Sie ein sexy Mädchen sehen, sagen Sie ihm, was Sie an ihr sexy finden – ihre Beine, ihre Kleider, ihren Schmollmund; was auch immer. Wenn er keine Probleme damit hat, dass Sie sich sexuell zu einer anderen Frau hingezogen fühlen, dann ist das ein gutes Zeichen dafür, dass er für einen Dreier bereit ist. Wenn er jedoch ausrastet, dann ist es vermutlich keine gute Idee.

Bei jedem potentiellen Dreier sind verschiedene Dinge zu berücksichtigen. Am wichtigsten ist es, die eigenen Gefühle und die des Partners zu respektieren. Sie können den Dreier von Anfang an völlig offen gestalten, Sie können aber auch von vornherein Grenzen setzen. Es kann schwierig sein, den Partner mit einer anderen Person zu sehen, wenn er sich ganz darauf konzentriert, ihr Lust zu schenken. Auch für Ihren Partner kann es schwierig sein, Ihnen beim Liebesspiel mit einer anderen Frau zuzusehen.

Haben Sie sich eine dritte Person ausgesucht, gibt es keine festgelegte Etikette für Dreier. Sie können in so vielen Variationen daran teilnehmen, wie es Ihnen passt. Vielleicht wollen Sie nur einmal eine andere Frau dabeihaben. Vielleicht wollen Sie aber auch jede Kontrolle an zwei Männer abgeben oder, im Gegenteil, zwei Männer dominieren. Alles kann gut sein!

Es mag zwar banal klingen, aber die Lösung ist Kommunikation. Sie sollten mit Ihrem Partner und jedem anderen Beteiligten darüber sprechen, was Sie sich von dem Dreier erwarten. Die Dynamik verändert sich mit einer zusätzlichen Person, darüber muss man sowohl vorher wie nachher sprechen; vorher vielleicht sogar noch ein bisschen ausführlicher. Wenn es erst einmal losgeht, dann ist es zu spät, um Dinge zu klären.

Sie wollen ja wohl kaum mittendrin abbrechen, um darüber zu diskutieren, wer was wie getan hat und warum. Stellen Sie von vorneherein klare Regeln auf, und seien Sie reif genug, um mit den Konsequenzen klarzukommen.

Während des Dreiers soll sich jeder Beteiligte wohlfühlen und Spaß haben. Vergewissern Sie sich von Zeit zu Zeit mit Blickkontakt bei Ihrem Partner, dass alles in Ordnung ist.

Einige Paare nutzen alle Möglichkeiten, die ein Frau-Mann-Frau-Dreier bietet: Es kann sehr anregend sein, wenn Sie Ihren Freund, Ihren Mann oder ein anderes Paar beim Sex beobachten. Und Sie erhalten eine ganz andere Perspektive, wenn Sie Ihren Mann beim Liebesakt mit einer anderen Frau sehen.

Die Gruppe

> Alles begann, als ich ins Ausland zog und vier tolle Leute kennen lernte: zwei Frauen und zwei Männer. In meiner dritten Woche fuhren wir alle übers Wochenende in die Berge. Spät am ersten Abend kauften wir Gin und falsche Augenwimpern. Nach ein paar Drinks überredeten wir die Männer, sich die falschen Wimpern anzukleben. Sie taten es, und so komisch es klingt, es war unheimlich sexy, weil sie uns Frauen damit Macht gaben. Wir tranken weiter und beschlossen dann, Wahrheit oder Pflicht zu spielen. Es fing ganz unschuldig an – würdest du dich vor der Gruppe ausziehen und so. Dann kam eine Wahrheitsfrage an eins der Mädchen: Hast du schon einmal etwas mit einem anderen Mädchen gehabt? Ich war die Einzige, die diese Erfahrung noch nicht gemacht hatte, deshalb wählte ich, als ich an der Reihe war, Pflicht, in der Hoffnung, eins der Mädchen küssen zu müssen. Ich hatte richtig getippt. Eine Frau mit langen, welligen Haaren hockte sich dicht neben mich, und zum ersten Mal berührte ich die Lippen einer anderen Frau. Unsere Zungen

trafen sich wie alte Freunde, dann spürte ich auf einmal noch ein weiteres Lippenpaar. Ich öffnete die Augen und sah, dass einer der Jungs sich zu uns gesellt hatte. Ich wich ein wenig zurück, und das dritte Mädchen in unserer Gruppe nahm meinen Platz ein, während der Mann mich sanft zu Boden drückte und rasch begann, mich zu entkleiden. Jemand schaltete das Licht aus, von da an war es schwer zu sagen, wer was mit wem tat.

CARYN, 25

Der Dreier kann sich schwierig gestalten, weil man immer riskiert, dass einer außen vor bleibt. Jede Frau hat diese Erfahrung schon mit zwei Freundinnen gemacht, von denen eine immer eifersüchtig auf die andere ist. Es ist eben schwer, immer alle gleichermaßen einzubeziehen. Die Lösung? Vierer oder Fünfer. Haben Sie das schon mal probiert? Gut gemacht. Wir freuen uns, dass sich jemand das ausgedacht hat.

Der Mann-Frau-Mann-Dreier

Liebe CAKE,

ich bin eine sexy, hübsche, intelligente Latino-Frau. Sexuell habe ich immer getan, was ich wollte. Es fällt mir leicht, den ersten Schritt bei einem Mann zu tun, zumal ich elegant und diskret vorgehe. Leider ist es mir noch nie gelungen, zwei Männer zu finden, mit denen ich gleichzeitig ins Bett gehen kann. Ich habe zwar immer über einen Dreier mit zwei Männern fantasiert, aber es ist nie geschehen. Seit meiner Kindheit schon verbinde ich all diese köstlichen Momente voller Sex und Verlangen mit Männern. Frauen habe ich noch nie begehrt. Aber es ist fast unmöglich, zwei heterosexuelle Männer für einen Dreier zu finden. Meine These lautet: Die meisten Männer glauben, dass die Frau von ihnen erwartet, dass sie einander auch begehren. Also versuche ich es weiter, habe aber kein Glück. Zweimal war ich ganz dicht dran. Zwei Männer und ich haben uns bei einer Party geküsst und berührt, aber beide haben ganz deutlich zum Ausdruck gebracht, dass sie an einem »Dreier« nicht interessiert wären. Eines Tages vielleicht.

Vanessa, 31

Es ist an der Zeit, endlich die Geburt des CAKE-Sandwich zu verkünden. Der Standard-Dreier hat großes Potential, aber wir möchten Ihr Augenmerk auf eine spannende Kombination speziell für die Damen lenken. Das CAKE-Sandwich besteht aus einer breit lächelnden Frau, eingerahmt von zwei Männern. Sind wir als Frauen interessiert daran, im Mittelpunkt unseres selber gedrehten Films mit zwei Männern in den tragenden Rollen zu stehen? Ja, klar!

Die größte Herausforderung besteht darin, zwei Männer aufzutreiben, die wir attraktiv finden und die bereit sind, außerhalb der Umkleidekabine mit einem anderen nackten Mann zusammen zu sein. Wenn zwei Männer zusammen im Bett liegen, dann *müssen* sie wohl schwul sein, oder? Aber das ist lächerlich! Wir gehen ja schließlich auch nicht davon aus, dass zwei Frauen in einem Dreier mit einem Mann lesbisch sind, oder?

Wenn Sie einen zweiten Mann dabeihaben wollen, müssen die Männer sich miteinander schon wohlfühlen, weil es schwierig wäre, einen Dreier zu arrangieren, ohne dass die beiden Männer auch nur den leisesten Körperkontakt haben. Für manche Männer ist das eine echte Herausforderung, und wenn Ihr Mann das nicht fertigbringt, dann vergessen Sie Ihren Dreier am besten.

> Ich habe noch keine Erfahrungen mit zwei Männern gemacht, aber unter den richtigen Umständen würde ich das schrecklich gerne. Zwei Männer zusammen zu sehen, finde ich äußerst erregend, aber es frustriert mich, dass es so gut wie keine Männer gibt, die sich sowohl zu mir als auch zum anderen Mann hingezogen fühlen. Das gilt im Übrigen für beide Seiten: Meiner Erfahrung nach sind Schwule auch nicht gerade begeistert davon, mich in ihren Liebesakt einzubeziehen. Ich verstehe nicht, warum sich Männer damit so schwertun – in den meisten Medien wird das Phänomen einfach ignoriert, es gibt noch nicht einmal einen Porno über offen bisexuelle Männer, die es mit einer Frau treiben. Im Allgemeinen ist man entweder hetero oder schwul. Ich fühle mich zu Männern wie zu Frauen hingezogen. Ich bin dankbar für die Männer, die meine Sexualität erotisch finden, und suche immer noch nach Wegen, um das Gleiche für die Männer zu tun.
>
> ANNE, 25

Leider weiß auch jede Frau, wozu Männer fähig sind, um sich gegenseitig auszustechen, wenn sie dann mit einer Frau zusammen im Bett liegen. Andererseits – vielleicht belebt ja ein wenig Konkurrenz das Geschäft.

Für den heterosexuellen Mann stellen sich bei der Dreierkombination Mann-Frau-Mann alle möglichen angsterregenden Fragen: Wenn ich jetzt nun seinen Penis berühre, wenn unsere Körper, unsere Hände, unsere Münder (um Gottes willen!) in Kontakt geraten? Was passiert, wenn es mir am Ende noch gefällt? Igitt!

Auf einer tieferen Ebene fühlen sich Männer bedroht, wenn ihre Partnerin sexuelle Interaktionen mit einem anderen wünscht, in welchem Kontext auch immer. Das hat etwas mit einer weit verbreiteten sexuellen Unsicherheit zu tun, die wir

Was sagen die Jungs dazu?

Es würde wahrscheinlich jedes Mädchen wild machen, wenn sie zwei Münder auf sich spürt, Hände in den Haaren, Hände, die sie am ganzen Körper streicheln; zwei Schwänze abwechselnd oder im Tandem; zwei Männer um sie herum, die sie überall stimulieren. Natürlich würde ich mich unwohl fühlen, nackt neben einem anderen Mann agieren zu müssen. Am Anfang zumindest. Aber ich würde mich auf das Mädchen konzentrieren. Und wenn wir es zunächst spielerisch angingen (so in der Art: Lasst uns die Kleider ausziehen, eine Flasche Wein trinken und diese attraktive junge Frau streicheln), dann würde diese etwas verlegene Phase wohl vorübergehen. Ich wäre auch gar nicht überrascht, wenn die beiden Männer in so einer Situation nicht zwischendurch auch noch die Zeit fänden, sich gegenseitig zu gratulieren. »Hey, gut gemacht, dass du auf Anhieb ihren G-Punkt gefunden hast.« Wenn ein Mädchen wirklich einen Dreier will und das auch kommuniziert, dann kann sie jede Fantasie wahr werden lassen.

AARON, 29

Ich hatte schon das Vergnügen, eine Frau mit einem anderen Mann zu teilen, es war eine tolle Nacht. Ja, klar muss man sich mit sich selber wohlfühlen – aber wollen wir das nicht alle? Ich war mit Freunden aus und hatte das Glück, die Nacht mit einem guten Freund und einer guten Freundin zu beenden. Da ich schon mal mit dem Mädchen zusammen gewesen war, verfielen wir natürlich sofort wieder in den gleichen Trott, und das Mädchen war überglücklich, dass noch ein anderer Mann dabei war. Es machte die Situation absolut scharf, zu beobachten, wie sie immer erregter wurde. Sie fand es toll, einen von uns mit dem Mund zu befriedigen, während der andere sie von hinten nahm. Sie wurde immer geiler und sagte und tat Dinge, die sie selber nie für möglich gehalten hätte, bis wir beiden Männer schließlich auf sie abspritzten, wobei sie die ganze Zeit lächelte. Wir reden heute noch darüber, und sie sagt, das sei die beste Nacht ihres Lebens gewesen. Also, glaubt mir, es ist eine fantastische Art, einen Abend zu verbringen. Wenn man den Verstand vorausschickt, kann der Körper folgen.

ANDREW, 32

Na, das hören wir doch gerne! Wir respektieren die Entscheidung jedes Mannes, so heterosexuell wie nur möglich zu sein – aber wenn wir eine Fantasie mit zwei Männern verwirklichen wollen, dann setzen wir auf die abenteuerlustigeren Männer. Es mag nicht allzu viele davon geben, aber es sind doch schon einige aus ihren Höhlen hervorgekrochen.

alle gemeinsam haben. Sind wir nicht genug? Nicht groß genug? Eng genug? Hübsch genug? Männlich genug? Gut genug? Seinen Partner teilen zu müssen, ist eine große Herausforderung, die Angst macht.

Für manche Männer liegt hier der Kern des Problems, aber wir haben trotzdem festgestellt, dass es genügend heterosexuelle Männer gibt, die von den Möglichkeiten, die ein Dreier Mann-Frau-Mann bietet, fasziniert sind. Die Jungs gewöhnen sich langsam daran, dass es uns gefällt, zwei Männer im Bett zu haben, und es gibt schon ein gewisses Kontingent an Hetero-Männern, die sich der Herausforderung stellen. Wir haben ja gesehen, wie viel bei Frauen passiert, wenn der sexuelle Dialog in Gang gesetzt wird, auch die Männer sind mittlerweile auf einem neuen Weg.

Das CAKE-Sandwich bietet doppelte Lust und doppeltes Vergnügen. Nancy (24) beschreibt ihre Sandwich-Erfahrung auf äußerst anregende Art und Weise: Sie sagt, es gibt nichts Schöneres, als von hinten gefickt zu werden, während man einem anderen Mann einen bläst. Es ist erregend und zugleich völlig surreal. Zudem ist es ein großes Kompliment, wenn zwei Männer einen gleichzeitig begehren. Es jagt einem Schauer über den Rücken, wenn man die Kontrolle über zwei Männer hat. Am besten findet sie es, wenn die beiden Männer kreativ werden, ihre Zeigefinger aneinanderlegen und sie befingern, während sie ihr die Brüste lecken.

Für Rose lohnte sich das CAKE-Sandwich allein schon wegen der Interaktion zwischen den beiden Männern:

> Ich habe gar nicht mitbekommen, dass mein Freund und John Signale ausgetauscht haben, wobei mein Freund John wissen ließ, dass fast alles okay war und er mich ficken konnte. Er lenkte mich auf Johns riesigen Schwanz und ließ mich ihn reiten, während er uns beobachtete und dabei masturbierte. Man sah mir die Lust deutlich an, als mein Freund mir langsam einen Finger in den Hintern schob, während meine Muschi vom Schwanz eines anderen Mannes ausgefüllt wurde. Ich fühlte mich so stark, so mächtig, als ob diese beiden wundervollen Männer nur zu meiner Lust da wären. Und es wurde noch besser. Ganz überraschend beschloss mein Freund, Oralsex

zwischen ihm und dem anderen Mann zu initiieren. Sie bliesen sich gegenseitig einen, während ich am Kopfende des Bettes lehnte und masturbierte. Das war etwas völlig Neues für mich, ich habe ja nicht geahnt, wie es mich anmacht, zwei Männern zuzuschauen! Ich kam fast auf der Stelle, als ich meinen konservativen Freund mit einem Schwanz im Mund sah. Ich könnte immer weiter erzählen, aber der interessanteste Teil der Erfahrung fand am nächsten Morgen statt. Wir wachten alle zusammen auf, mein Freund musste früh zur Arbeit. Bevor er ging, zog er mich ins Badezimmer und fickte mich ganz selbstsüchtig von hinten, ohne auch nur ein bisschen auf meine Lust zu achten, was ihm gar nicht ähnlich sieht. Ich ging dann wieder ins Bett, und als John und ich ein paar Stunden später aufwachten, machte er genau das Gleiche. Ein interessanter Kommentar über Männer, Macht, ihr Bedürfnis, sich ihrer Sexualität zu versichern, und so. Ich will ehrlich sein: Ihr tierisches »Markieren« hat mich an der ganzen Erfahrung am meisten erregt.

Rose, 24

Vielleicht gehen Sie ja davon aus, dass es Komplikationen in Ihrer aktuellen, liebevollen und vermutlich monogamen Beziehung geben könnte, wenn Sie einen Dreier initiieren, aber Eifersucht ist nicht immer das Problem. Julia (26) erlebte das eines Abends: Sie hatte Sex mit ihrem Freund in seinem Zimmer. Als sie sich ein Glas Wasser aus der Küche holte, stieß sie mit dem Wohnungsgenossen ihres Freundes zusammen, der in Boxershorts hinter der Tür gestanden und sie belauscht hatte. Als er Julia in ihrem dünnen, durchsichtigen Hemdchen sah, packte er sie, drückte sie an die Wand und flüsterte schwer atmend so leidenschaftlich ihren Namen, dass sie sofort nass wurde.

Sie rieb ihm mit den Händen über die nackte Brust und spürte seine Erektion an ihrem Oberschenkel. Mittlerweile war sie so erregt, dass sie sich von ihm widerstandslos das Höschen herunterziehen ließ. Er drang jedoch nicht in sie ein, sondern sie standen nur da und küssten sich, er flüsterte ihr ins Ohr: »Ich möchte so gerne in dir kommen.« In der Hitze des Augenblicks bemerkte keiner von ihnen Julias Freund, der in der Tür stand und sie beobachtete. Julia hatte das Gefühl, ihr Herz müsse vor Erregung und Angst platzen. Zu ihrer Überraschung fing ihr Freund jedoch an zu masturbieren. Wie auf ein Stichwort drang der Wohnungsgenosse in Julia ein. Eins führte zum anderen, und am Ende der Nacht lag Julia zwischen zwei Männern, die sie anbeteten. Sie kam intensiv, als sie rücklings auf dem Zimmergenossen ritt und dabei ihrem Freund einen blies.

Ich bin eine berufstätige Frau Anfang 30, und es ist immer eine Herausforderung, mein männlich dominiertes Berufsleben mit meinem sehr abenteuerlichen Verlangen, meine Sexualität zu erforschen, zu verbinden. Im Februar habe ich auf einer Konferenz in Miami zwei Männer kennengelernt. Sie sind Geschäftspartner und sehr gute Freunde. In den letzten Monaten haben wir miteinander in Kontakt gestanden. Als die Telefonanrufe und Mails immer sexueller wurden, war mir klar, dass ich auf zwei völlig unverkrampfte heterosexuelle Männer gestoßen war, die Lust auf Experimente hatten. Zum Glück musste ich bald schon geschäftlich in ihre Heimatstadt. Sie holten mich in meinem Hotel ab; wir gingen Cocktails trinken und in ein tolles Restaurant, um zu Abend zu essen. Die sexuelle Spannung zwischen uns war kaum auszuhalten. Als sie mich ins Hotel zurückbrachten, lud ich sie beide zu mir aufs Zimmer ein, sie waren sofort dazu bereit. Ich war noch nie mit zwei Männern zur gleichen Zeit zusammen gewesen und war sehr neugierig. Ich kann Ihnen sagen, es waren die aufregendsten sechs Stunden meines Lebens. Zwei ungehemmte, leidenschaftliche Männer, die sich nur auf meine Lust konzentrierten – man könnte süchtig danach werden. Rendezvous Nummer zwei ist bereits in NYC vereinbart.

TAMMY, 31

Lust-Tipp: Die Möglichkeit zu einem CAKE-Sandwich haben Sie immer, deshalb hat die Realisation keine Eile. Wenn Sie Single, selbstbewusst und bereit sind, ein williges Zweiergespann für einen Dreier zu finden, tun Sie sich keinen Zwang an – überprüfen Sie alle Möglichkeiten, die Ihnen zur Verfügung stehen, und arrangieren Sie alles. Denken Sie glücklich. Denken Sie in Dreiern!

Jacqueline, 34: Nach dem Essen in einem schönen Hotel führt mein Freund mich nach oben in ein Zimmer, das er für die Nacht gemietet hat. Er küsst mich leidenschaftlich und sagt, er habe eine große Überraschung für mich. Auf dem Bett liegen Seidenschals und eine Augenbinde. Langsam zieht er mich aus und streichelt dabei meinen Körper. Ich bin unglaublich erregt, aber er lässt nicht zu, dass ich ihn berühre oder ausziehe. Er drückt mich aufs Bett, auf den Rücken, und bindet mir die Handgelenke an die Bettpfosten. Dann legt er mir die Augenbinde um und vergewissert sich, dass ich nichts sehen kann. Es erregt und ängstigt mich zugleich, dass ich so ausgeliefert, nackt und gefesselt daliege. Seine Hände gleiten über meinen Körper, er massiert meine Brüste und neckt meine nasse Muschi.

Es klopft an der Tür. Mein Freund steht auf und öffnet. Ich höre leises Gemurmel und bin sehr nervös. Aber seine Stimme beruhigt mich. Er sagt, es würde eine tolle Erfahrung und ich solle ihm vertrauen. Er sagt der geheimnisvollen Person (oder sind es mehrere?), er könne mit mir machen, was er wolle. Mein Körper prickelt vor Erwartung. Fremde Hände beginnen, meine Brüste zu massieren. Die Hände sind rau und schwielig und fühlen sich gut an auf meiner glatten Haut. Er drückt meine Brüste aneinander, und seine Zunge gleitet über meine Nippel, die sich aufrichten. Er nimmt einen Nippel in den Mund und knabbert und saugt daran. Plötzlich spüre ich einen anderen Mund an meiner anderen Brust, ich höre meinen Freund leise stöhnen, als er zuschaut, wie zwei Männer mir Lust bereiten. Die Männer streicheln und massieren mich, dann wird mir ein steifer Schwanz zwischen die Lippen geschoben.

Ich weiß, dass mein Freund sich noch in der anderen Ecke des Zimmers befindet, so dass drei Fremde hier sein müs-

sen. Ich fahre mit der Zunge über den Schwanz, um ihn zu schmecken. Ein Mann streichelt meine Oberschenkel und drückt sie auseinander, im ersten Impuls wehre ich mich dagegen. Ich höre meinen Freund leise über meine »Prüderie« lachen. Er sagt zu dem Mann zwischen meinen Beinen: »Leck ihre Möse.« Der Mann drückt mir die Beine mit Gewalt auseinander und taucht seine Zunge tief in meine Muschi. Der Mann an meinem Kopf setzt sich auf mein Gesicht und stößt langsam seinen Schwanz in meinen Mund. Der dritte Mann konzentriert sich immer noch auf meine Brüste. Ich winde mich vor Lust und spüre, wie sich mein Orgasmus aufbaut. Mein Freund dem Bett sagt den Männern, ich sei für ihre Lust da (aber ich weiß, dass sie in Wirklichkeit für meine Lust da sind) und dass sie alles mit mir tun könnten, was sie wollten, außer mich in den Arsch zu ficken.
Der Schwanz zieht sich aus meinem Mund zurück, und meine Augenbinde wird abgenommen. Alle drei Männer berühren mich, saugen und lecken mich. Mein Freund ist nackt und hat einen riesigen Ständer. Er setzt sich auf einen Stuhl an der Wand gegenüber, streichelt seinen Schwanz und beobachtet uns. Die Männer binden mich los, und ich hocke mich auf alle viere. Sofort ist ein Schwanz in meiner Muschi und einer in meinem Mund. Der dritte Mann legt sich unter mich und leckt meine Klitoris, während ich gefickt werde. Der Mann, der mich fickt, hat einen extrem großen Schwanz und stößt ihn tief in meine Muschi. Ich werde jede Sekunde kommen. Der Mann stöhnt laut, zieht seinen Schwanz heraus und spritzt über meinen Arsch. Ich lutsche immer noch an dem Schwanz, als mein Freund plötzlich aufsteht und ans Bett tritt. »Spritz auf ihr Gesicht«, sagt er zu dem fremden Mann. Die anderen beiden treten zur Seite, und mein Geliebter fährt mit der Hand über meine geschwollene Muschi. Ich bin immer noch auf allen vieren, und er stellt sich hinter mich. Er zieht meine Arschbacken auseinander und leckt

meinen Anus. Der dritte Mann packt mit beiden Händen in meine Haare und spritzt seinen heißen Saft in mein Gesicht. Im gleichen Moment schiebt mein Freund langsam seinen dicken Schwanz in meinen Hintern. Lust und Schmerz sind fast unerträglich. Die anderen Männer schauen zu und masturbieren, während mein Freund beginnt, in mich hineinzupumpen. Ich stöhne und schreie so laut, dass ich schon Angst habe, es holt jemand die Polizei. Ich kann nichts dagegen machen – meine Lust ist unbeschreiblich. Er rammt seinen Schwanz in mich und fragt mich, ob mir seine Überraschung gefällt. Aber ich kann nicht antworten, weil ein so starker Orgasmus über mich hereinbricht, dass ich beinahe ohnmächtig werde. Ich kann es kaum erwarten, ihm diese Überraschung eines Tages zu vergelten.

Charlie, 35: Wochenende in New Orleans. Wir suchen nach einem Mädchen. Einem Mädchen für mich. Du sollst zuschauen. Ich muss mir erst einmal Mut antrinken. Sie soll ganz anders aussehen als ich, groß, mit dunklen Haaren. Wir ziehen durch alle Clubs, beobachten alle Tänzerinnen und lassen uns antörnen, aber es dauert doch einige Stunden, bis wir sie gefunden haben. Sie tanzt, trägt einen pinken Bikini und sieht ein bisschen gelangweilt aus. Vielleicht will sie ja, genau wie wir, eigentlich mehr. Sie ist groß, hat wunderschöne Brüste, lange, dunkelbraune Haare und große Augen.

Wir beobachten sie eine Zeitlang. Du sitzt dicht neben mir und streichelst mir beruhigend über den Rücken. Schließlich stehst du auf, und mir klopft das Herz bis zum Hals, weil ich weiß, dass du jetzt »die Sache« festmachst. Ich schaue zu ihr; sie blickt mich an und lächelt. Ob sie mich will? Wie mag es sich anfühlen, von einer Frau begehrt zu werden? Heute Abend werde ich es herausfinden. Du kommst wieder zu mir, ziehst mich von meinem Platz hoch und flüsterst: »Na komm, Baby.« Dann führst du mich zu den dunklen Hinterzimmern des Clubs. Der Raum ist nichts Besonderes: Eine dunkle Bühne mit einer Stange, eine Ledercouch und keine Fenster. Du fragst mich nicht, ob ich Angst habe, ich will es eigentlich auch nicht zugeben.

Vom Band ertönt sexy Stripmusik, und unser Mädchen kommt auf die Bühne. Sie tanzt ein bisschen für uns, und ich entspanne mich, weil ich denke, dass du sie vielleicht nur für einen Privattanz bezahlt hast. Du starrst sie an und streichelst mein Bein. Sie kommt von der Bühne herunter und streckt mir beide Hände entgegen. Also bin ich doch deshalb hier, sage ich mir im Stillen. Ich ergreife ihre Hand, und als sie mich hochzieht, bedauere ich, dass ich heute Abend diese hochhackigen Pumps trage – es wird mir schwerfallen, darin zu stehen. Sie führt mich auf die Bühne und dreht mich so, dass ich mit dem Rücken zur Stange ihr gegenüber stehe. Sie tanzt für mich, reibt ihren Hintern an meiner Muschi, dreht sich um und schiebt mir ihre Brüste ins Gesicht, wie sie es wahrscheinlich schon Hunderte von Malen auf Junggesellenabenden gemacht hat. Ich stehe immer noch ein wenig unter Schock, aber es tröstet mich ein bisschen, dass zumindest sie weiß, was sie tut.

Sie zieht meine Arme über meinen Kopf und hält sie dort; dann beugt sie sich vor und küsst mich, ihre Zunge dringt in meinen Mund und … und es fühlt sich gut an. Man sagt ja, niemand könne eine Frau küssen wie eine andere Frau, daran muss ich denken, als ich ihren Kuss erwidere. Ich möchte schrecklich gerne dein Gesicht sehen, aber das lässt sie nicht zu. Sie dreht mich zur Stange, drückt mich ein wenig nach vorne, lässt ihre Hände über meine Beine gleiten und berührt meinen Arsch. Dann dreht sie mich wieder zu sich und tanzt weiter.

Dann kommt er. Du und ich sind beide ein bisschen überrascht; mit ihm haben wir nicht gerechnet. Wir hatten ihn draußen im Hauptraum des Clubs gesehen. Groß, jung, stark, sehr gepflegt, wie ein Jura-Student, der im Club jobbt. Ich bekomme wieder Angst. Er lächelt, ich werfe dir einen verstohlenen Blick zu und sehe dir an, dass du denkst: »Es ist okay aufzuhören, es ist aber auch okay weiterzumachen. Für mich geht es nur um dich da oben.« Deine Hose steht offen. Der Mann tritt hinter mich und hält mir die Arme auf dem Rücken fest; er ist viel größer als ich, genau wie sie auch; ich komme mir vor wie im Land der Riesen.

Verspielt reibt er seine Lippen an meinem Nacken, ich entspanne mich. Unser Mädchen steht vor mir; sie fährt mit den Händen über meine Brust. Mein Kleid bietet nicht viel Schutz. Der Mann dreht mich, jetzt stehe ich so, dass ich dich sehe. Du hast einen Ständer und streichelst langsam deinen Schwanz, ein kleines Lächeln auf dem Gesicht. Du wirkst ein bisschen verträumt, als ich dir in die Augen blicke, bin ich mir nicht ganz sicher, dass du tatsächlich mich siehst. Aber dann wird dein Lächeln breiter, und du bist wieder bei mir. Das Mädchen ist jetzt vor mir auf die Knie gesunken. Sie berührt meine Beine, und ich keuche, als sie unter mein Kleid fasst und mir den Tanga herunterzieht. Der Mann verstärkt den Griff an meinen Armen, während ihre Hände über meine Oberschenkel gleiten, ich lasse mich gegen ihn sinken.

Jetzt spüre ich zum ersten Mal die Finger einer anderen Frau in mir. Es ist die reine Magie, sie weiß genau, was sie tun muss. Ich werde nass und starre sie an, während ihre Finger hinein und heraus gleiten. Sie schiebt mein Kleid so weit hoch, dass sie mich lecken kann. Ihre Zunge wirbelt herum und macht mich scharf. Mir wird schwindlig. Sie bringt mich nahe an den Orgasmus, aber plötzlich hört sie auf, und der Mann hilft mir von der Bühne. Du ziehst mich auf deinen Schoß, und ich setze mich auf deinen knallharten Schwanz, du gleitest in mich hinein, dann kommen wir gemeinsam, die Arme fest umeinander geschlungen. Plötzlich sind wir in dem schmutzigen kleinen Raum ganz allein.

Abschlussprüfung

Laden Sie Ihre Freundinnen zu einem CAKE-Abend ein. Wir sagen Ihnen, wie Sie sie zum Reden bringen. Unten stehen ein paar sexy Fragen. Tun Sie sich mit einer Freundin im Zimmer zusammen, und fangen Sie mit der ersten Frage an. Wenn Sie eine Frage bejaht, muss sie ihren Namen unter die Frage auf Ihrem Bogen schreiben. Dann muss sie die dazugehörige Geschichte erzählen. Nach vier oder fünf bejahten Fragen wenden Sie sich an eine andere Freundin. Stellen Sie ihr zunächst die Fragen, die die andere Freundin nicht bejahen konnte. Schreiben Sie einen Preis für diejenige Frau aus, die alle Fragen mit ja beantworten kann.

Hattest du in den letzten 24 Stunden einen Orgasmus? ___

Hast du dir schon mal selber einen Vibrator gekauft? ___

Hast du in den letzten 24 Stunden masturbiert? ___

Hast du deine Lieblingsfantasie verwirklicht? ___

Hast du schon mal ejakuliert? ___

Hattest du einen Orgasmus beim Geschlechtsverkehr? ___

Weißt du, wo dein G-Punkt ist? ___

Hattest du schon mal nur durch vaginale Stimulation einen Orgasmus? ___

Warst du schon mal mit einem anderen Mädchen zusammen? ___

Törnt es dich an, Pornos anzuschauen? ___

Hattest du schon mal einen Orgasmus »ohne Hände«? ___

Hast du schon mal mit S&M experimentiert? ___

Hast du Anweisungen zum Oral-Sex gegeben? ___

Hattest du schon mal einen Orgasmus im Traum? ___

Hast du schon mal für einen Partner gestrippt? ___

Magst du Analsex? ___

Hast du schon mal über anonymen Sex fantasiert? ___

Hattest du schon mal Sex in der Öffentlichkeit? ___

Hast du Pornos zu Hause? ___

Hast du einen Partner schon mal gefesselt? ___

Warst du schon mal in einem Strip-Club und hattest Spaß daran? ___

Hattest du schon einmal ein Spanking? ___

Hattest du schon einmal einen Lapdance? ___

Hast du schon mal jemandem den Hintern versohlt? ___

Hast du schon einmal mit Wasser masturbiert? ___

Gefällt es dir, dominant zu sein? ___

Hast du schon mal dein eigenes Sexvideo gedreht? ___

Bist du gerne devot? ___

Hast du dir schon mal Pornoseiten im Internet angeschaut? ___

Hast du schon mal im Auto masturbiert? ___

Warst du schon einmal gefesselt? ___

Hast du schon mal einen Lapdance vorgeführt? ___

Hast du einen Fetisch? ___

Hast du schon mal einen Striptease hingelegt? ___

Hast du schon mal vor dem Spiegel gestrippt? ___

Hast du schon mal eine Massage »mit glücklichem Ausgang« erlebt? ___

Fantasierst du beim Sex? ___

Hattest du schon mal einen Dreier? ___

Hattest du schon multiple Orgasmen? ___

Hast du schon mal über eine Freundin fantasiert? ___

Sex-Accessoires

Bullet
Kristallstab
Hitachi Zauberstab
Perlentanga
Pocket Rocket
Rabbit Pearl
Erdbeerkuss

Augenschmaus

Hinter der grünen Tür
Bend Over Boyfriend
Emmanuelle
Eyes of Desire
Female Ejaculation for Couples
G Marks the Spot
House of Dreams
How to Female Ejaculate
I Dream of Jenna
Unersättlich
Justine
Nina Hartley's Guide to Private Dancing
Squirters 2
The Opening of Misty Beethoven
The Ultimate Guide to Anal Sex for Women

Verschiedene Accessoires und Filme mit dem CAKE-Siegel können Sie über www.cakenyc.com beziehen.

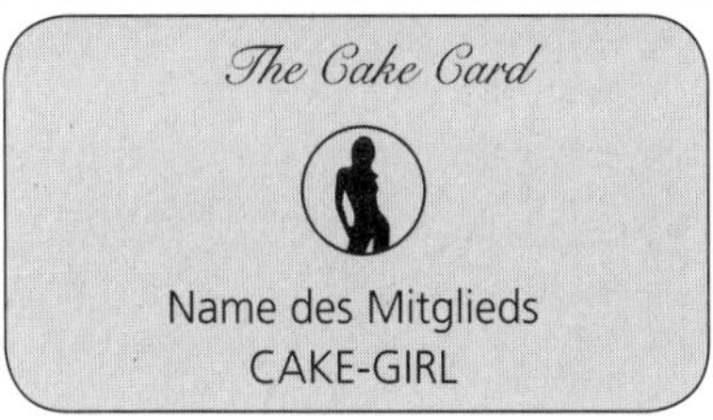

Werden Sie Mitglied bei CAKE – wo die Mädchen die Regeln bestimmen. Treten Sie jetzt bei! Informieren Sie sich unter www.cakenyc.com.

Danksagungen

Viele haben unsere Arbeit bei CAKE unterstützt. Wir hätten dieses Buch nie ohne die Hilfe unseres Geschäftspartners Matthew Kramer veröffentlichen können. Seine Energie, seine Visionen, seine Geduld, Freundschaft und Liebe haben uns dabei geholfen, den Feminismus wieder mit Spaß zu erfüllen.

Danke auch an die, die vor uns da waren: Alfred Kinsey, Shere Hite und Masters und Johnson für ihre bahnbrechenden Forschungen. Sie haben aus der Sexualität ein Studienfach gemacht. Wir danken Betty Dodson, Carol Queen, Nancy Friday, Candida Royalle, Tristan Taormino, Deborah Sundahl, Milan Zaviacic und Rebecca Chalker für ihre Arbeit, ihre Anregungen und Unterstützung bei diesem Projekt.

Großen Dank schulden wir Bob Levine und Kim Schefler, unseren Agenten, weil sie an dieses Projekt geglaubt und uns mit unseren Lektoren zusammengebracht haben, mit Greer Hendricks und Suzanne O'Neill, die unser ursprüngliches Manuskript in ein richtiges Buch verwandelt haben.

Wir werden oft gefragt, was unsere Eltern von unserer Arbeit halten, deshalb bedanken wir uns hiermit offiziell bei Lynn Kramer, Roger Kramer und Melinda und Ernie Dahlman für die liebevolle Begleitung auf unserem Weg. Wir danken auch unseren Mentoren Betsy Blackmar und Dr. Ronald Moglia für die Unterstützung bei unserer Suche nach Lust in der akademischen Welt.

Besonderer Dank gilt all unseren Freunden, die uns mit beruflichen wie persönlichen Ratschlägen versorgt haben, besonders Amy Levine, Robin Steinfeld, Elizabeth Kramsky, die Moxie Girls, Loretta Mulcare, Allie Alvarado, Melissa Rosenstein, Jennifer Smith, Deborah Apsel, Andrew Wan, Aron Wahl und Jagger, der Hund.

Bibliographie

CAKE-geprüft: Empfehlungen für Ihre Lust

Angier, Natalie. *Frau. Eine intime Geographie des weiblichen Körpers*. München: C. Bertelsmann, 2000.

Archer, Bert. *The End of Gay (And the Death of Heterosexuality)*. Toronto: Doubleday, 1999.

Bataille, Georges. *Die Geschichte des Auges*, in: *Das obszöne Werk*. Reinbek: Rowohlt o.J.

Bentley, Toni. *Ich ergebe mich – Ein erotisches Geständnis*. München: Heyne, 2006.

Birkhead, Timothy. *Promiscuity: An Evolutionary History of Sperm Competition*. Cambridge, MA: Harvard University Press, 2000.

Blackledge, Catherine. *The Story of V: A Natural History of Female Sexuality*. New Brunswick, NJ: Rutgers University Press, 2003.

Blank, Joani. *Good Vibrations: The Complete Guide to Vibrators*. Down There Press, 2000.

Boston Women's Health Book Collective. *Our Bodies, Ourselves: A New Edition for a New Era*. New York: Touchstone, 2005.

Bright, Susie (ed.). *The Best American Erotica Series*. New York: Touchstone, o.J.

Bright, Susie. *Sexual State of the Union*. Cleis Press, 1995.

Chalker, Rebecca. *The Clitoral Truth*. New York: Seven Stories Press, 2000.

Comfort, Alex. *The Joy of Sex. Freude am Sex*. Berlin: Ullstein, o.J.

Dodson, Betty. *Sex for Two. Gemeinsam Lust empfinden*. München: Goldmann, 2004.

Dodson, Betty. *Sex for One. Die Lust am eigenen Körper.* München: Goldmann, 1999.
Federation of Feminist Women's Health Centers. *A New View of a Woman's Body.* 2nd Ed. Los Angeles, CA: Feminist Health Press, 1991.
Ferrato, Donna. *Love & Lust.* New York: Aperture, 2004.
Friday, Nancy. *Die sexuellen Fantasien der Frauen.* Reinbek: Rowohlt, 1997.
Greenfield, Lauren. *Girl Culture.* Chronicle Books, 2002.
Haffner, Debra W. *From Diapers to Dating: A Parent's Guide to Raising Sexually Healthy Children.* New York: Newmarket Press, 1999.
Hatcher, Robert A. *Contraceptive Technology.* Ardent Media, 2004.
Hite, Shere. *Hite Report I. Das sexuelle Erleben der Frau.* München: Goldmann, 1994.
Johnson, Merri Lisa (ed.). *Jane Sexes It Up: True Confessions of Feminist Desire.* New York: Four Walls Eight Windows, 2002.
Jong, Erica. *Angst vorm Fliegen.* Berlin: Ullstein, 2004.
Kerner, Ian. *Mehr Lust für sie. Was Frauen beim Sex verrückt macht.* München: Goldmann, 2005.
Kinsey, Alfred, et al. *Kinsey-Report. Das sexuelle Verhalten der Frau.* Frankfurt: Fischer, 1970.
Klein, Fritz. *The Bisexual Option.* Birmingham, AL: Harrington Park, 1993.
Koedt, Anne. *The Myth of Vaginal Orgasm.* New York: Signet, 1970.
Laqueur, Thomas. *Solitary Sex: A Cultural History of Masturbation.* Zone Books, 2003.
Madonna. *Sex.* München: Heyne, 1992.
Maines, Rachel. *The Technology of Orgasm: »Hysteria«, the Vibrator and Women's Sexual Satisfaction.* Baltimore, MD: Johns Hopkins University Press, 1997.

Masters, William, et al. *Human Sexuality.* New York: Pearson Education, 1977.

Melissa P. *Mit geschlossenen Augen.* München 2004.

Merritt, Natacha. *Digital Diaries.* Taschen, 2000.

Miller, Henry. *Wendekreis des Steinbocks.* 17. Aufl. Reinbek: Rowohlt, 2005.

Millet, Catherine. *Das sexuelle Leben der Catherine M.* München: Goldmann, 2003.

Mohanraj, Mary Anne (ed.). *Aqua Erotica: 18 Stories for an Steamy Bath.* New York: Three Rivers Press, 2000.

Nin, Anais. *Das Delta der Venus.* München: Knaur, 2002.

Palac, Lisa. *The Edge of the Bed: How Dirty Pictures Changed My Life.* Boston: Little, Brown, 1998.

Réage, Pauline. *Die Geschichte der O.* Berlin: Ullstein, 1991.

Rich, Frank. »Naked Capitalists«. *The New York Times Magazine,* 20. Mai 2001.

Sevely, Josephine Lowndes. *Eve's Secrets.* New York: Random House, 1987.

Sprecher, Susan, Anita Barbee und Pepper Schwartz. »Was It Good For You, Too?« Gender Differences in First Sexual Intercourse Experiences. *The Journal of Sex Research,* Vol. 32, No. 1, 1995, 3–15.

Sundahl, Deborah. *Female Ejaculation and the G-Spot.* Berkeley, CA: Hunter House, 2003.

Talese, Gay. *Du sollst begehren – Auf den Spuren der sexuellen Revolution.* Rogner & Bernhard, 2007.

Taormino, Tristan. *The Ultimate Guide to Anal Sex for Women.* Cleis Press, 1997.

Vance, Carole. *Pleasure and Danger.* London: Pandora Press, 1992.

Vatsyayana, Indra Sinha. *Kamasutra. Das Lehrbuch der alten indischen Liebeskunst.* München, 2003.

Venning, Rachel und Claire Cavanah. *Sex Toys 101: A Playful Uninhibited Guide.* New York: Simon & Schuster, 2003.

Winks, Cathy. *The Good Vibrations Guide: The G-Spot.* San Francisco: Down There Press, 1998.

Wolf, Naomi. *Der Mythos Schönheit.* Reinbek: Rowohlt, 2000.

Zaviacic, Milan. *The Human Female Prostate: From Vestigial Skene's Paraurethral Glands and Ducts to Woman's Functional Prostate.* Bratislava: Slovak Academic Press, 1999.